Região Frontal e Fossa Temporal

*ANATOMIA E TÉCNICA
ABERTA E ENDOSCÓPICA*

Região Frontal e Fossa Temporal

ANATOMIA E TÉCNICA ABERTA E ENDOSCÓPICA

Editor
David M. Knize, M.D.
Associate Clinical Professor of Surgery (Plastic Surgery)
University of Colorado Health Sciences Center
Denver, Colorado

Ilustrações
Mel Drisko, M.A.
Denver, Colorado

Revisão Técnica
Paulo Garcia
Otorrinolaringologista e Cirurgião de Face –
São José do Rio Preto, SP

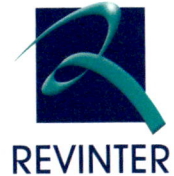

REVINTER

Região Frontal e Fossa Temporal – Anatomia e Técnica Aberta e Endoscópica
Copyright © 2007 by Livraria e Editora Revinter Ltda.

ISBN 85-372-0083-2

Todos os direitos reservados.
É expressamente proibida a reprodução
deste livro, no seu todo ou em parte,
por quaisquer meios, sem o consentimento
por escrito da Editora.

Tradução:
ALEXANDRE LINS WERNECK
Bacharelado em Letras (Português/Inglês)
Tradutor da Área de Ciências da Saúde e Intérprete em Língua Inglesa pela UNILAGO – São José do Rio Preto, SP
Tradutor Filiado à ABRATES (Associação Brasileira de Tradutores)

Revisão Técnica:
PAULO GARCIA
Otorrinolaringologista e Cirurgião de Face – São José do Rio Preto, SP

Nota: A medicina é uma ciência em constante evolução. À medida que novas pesquisas e experiências ampliam os nossos conhecimentos, são necessárias mudanças no tratamento clínico e medicamentoso. Os autores e o editor fizeram verificações junto a fontes que se acredita sejam confiáveis, em seus esforços para proporcionar informações acuradas e, em geral, de acordo com os padrões aceitos no momento da publicação. No entanto, em vista da possibilidade de erro humano ou mudanças nas ciências médicas, nem os autores e o editor nem qualquer outra parte envolvida na preparação ou publicação deste livro garantem que as instruções aqui contidas são, em todos os aspectos, precisas ou completas, e rejeitam toda a responsabilidade por qualquer erro ou omissão ou pelos resultados obtidos com o uso das prescrições aqui expressas. Incentivamos os leitores a confirmar as nossas indicações com outras fontes. Por exemplo e em particular, recomendamos que verifiquem as bulas em cada medicamento que planejam administrar para terem a certeza de que as informações contidas nesta obra são precisas e de que não tenham sido feitas mudanças na dose recomendada ou nas contra-indicações à administração. Esta recomendação é de particular importância em conjunto com medicações novas ou usadas com pouca freqüência.

Título original:
The Forehead and Temporal Fossa – Anatomy and Technique
Copyright © by Lippincott Williams & Wilkins

Livraria e Editora REVINTER Ltda.
Rua do Matoso, 170 – Tijuca
20270-135 – Rio de Janeiro – RJ
Tel.: (21) 2563-9700 – Fax: (21) 2563-9701
livraria@revinter.com.br – www.revinter.com.br

*Às pessoas que influenciaram o meu mais profundo interesse
em anatomia e em suas aplicações na cirurgia plástica e a todos os cirurgiões
que compartilham um interesse no aperfeiçoamento das
nossas técnicas cirúrgicas por meio do estudo da anatomia.*

APRESENTAÇÃO

Este Atlas foi desenvolvido a partir do interesse do Dr. David Knize em cirurgia do supercílio e oculoplástica. Tendo ficado desiludido com o *lifting* coronal convencional do supercílio em decorrência da cicatrização, alopecia e alterações neurossensitivas do escalpo, e não convencido da eficiência e aplicabilidade universais da técnica endoscópica, buscou uma solução alternativa. Por meio de observação clínica prévia, o Dr. Knize percebeu que a maioria das excisões cutâneas no rejuvenescimento da fronte ocorria lateralmente, mas que, a partir desta localização, o acesso aos músculos corrugador e prócero era restrito se a incisão fosse minimizada. Este fato estimulou o Dr. Knize a buscar uma solução para este dilema por meio do estudo da meticulosa dissecação anatômica.

Aproximei-me, em 1994, para auxiliá-lo a obter o material anatômico com a oferta cortês de envolver os meus residentes em sua pesquisa, a fim de treiná-los na anatomia da cirurgia estética da face. Como resultado de numerosas dissecações e confirmado por bloqueios clínicos nervosos de maneira analítica e cuidadosa, o Dr. Knize aperfeiçoou uma abordagem de transblefaroplastia para a ressecção muscular, usando incisões cutâneas mínimas para as suspensões; por esta razão, "frontoplastia com incisão limitada", pela qual o Dr. Knize é conhecido.

A primeira parte do livro registra os estudos seletos e detalhados da anatomia, muitos dos quais são descritos pela primeira vez, o que estimulou a evolução e a formação da base do seu procedimento além de explicar a morbidade da abordagem coronal tradicional. O Dr. Knize elucidou precisa e completamente a base anatômica para o rejuvenescimento da pálpebra superior e da fronte, incluindo a relação não descrita antigamente entre a inervação e os componentes musculares, adiposos e fasciais do supercílio, delineando como a interação da musculatura da fronte influencia o supercílio. Esta informação é de grande importância clínica para a cirurgia da fronte e um acréscimo inestimável à arte e à prática da cirurgia estética da fronte. Para que não pressuponham que este é apenas um Atlas de técnica pessoal, ilustra e discute outros procedimentos consagrados, de importância para todos os cirurgiões-plásticos. O Atlas está recheado de pérolas clínicas e anatômicas que ajudam na seleção, na avaliação e no tratamento dos pacientes e permanecerá como um clássico na cirurgia plástica. Todos os cirurgiões que operam nesta área e seus pacientes serão beneficiados a partir da ampliação do conhecimento ocasionado por esta reavaliação da anatomia relevante. Foi meu privilégio conhecer o Dr. Knize há 20 anos como um colega respeitado e um amigo íntimo. Ele é um profissional muito atencioso e um defensor leal da educação permanente. Meus dois residentes e eu fomos beneficiados com a nossa associação ao Dr. Knize.

Lawrence L. Ketch, M.D., F.A.A.P., F.A.C.S.
Chairman of the Division of Plastic and Reconstructive Surgery
University of Colorado Health Sciences Center
Denver, Colorado

PREFÁCIO

Meu interesse em anatomia data de 1965, quando, como residente de cirurgia na Duke University School of Medicine, me tornei um preparador de peças anatômicas para os calouros de medicina no Departamento de Anatomia. Durante aquela época, a importância do estudo da anatomia como a base para a realização de cirurgia fincou suas raízes em minha mente. Após praticar a cirurgia plástica durante 20 anos, comecei a publicar artigos que descreviam e discutiam conceitos anatômicos relacionados com a face, especialmente a parte superior da face. Fui encorajado pelos meus colegas a compilar estes trabalhos em um Atlas formal para ser usado como consulta.

Uma compreensão sólida de anatomia sempre será a base para uma prática cirúrgica e execução técnica excelentes. Este foi o princípio norteador para o Atlas. A primeira parte do livro é delineada como um Atlas tradicional de anatomia, oferecendo uma apresentação detalhada da anatomia cirúrgica da fronte e da fossa temporal. As vistas endoscópicas desta anatomia, fornecidas pelo Dr. Nicanor Isse, proporcionam uma base ampla para o planejamento cirúrgico de qualquer tipo de procedimento nestas áreas da face.

Para demonstrar a aplicação da anatomia na cirurgia e proporcionar uma perspectiva clínica, o Atlas é acompanhado por capítulos que descrevem as três técnicas básicas da frontoplastia praticadas atualmente. Apresento a minha própria técnica de frontoplastia de incisão limitada, não-endoscópica; o Dr. Robert Bernard expõe a sua abordagem à frontoplastia endoscópica; e o Dr. Timothy Marten mostra a técnica da frontoplastia "aberta" com as suas modificações pessoais. Sempre que possível, a anatomia cirúrgica usada em cada técnica é correlacionada com a anatomia macroscópica e endoscópica apresentadas na primeira parte do livro.

A execução adequada de cada uma destas técnicas requer um conhecimento do funcionamento da anatomia cirúrgica da parte superior da face. Este volume foi escrito para facilitar a disseminação do conhecimento anatômico da fronte e da fossa temporal aplicável a qualquer técnica de frontoplastia. Espero que melhor compreensão das relações anatômicas inspire confiança no aprendiz que busca dominar estas técnicas e influencie o potencial para a inovação nos cirurgiões mais experientes.

AGRADECIMENTOS

Agradeço a Joseph Markee, Diretor do Departamento de Anatomia da Duke University, quando trabalhei sob a sua supervisão como instrutor de anatomia para calouros de medicina durante a minha residência. Meu fascínio pelo estudo da anatomia humana floresceu a partir daquela experiência.

Aprendi a aplicar o conhecimento anatômico à cirurgia da face durante a minha residência em cirurgia plástica na New York University. Serei eternamente grato aos meus mentores: John Converse, Thomas Rees, Donald Wood-Smith, Phillip Casson, Jose Delgado, Blair Rogers, Cary Guy, Michael Hogan e Robert Beasley. Sou grato, também, a Donald Ballantyne, que me iniciou nos conhecimentos práticos da escrita científica.

Um Atlas anatômico deste tipo não poderia ser publicado sem a disponibilidade de material anatômico para estudo e demonstração do Centro de Ciências da Saúde da University of Colorado. Minha gratidão a Lawrence Ketch, Diretor da Divisão de Cirurgia Plástica e de Reconstrução, por seu incentivo, e ao Departamento de Anatomia, por permitir acesso aos cadáveres para dissecação e ensino de anatomia aos residentes e estudantes.

A qualidade desta edição não teria sido possível sem a participação de Mel Drisko, meu talentoso artista médico há mais de 8 anos. Ele possui uma capacidade notável de visualizar os conceitos anatômicos e transformá-los em arte. Os desenhos e quadros claros e concisos de Mel, bem como a sua atenção aos detalhes, foram parte essencial desta edição.

Agradeço a Jeffrey Knize e Bruce Baker, por seu auxílio com as dissecações e fotografias anatômicas. Além do mais, apreciei o auxílio na revisão de provas realizada por Steven Henry.

Finalmente, um ingrediente essencial para completar o sucesso deste projeto foi o apoio recebido da minha esposa, Barbara, e dos meus filhos, Leisha e Jeffrey. Fiquei ausente longos períodos, quando imergia nos estudos durante as noites e finais de semana para trabalhar nos originais. Toleraram, também, o volume crescente de fotografias, desenhos e papéis que inundaram os espaços de todas as partes da casa. Sou grato a eles, por me concederem o tempo e o espaço que precisava para completar este trabalho.

COLABORADORES

Robert W. Bernard, M.D. Chief Emeritus, Department of Plastic Surgery, White Plains Hospital, Davis Avenue and Post Road, White Plains, New York 10601; Chief, Department of Plastic Surgery, Northern Westchester Hospital, 400 E. Main Street, Mount Kisco, New York 10549; and Cosmetic Surgery Associates of Westchester, P.L.L.C., 10 Chester Avenue, White Plains, New York 10601

Mel Drisko (Illustrator), M.A. 234 Newport Street, Denver, Colorado 80220

Nicanor G. Isse, M.D. Assistant Clinical Professor, UCLA School of Medicine, 101 South First Street, Burbank, California 91502

David M. Knize, M.D. Associate Clinical Professor of Surgery (Plastic Surgery), University of Colorado Health Sciences Center, Denver, Colorado; and Private Practice, 3555 South Clarkson Street, Suite 400, Englewood, Colorado 80110

Timothy J. Marten, M.D., F.A.C.S. Director and Chief, Marten Clinic of Plastic Surgery, 450 Sutter Street, Suite 826, San Francisco, California 94108

SUMÁRIO

PARTE I – ANATOMIA

1 ANATOMIA DE SUPERFÍCIE DO CRÂNIO 3
David M. Knize

2 MÚSCULOS DA FRONTE E DA FOSSA TEMPORAL 11
David M. Knize

3 NERVOS E VASOS DA FRONTE E DA FOSSA TEMPORAL 25
David M. Knize

4 APONEUROSE EPICRÂNICA E FÁSCIAS TEMPORAIS 45
David M. Knize

5 ANATOMIA ENDOSCÓPICA DA FRONTE E DA FOSSA TEMPORAL 73
Nicanor Isse

PARTE II – APLICAÇÕES CLÍNICAS

6 AVALIAÇÃO ESTÉTICA PRÉ-OPERATÓRIA DO PACIENTE PARA
FRONTOPLASTIA 91
Timothy J. Marten, David M. Knize

7 FRONTOPLASTIA COM INCISÃO LIMITADA 101
David M. Knize

8 *LIFTING* (LEVANTAMENTO) ENDOSCÓPICO DO SUPERCÍLIO –
UMA TÉCNICA PESSOAL 133
Robert W. Bernard

9 FRONTOPLASTIA ABERTA 153
Timothy J. Marten

ÍNDICE REMISSIVO 189

Região Frontal e Fossa Temporal

*ANATOMIA E TÉCNICA
ABERTA E ENDOSCÓPICA*

PARTE I

ANATOMIA

ANATOMIA DE SUPERFÍCIE DO CRÂNIO

DAVID M. KNIZE

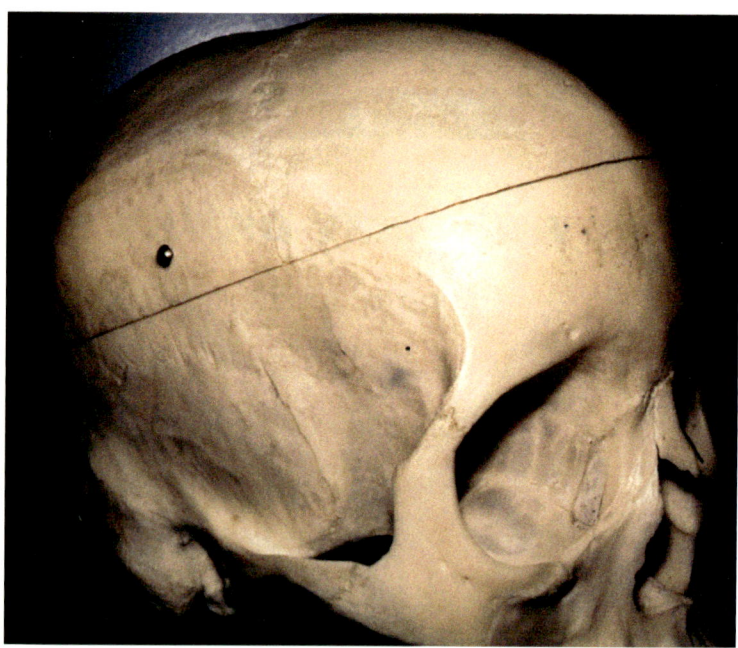

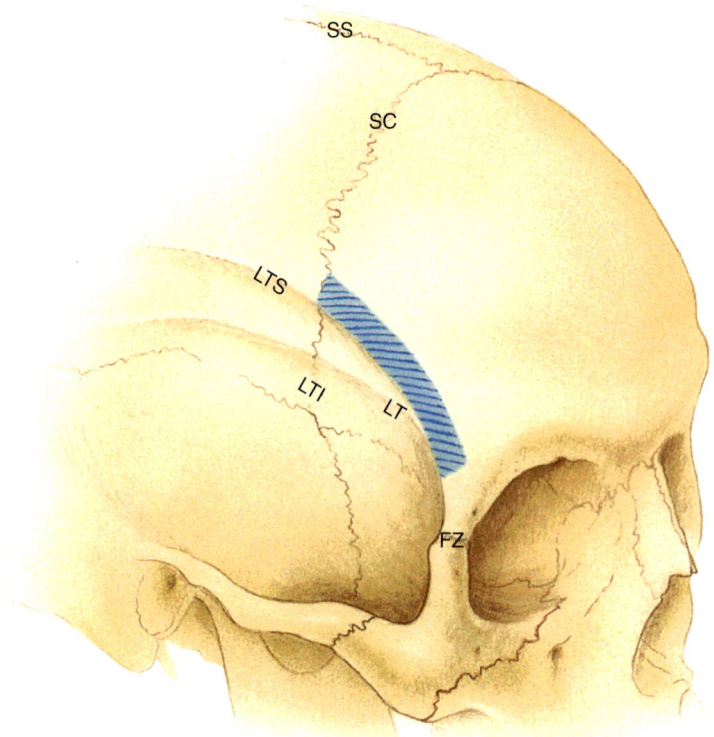

FIGURA 1.1 Anatomia óssea das áreas da fronte e da fossa temporal. A margem da fossa temporal, algumas vezes chamada de linha temporal, é uma estrutura óssea que separa as áreas da fossa temporal e da fronte. É um ponto de referência clínico útil, porque é palpável por meio dos tecidos moles sobrejacentes. A linha temporal consiste na linha temporal (*LT*) e em sua extensão, a linha temporal superior (*LTS*). Como mostrado nos capítulos seguintes deste atlas, diversas estruturas importantes de tecido mole possuem uma relação consistente com a linha temporal. Uma dessas estruturas de tecido mole é a zona de fixação (*hachurada em azul*), assim denominada porque os planos de tecido mole que se estendem sobre ela são unidos e fundidos com o periósteo, que é preso ao osso sobre essa área de aproximadamente 6 mm de largura. A linha temporal forma a margem lateral dessa faixa em camadas dos planos de tecidos moles. A linha temporal inferior (*LTI*) é a linha de inserção óssea do plano profundo da fáscia temporal, que se estende sobre a fossa temporal. As linhas das suturas coronal (*SC*), sagital (*SS*) e frontozigomática (*FZ*) estão identificadas.

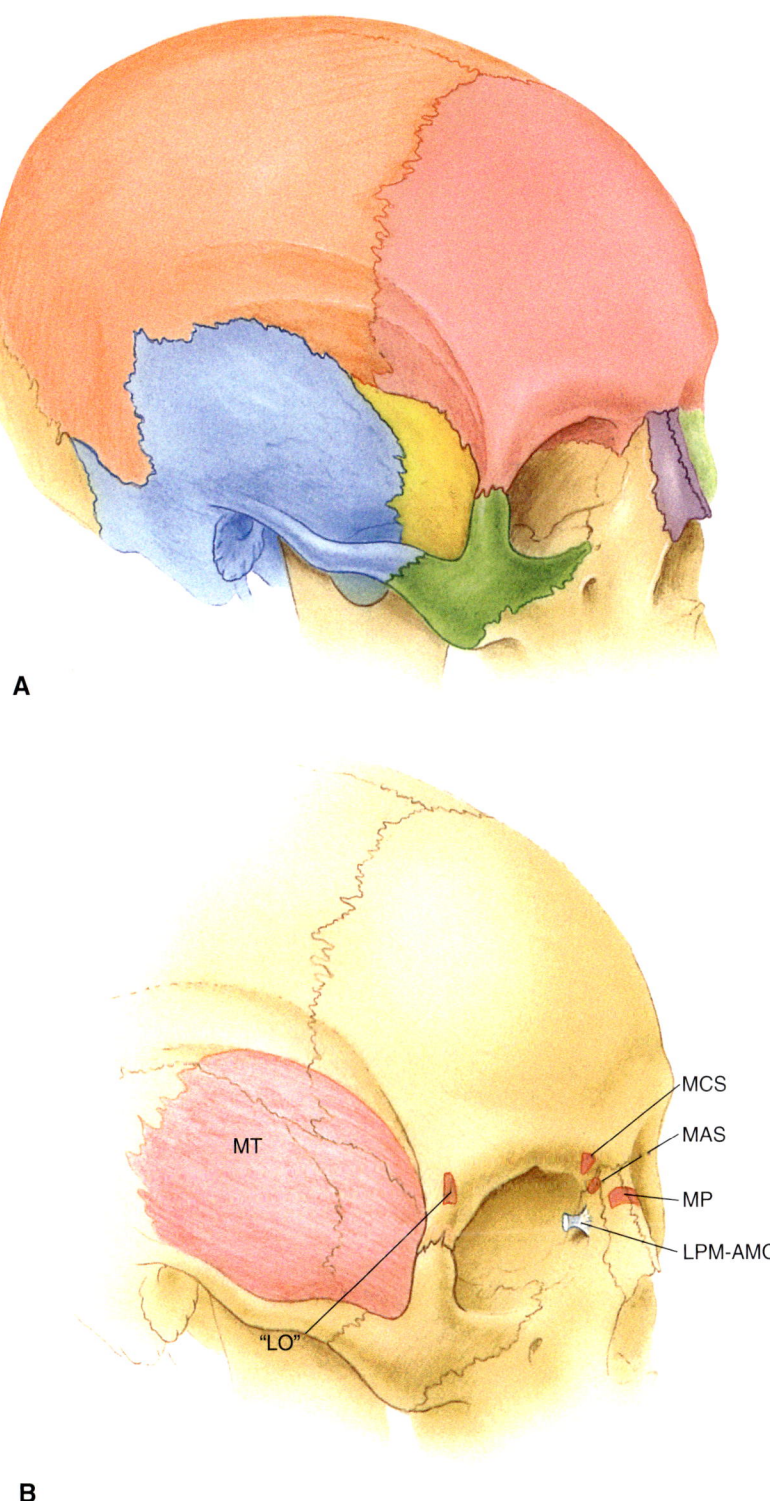

FIGURA 1.2 A: As lâminas ósseas que formam a fronte e a fossa temporal. O temporal (*azul*), o frontal (*vermelho*), o parietal (*alaranjado*), o osso nasal (*púrpura*), o zigomático (*verde*) e a asa maior do esfenóide (*amarelo*). **B:** Locais de origem dos músculos das áreas da fronte e da fossa temporal. Os músculos que atuam na pele da glabela são os músculos corrugador do supercílio (*MCS*), abaixador do supercílio (*MAS*) e prócero (*MP*), bem como o fascículo medial da parte orbital do músculo orbicular do olho. Apenas o fascículo medial do músculo orbicular do olho não possui uma origem óssea; ao contrário, origina-se do ligamento palpebral medial do ângulo medial do olho (*LPM-AMO*). O principal músculo da fossa temporal, o músculo temporal (*MT*), tem sua origem em toda a superfície da fossa temporal até o nível da linha temporal inferior. A origem do principal músculo da fronte, o ventre frontal do músculo occipitofrontal, não é mostrada, porque o músculo não possui origem óssea. Origina-se do tecido mole e nele se insere, como veremos no Capítulo 2. Também está indicada a localização do "ligamento orbital"* (*LO*), uma estrutura importante que funciona como um ligamento de retenção para os tecidos moles dessa área.

---

*N. do T.: Os termos que não constam da Terminologia Anatômica oficial estão colocados entre aspas.

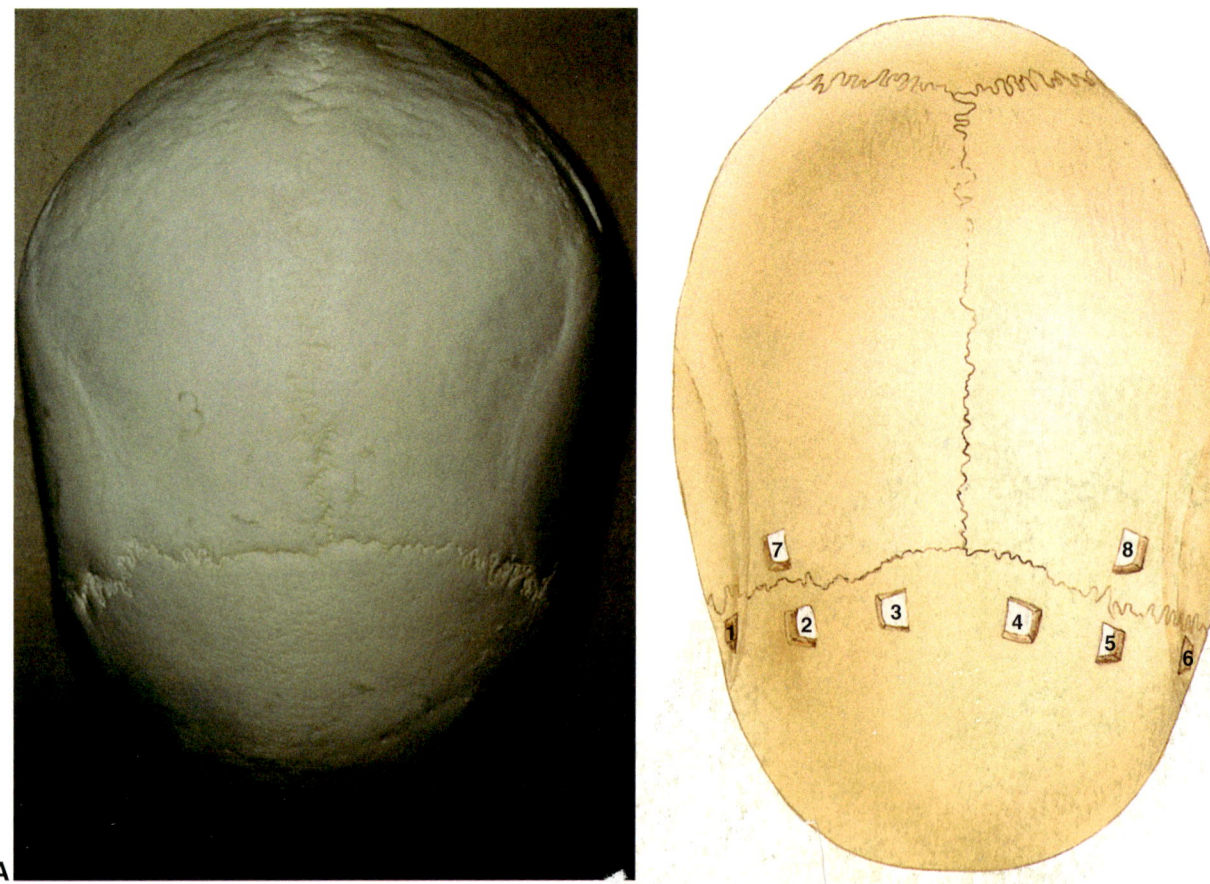

FIGURA 1.3 A: Espessura da calvária. *Esquerda:* Face externa da calvária. *Direita:* Em um estudo de espessura do crânio, realizado em 23 espécimes, nos 8 locais mostrados, as áreas de espessura da calvária foram encontradas ao longo do trajeto do ramo frontal da artéria meníngea média (locais 7 e 8), com uma espessura de 2,1 mm. A espessura do temporal (locais 1 e 6) foi de 1,7 mm. (Veja Quadro 1 para medidas.)

QUADRO 1. TABELA DE MEDIDAS DA ESPESSURA DO CRÂNIO, EM 8 LOCAIS, REALIZADAS EM 23 ESPÉCIMES (VEJA FIGURA 1-3A e B PARA LOCALIZAÇÃO DOS LOCAIS DE MENSURAÇÃO)

	Locais de Mensuração							
	1	2	3	4	5	6	7	8
Média (mm)	5,127	7,048	7,688	7,366	6,924	4,950	5,587	5,264
Variação (mm)	1,702-8,077	4,140-10,922	5,461-12,922	4,750-11,887	4,115-10,871	2,337-8,433	2,642-9,779	2,108-11,328

Localizações 1 e 6: 1,0 cm lateral à linha de temporal superior e 1,5 cm anterior à sutura coronal.
Localizações 2 e 5: 1,0 cm medial à linha de temporal superior e 1,5 cm anterior à sutura coronal.
Localizações 3 e 4: 3,0 cm lateral ao plano mediano do crânio e 1,5 cm anterior à sutura coronal.
Localizações 7 e 8: 1,0 cm medial à linha de temporal superior e 1,0 cm posterior à sutura coronal.

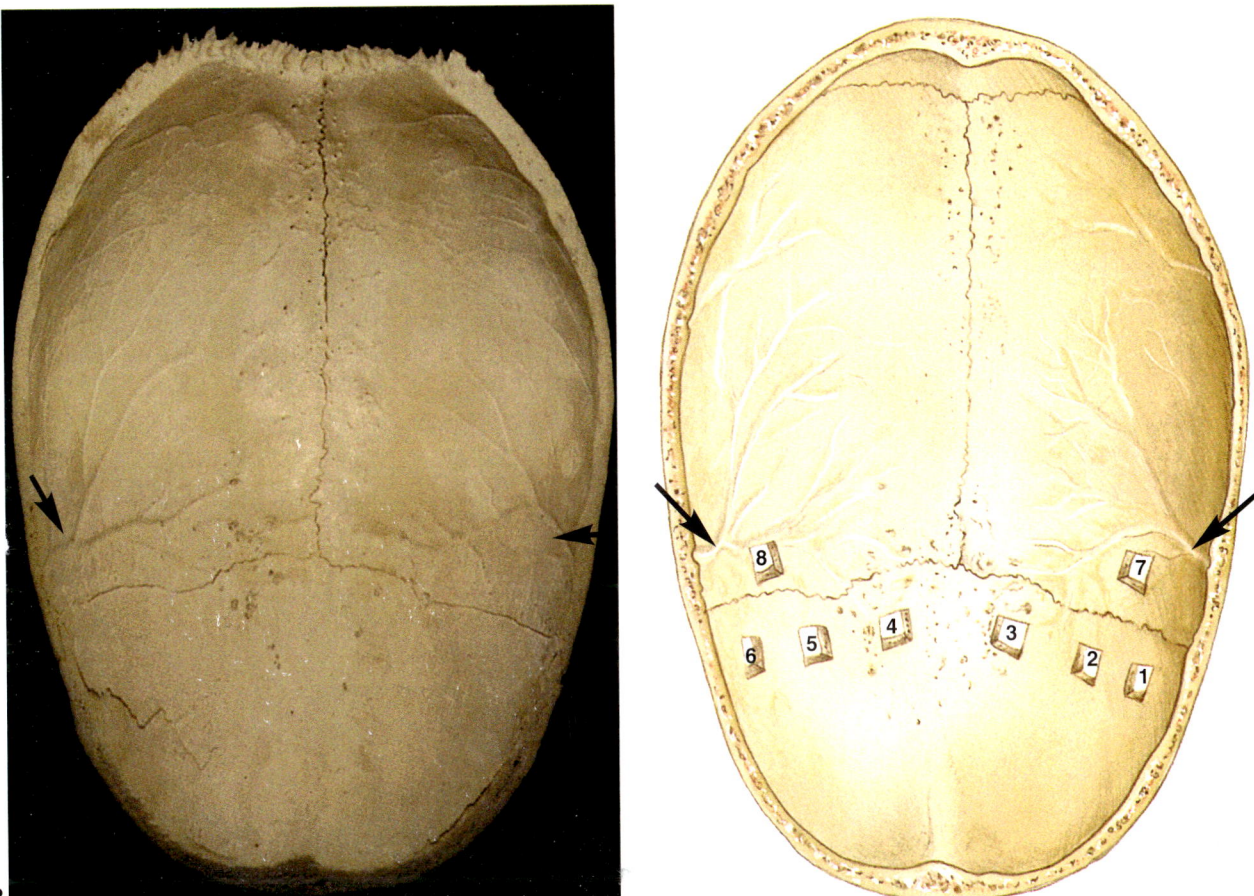

FIGURA 1.3 (*Continuação*) **B:** *Esquerda:* Face interna da calvária. *setas* indicam a depressão na lâmina interna da calvária, produzida pelos ramos frontais (anteriores) das artérias meníngeas médias, no interior da dura-máter. *Direita:* Embora a espessura do crânio encontrada seja de 2,1 mm ao longo das depressões (*setas*) produzidas pelos ramos frontais (anteriores) da artéria meníngea média, encontrou-se uma espessura de 3,1 mm em múltiplas áreas de depressões profundas em forma de fossetas, mostradas aqui, produzidas por lacunas laterais (lagos venosos) presentes na dura-máter (veja Figura 1.3C). Essas depressões na lâmina interna da calvária têm importância clínica no uso de parafusos para ossos a fim de sustentar um retalho da fronte. (*Continua.*)

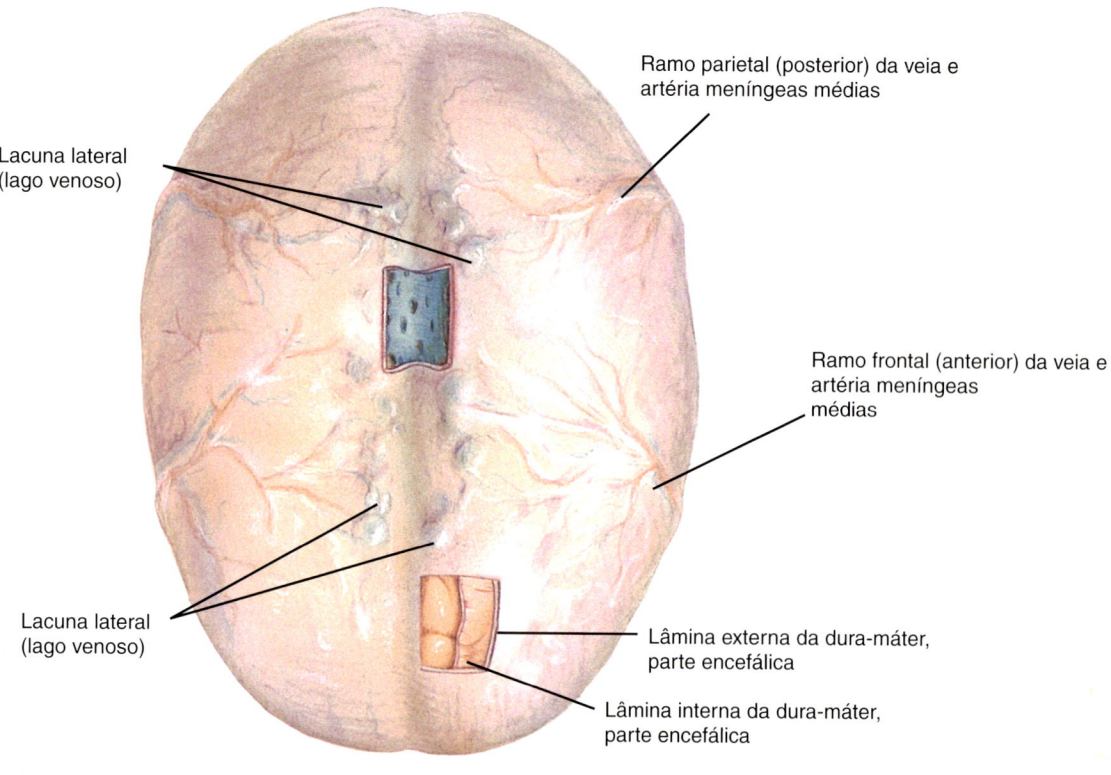
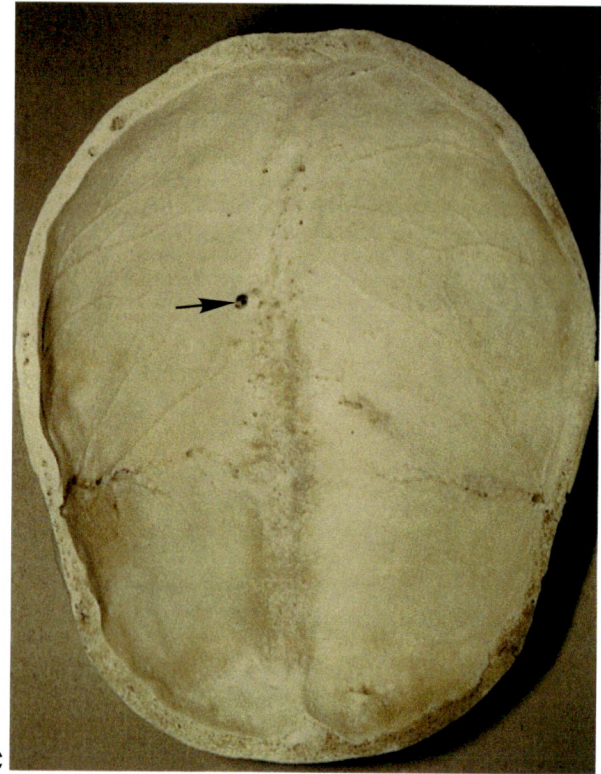

FIGURA 1.3 (*Continuação*) **C:** Vasos da dura-máter. *Acima:* Face da dura-máter. As artérias meníngeas mostradas aqui criam depressões profundas na lâmina interna da calvária. Além disso, uma grande lacuna lateral (lago venoso) na dura-máter desgasta a lâmina interna da calvária para produzir áreas finas de osso, semelhantes à erosão mostrada na fotografia abaixo. *Abaixo:* Erosão da face interna da calvária. A erosão da lâmina interna (*seta*) a partir de uma lacuna lateral (lago venoso) pode ocorrer em qualquer lugar na face da lâmina interna. A espessura do crânio nesta erosão mediu 3,404 mm.

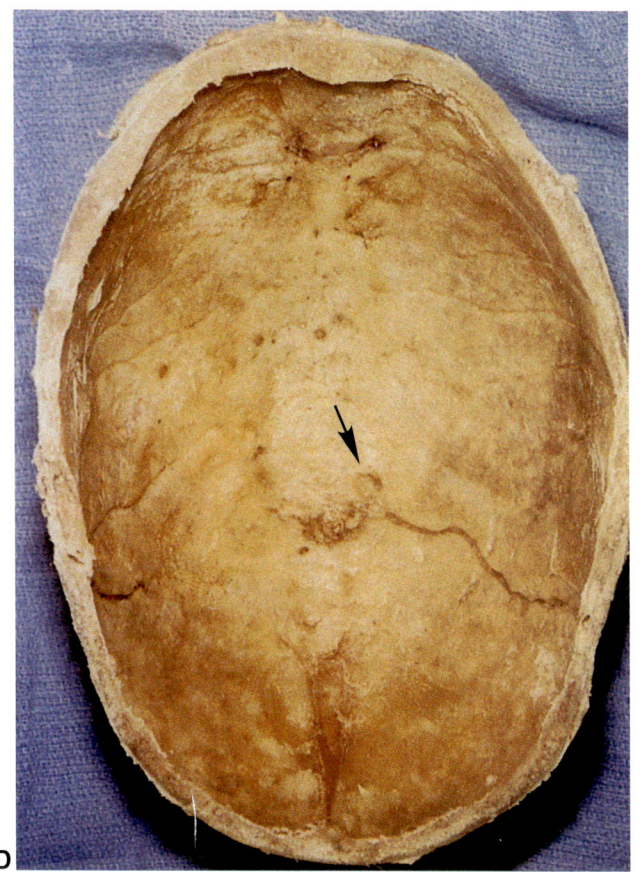 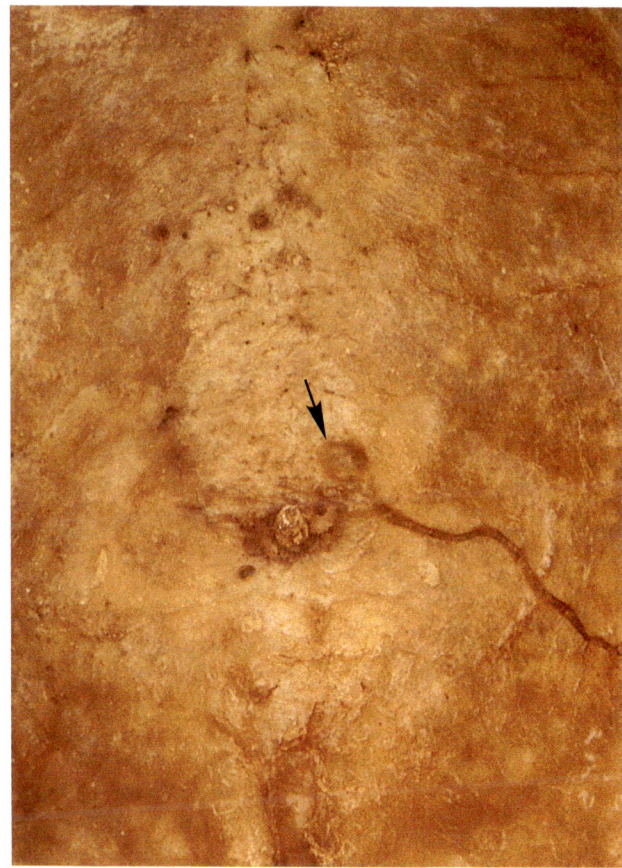

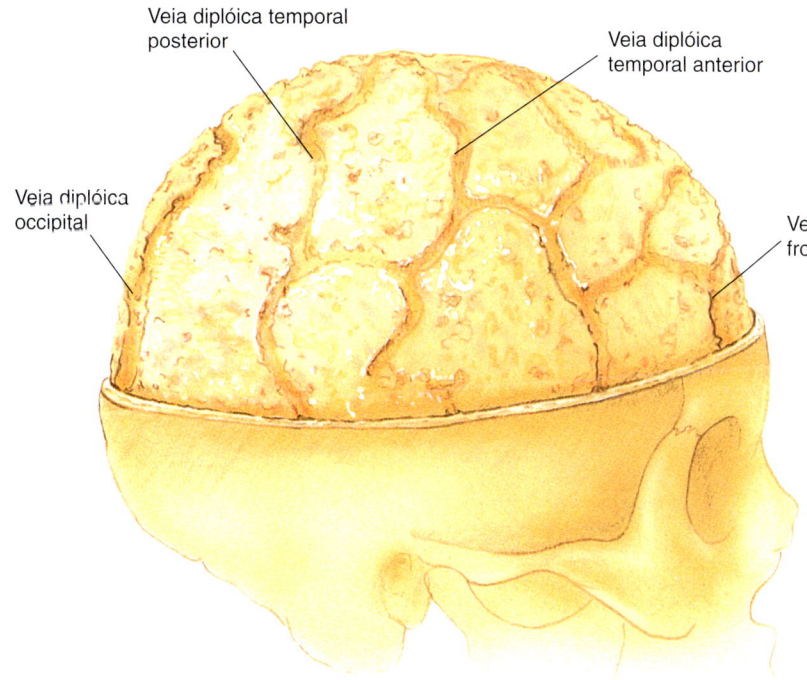

Veia diplóica temporal posterior
Veia diplóica temporal anterior
Veia diplóica occipital
Veia diplóica frontal

FIGURA 1.3 (*Continuação*) **D:** Erosão na face interna da calvária. *Esquerda:* Um outro exemplo de erosão da lâmina interna (*seta*) provocada por uma lacuna lateral (lago venoso) na dura-máter, neste caso próxima do ramo frontal (anterior) da artéria meníngea média. Quando as erosões profundas na lâmina interna, tais como esta, estão localizadas sob a parte posterior do frontal ou a parte anterior do parietal, um parafuso de fixação colocado para sustentar um retalho da fronte pode penetrar, involuntariamente, a lâmina interna da calvária. *Direita:* Vista em *close-up* da erosão, (*seta*) mostrada à *esquerda,* na qual a espessura do crânio mediu 3,380 mm. **E:** Vasos diplóicos. Embora não existam artérias diplóicas acompanhantes, quatro grandes veias diplóicas passam transversalmente pelo crânio. Esses vasos poderiam ser atravessados por um parafuso de fixação do retalho da fronte, porém, o risco de hemorragia intracraniana é baixo.

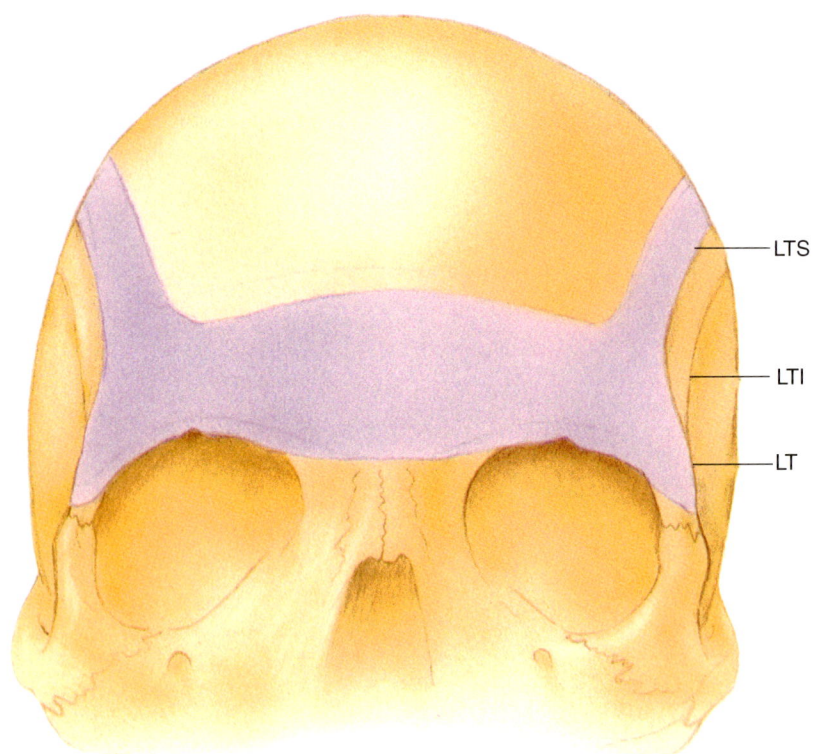

FIGURA 1.4 Periósteo sobre o frontal. O periósteo estende-se lateralmente pelo frontal, até o nível da linha temporal inferior (*LTI*) (veja Figura 4.10). Na maior parte do frontal, o periósteo é frouxamente aderente. Pode ser elevado cirurgicamente com facilidade, exceto nas *áreas púrpuras* mostradas aqui. O periósteo é densamente aderente ao osso sobre uma faixa transversa, de aproximadamente 2,5 cm de largura, imediatamente superior às margens orbitais, e sobre uma zona de aproximadamente 6 mm de largura, imediatamente medial à linha temporal (*LT*), e à sua continuação como a linha temporal superior (*LTS*). A elevação do periósteo nessas áreas é mais difícil. (Segundo Knize DM. Reassessment of the coronal incision and subgaleal dissection for foreheadplasty. *Plast Reconstr Surg* 1998;102:478.)

■ BIBLIOGRAFIA

Grant JCB, ed. *Grant's atlas of anatomy*. 6th ed. Baltimore: Williams & Wilkins, 1972.

Knize DM. Reassessment of the coronal incision and subgaleal dissection for foreheadplasty. *Plast Reconstr Surg* 1998;102:478.

Zide BM, Jelks GW. Surgical anatomy of the orbit. New York: Rayen, 1985.

2

MÚSCULOS DA FRONTE E DA FOSSA TEMPORAL

DAVID M. KNIZE

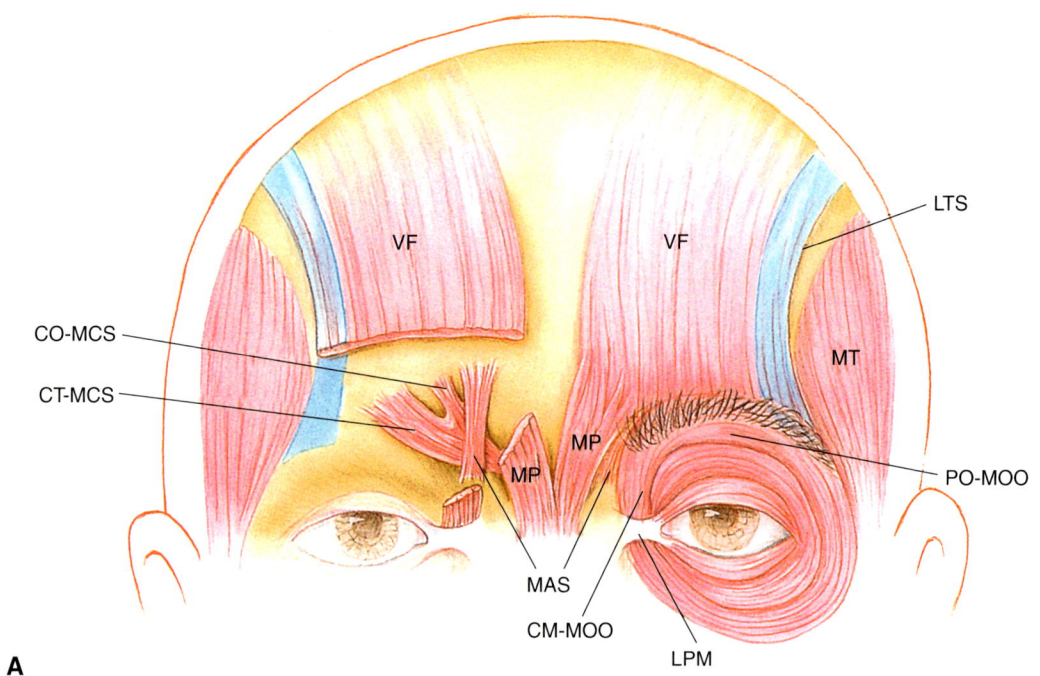

A

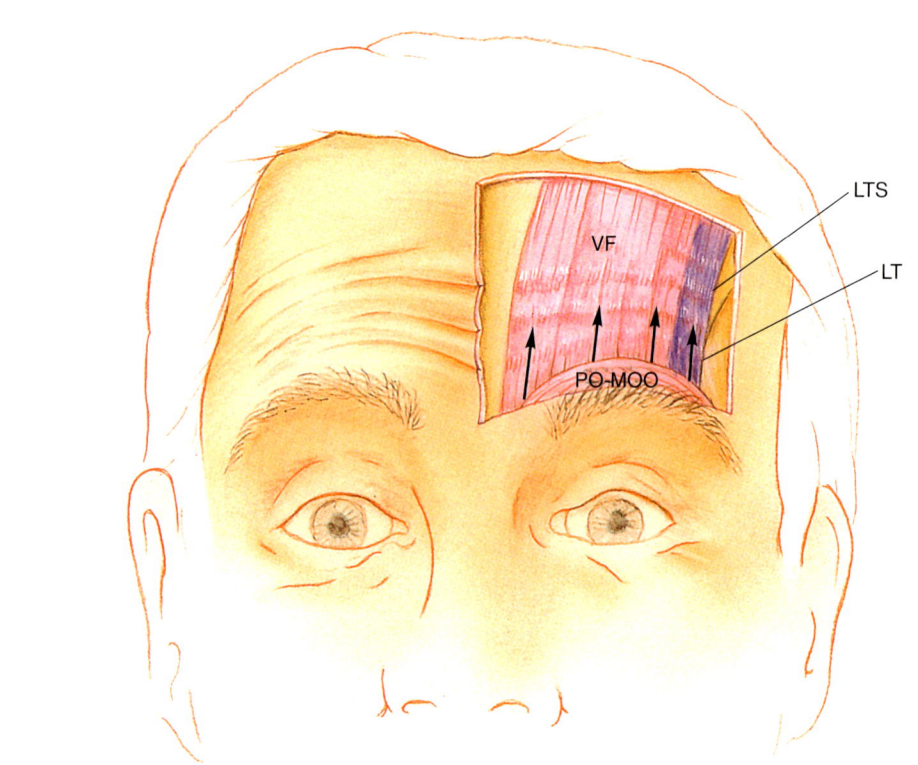

B

Capítulo 2 • MÚSCULOS DA FRONTE E DA FOSSA TEMPORAL

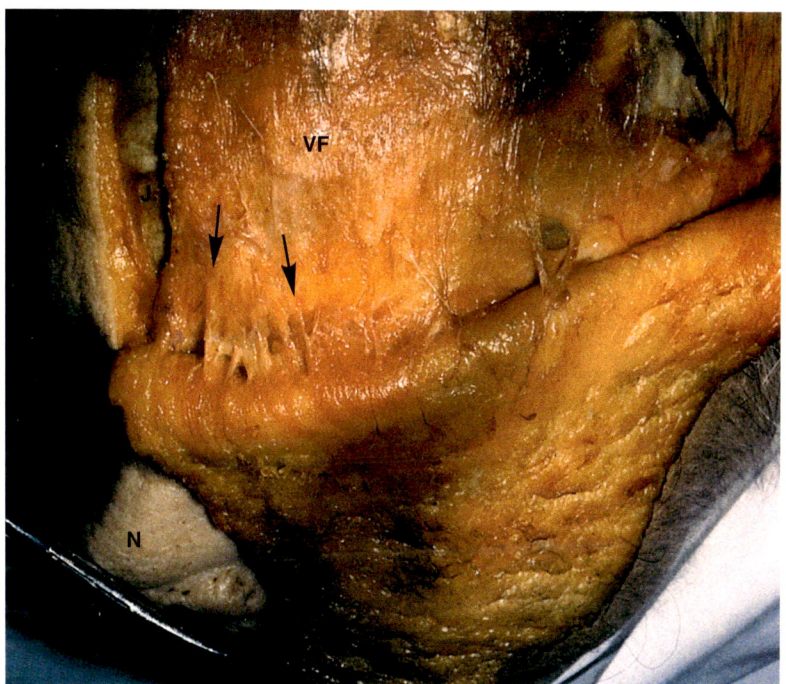

FIGURA 2.2 As inserções da porção dérmica do ventre frontal do músculo occipitofrontal. Cadáver com a pele e os tecidos subcutâneos da parte esquerda da fronte refletidos para baixo, por meio de instrumento, para expor algumas faixas fibrosas (*setas*), ligando a face anterior do ventre frontal esquerdo do músculo occipitofrontal (*VF*) à derme suprajacente. O nariz (*N*) está indicado apenas para orientação. Essas conexões fibrosas entre a derme e o ventre frontal do músculo occipitofrontal têm um alinhamento transversal por toda a fronte, em fileiras paralelas, e contribuem para a formação das pregas cutâneas transversais quando o músculo se contrai.

◀────────

FIGURA 2.1 Músculos da fronte e da fossa temporal. **A:** A metade superior de cada um dos ventres frontais dos músculos occipitofrontais pares (*VF*) tem sua origem no plano profundo da aponeurose epicrânica (veja Capítulo 4), e entrelaça-se com a parte orbital do músculo orbicular do olho (*PO-MOO*), que se insere na derme abaixo do supercílio. A margem lateral do ventre frontal do músculo occipitofrontal se estende logo acima da zona de fixação (*azul*), aquela área imediatamente medial à linha temporal superior (veja Figura 1.1) à qual o periósteo sobrejacente e o plano profundo da aponeurose epicrânica são densamente aderentes. O músculo prócero (*MP*) tem sua origem no dorso do osso nasal e na cartilagem nasal (veja Figura 1.2) e, em seguida, divide-se em duas cabeças antes de se entrelaçar com as margens mediais dos ventres frontais do músculo occipitofrontal e inserir-se na derme, entre os ventres frontais. O músculo abaixador do supercílio (*MAS*) está logo profundo à margem lateral do músculo prócero de cada lado e insere-se na derme abaixo da extremidade medial do supercílio. A "cabeça medial" da parte orbital do músculo orbicular do olho (*CM-MOO*) origina-se do ligamento palpebral medial (*LPM*) e também se insere na derme sob a parte medial do supercílio. Esse fascículo da parte orbital do músculo orbicular do olho se situa superficial ao músculo abaixador do supercílio e à origem do músculo corrugador do supercílio. O músculo corrugador do supercílio possui duas cabeças, uma "cabeça transversa" (*CT-MCS*) e uma "oblíqua" (*CO-MCS*). A "cabeça oblíqua" se insere na derme sob a porção medial do supercílio, próximo da inserção do músculo corrugador do supercílio. O músculo abaixador do supercílio, a "cabeça oblíqua" do músculo corrugador do supercílio e a "cabeça medial" do músculo orbicular do olho podem atuar para abaixar a parte medial do supercílio, em conjunto com a ação do músculo prócero. O músculo temporal (*MT*) se origina a partir da fossa temporal e insere-se no processo coronóide da mandíbula, para atuar como um músculo da mastigação. Veja Figura 1.2 para os locais das origens dos músculos a partir do osso. **B:** Ação do ventre frontal do músculo occipitofrontal. A margem lateral do ventre frontal do músculo occipitofrontal (*VF*) termina, ou torna-se muito atenuada, ao longo da margem lateral da zona de fixação (*púrpura*), cuja margem lateral é a linha temporal (*LT*) e sua continuação, a linha temporal superior (*LTS*) (veja Figura 1.1). No paciente mediano, a linha temporal cruza o supercílio próximo da junção de seus terços médio e lateral. Conseqüentemente, a ação do ventre frontal do músculo occipitofrontal levanta apenas os dois terços mediais do supercílio. Esta elevação do supercílio é realizada pela interdigitação do ventre frontal do músculo occipitofrontal com a parte orbital do músculo orbicular do olho (*PO-MOO*). Portanto, quando o ventre frontal do músculo occipitofrontal se contrai, o músculo orbicular do olho é afastado da órbita e desenrolado. Como o músculo orbicular do olho possui inserções na porção dérmica da pele do supercílio, este é puxado para cima. Quando o ventre frontal do músculo occipitofrontal se contrai, apenas a metade inferior do músculo se move, com uma amplitude de movimento de até 2,5 cm, na maioria das pessoas. A metade superior de cada ventre frontal do músculo occipitofrontal se move muito pouco, porque está fixada no plano profundo da aponeurose epicrânica (veja Capítulo 4), que serve como uma origem ampla para o músculo. No entanto, a contração da metade superior dos ventres frontais do músculo occipitofrontal, realmente, retesa suas inserções na porção dérmica alinhadas transversalmente (veja Figura 2.2), e isto puxa a pele que recobre a parte superior da fronte, formando linhas transversais. A elevação dos supercílios corruga a pele da parte inferior da fronte e comprime a pele da parte superior, formando linhas transversais mais profundas.

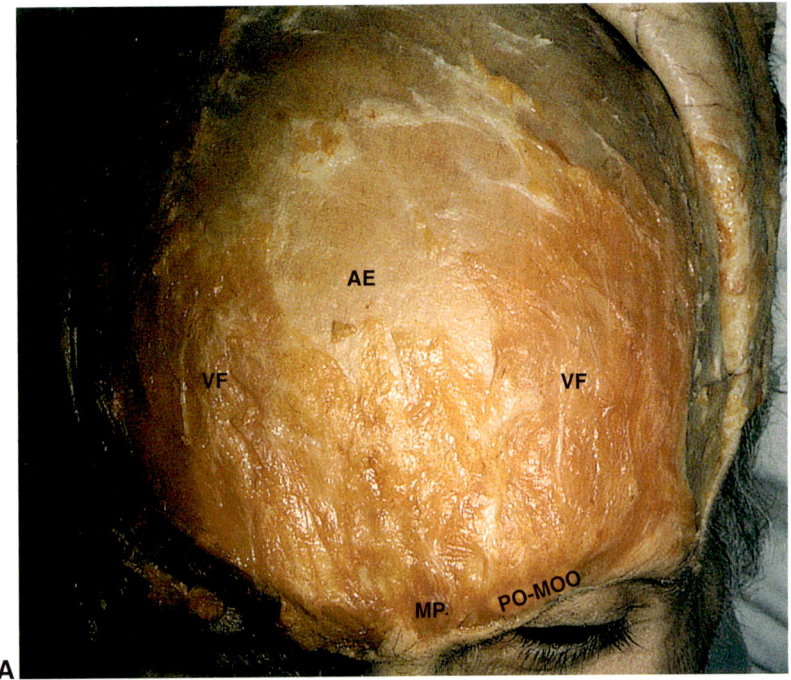

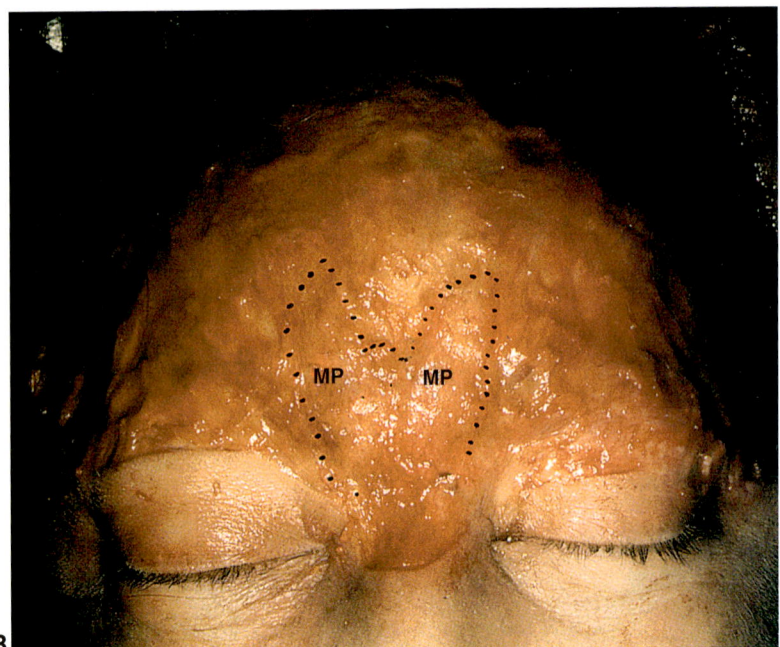

FIGURA 2.3 Ventres frontais do músculo occipitofrontal. **A:** O plano superficial, fino e resplandecente da aponeurose epicrânica (veja Capítulo 4), recobre a superfície dos ventres frontais do músculo occipitofrontal pares (*VF*), observados nesta dissecação em cadáver. Cada ventre frontal do músculo occipitofrontal tem sua origem no plano profundo da aponeurose epicrânica subjacente e insere-se na face profunda da parte orbital do músculo orbicular do olho (*PO-MOO*) ipsolateral. Antes de a aponeurose epicrânica (*AE*) se dividir em planos superficial e profundo (veja Capítulo 4) para envolver os ventres frontais do músculo occipitofrontal, ocupa o espaço entre as margens do músculo superiormente. Abaixo, o músculo prócero (*MP*) preenche a separação entre os ventres frontais do músculo occipitofrontal. **B:** Músculo prócero. O músculo prócero (*MP*) aparece como um ventre muscular simples inferiormente, sobre o dorso do nariz, porém, como os ventres frontais do músculo occipitofrontal, o músculo prócero torna-se um músculo duplo na fronte e assume uma configuração em forma de Y. Os ramos do músculo prócero se interdigitam com as margens mediais dos ventres frontais do músculo occipitofrontal. A *linha pontilhada* indica o contorno do músculo.

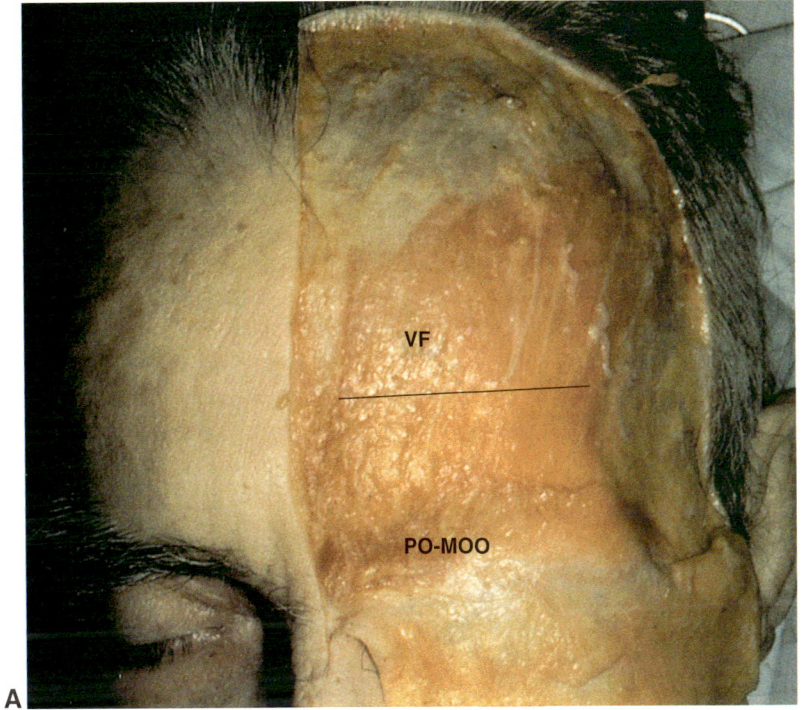

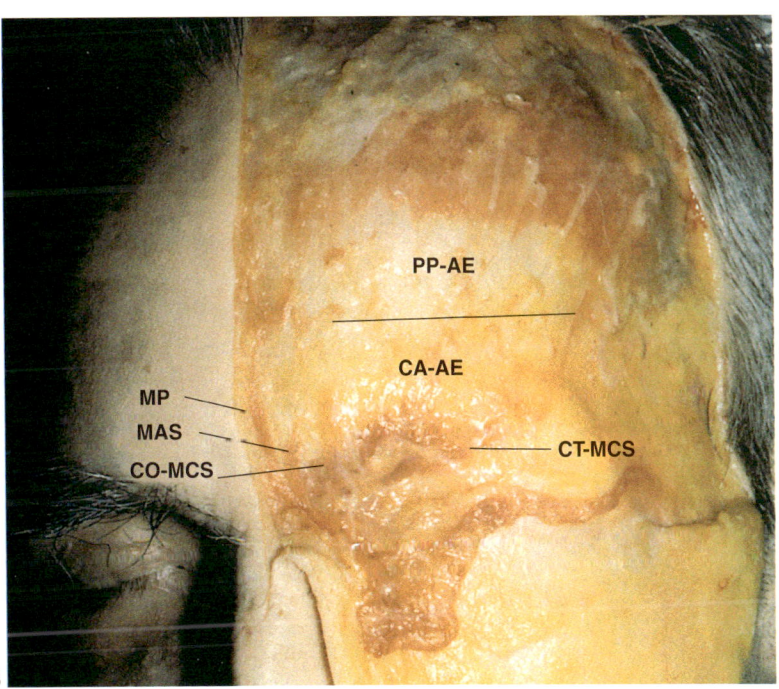

FIGURA 2.4 Músculos da fronte. **A:** Cadáver com a pele da fronte e os tecidos subcutâneos do lado esquerdo removidos, para mostrar a interdigitação do ventre frontal do músculo occipitofrontal (*VF*) esquerdo com a face profunda da parte orbital do músculo orbicular do olho (*PO-MOO*). A metade superior do ventre frontal do músculo occipitofrontal (acima da linha transversal) é a grande área de origem deste músculo, a partir do plano profundo da aponeurose epicrânica (veja Capítulo 4). A margem lateral do ventre frontal do músculo occipitofrontal encontra-se ao longo da linha temporal e de sua extensão, a linha temporal superior (veja Figuras 1.1 e 2.1). Os nervos que podem ser observados correndo superiormente sobre a face do ventre frontal do músculo occipitofrontal são ramos mediais do nervo supra-orbital que é discutido no Capítulo 3. **B:** O ventre frontal esquerdo do músculo occipitofrontal foi cortado transversalmente no nível médio de sua área de origem. A metade inferior da origem do ventre frontal esquerdo foi levantada com uma dissecação mais aprofundada e está refletida para baixo com o músculo orbicular do olho, para expor a face do plano profundo da aponeurose epicrânica (*PP-AE*), a partir da qual tem sua origem (veja Capítulo 4). Os músculos frontal e orbicular do olho, levantados, são observados aqui dobrados para baixo sobre a órbita esquerda. O coxim adiposo da aponeurose epicrânica (*CA-AE*) também está exposto, estendendo-se lateralmente pelo frontal. A extremidade lateral da "cabeça transversa" do músculo corrugador do supercílio (*CT-MCS*) pode ser vista aqui depois de ter passado, de seu ponto de origem, na parte medial da margem supra-orbital (veja Figura 1.2), através do coxim adiposo da aponeurose. Sua extremidade lateral foi cortada transversalmente, quando estava quase perfurando os músculos frontal e orbicular suprajacentes do olho e inserindo-se na derme, imediatamente acima do terço médio do supercílio. A linha transversal marca o nível da margem inferior da origem do ventre frontal do músculo occipitofrontal, a partir do plano profundo da aponeurose epicrânica (Figura 2.4A). A "cabeça oblíqua" do músculo corrugador do supercílio (*CO-MCS*), o músculo abaixador do supercílio (*MAS*) e o músculo prócero (*MP*) estão rotulados. (*Continua.*)

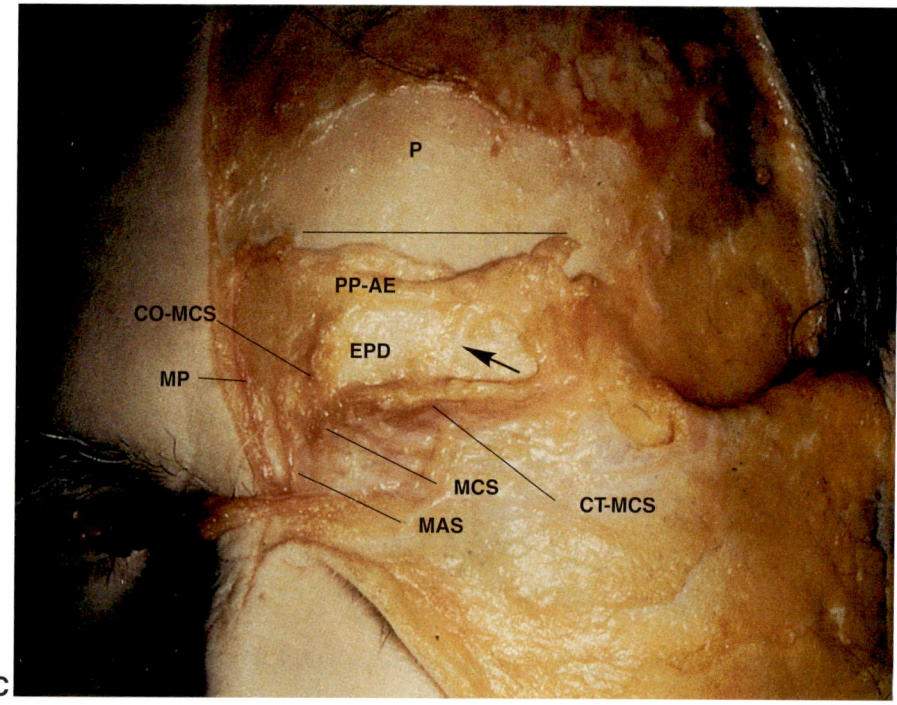

FIGURA 2.4 *(Continuação)* **C:** O plano profundo da aponeurose epicrânica (*PP-AE*), que serviu como a metade inferior da origem para o ventre frontal esquerdo do músculo occipitofrontal, foi levantado inteiramente do periósteo (*P*) subjacente e dobrado para baixo. As partes inferiores levantadas dos músculos orbicular do olho e frontal situam-se, no momento, ao longo da órbita direita. A margem superior da "cabeça transversa" do músculo corrugador do supercílio (*CT-MCS*), envolvida pela gordura proveniente do coxim adiposo da aponeurose epicrânica, está refletida para baixo para expor um espaço no interior da aponeurose, chamado "espaço do plano de deslizamento" (*EPD*). Este espaço é formado pelas lâminas do plano profundo da aponeurose epicrânica (veja Capítulo 4) sob o músculo corrugador do supercílio e parece auxiliar na ação deste músculo, diminuindo a resistência para o movimento muscular do supercílio suprajacente. O músculo abaixador do supercílio (*MAS*) tem sua origem na parte medial da margem supra-orbital, imediatamente abaixo da origem do músculo corrugador do supercílio (veja Figura 1.2). O músculo abaixador do supercílio é visto aqui, entre a margem lateral cortada do músculo prócero (*MP*) e a origem do músculo corrugador do supercílio (*MCS*) que ele recobre. O músculo abaixador do supercílio e a "cabeça oblíqua" do músculo corrugador do supercílio se inserem na parte medial da derme do supercílio que, aqui, foi removida. A *seta* marca uma crista que pode ser vista junto ao assoalho do "espaço do plano de deslizamento". Essa crista é produzida pelo ramo lateral do nervo supra-orbital, que corre sobre o periósteo, abaixo do assoalho do "espaço do plano de deslizamento", em direção à parte frontoparietal do escalpo (o nervo foi cortado transversalmente com a dissecação da parte inferior da aponeurose epicrânica realizada em direção cranial para o "espaço do plano de deslizamento"). O ramo lateral do nervo supra-orbital é discutido no Capítulo 3. (Modificado com permissão de Knize DM. An anatomically base study of the mechanism of eyebrow ptosis. *Plast Reconstr Surg* 1996;97:1321).

FIGURA 2.5 Relações com o músculo prócero. **A:** O músculo prócero direito (*MP-D*) está exposto. O músculo prócero se origina do osso nasal e da cartilagem nasal (veja Figura 1.2), inserindo-se na derme entre as margens mediais dos ventres frontais pares do músculo occipitofrontal, e interdigita-se com as partes mediais dos ventres frontais do músculo occipitofrontal (veja Figura 2.3B). **B:** O músculo orbicular do olho (*MOO*) está retraído com o gancho, e a parte cortada transversalmente do músculo prócero direito (*MP-D*) foi levantada com pinça. A margem cortada do músculo prócero esquerdo (*MP-E*) está identificada. A "cabeça transversa" do músculo corrugador do supercílio (*CT-MCS*) pode ser visualizada. O músculo abaixador do supercílio (*MAS*) recobre a origem do músculo corrugador do supercílio. **C:** A pinça hemostática está sob o músculo abaixador do supercílio direito. O músculo corrugador do supercílio está escondido atrás da pinça hemostática e do gancho. (Modificado com permissão de Knize DM. Transpalpebral approach to the corrugator supercilii and procerus muscles. *Plast Reconstr Surg* 1995;95:52.)

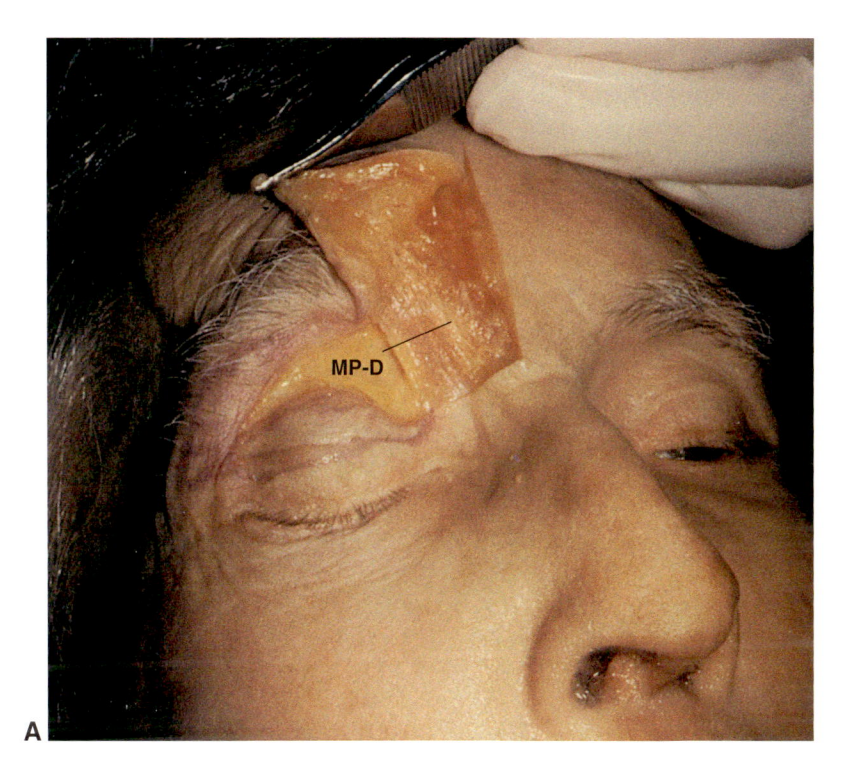

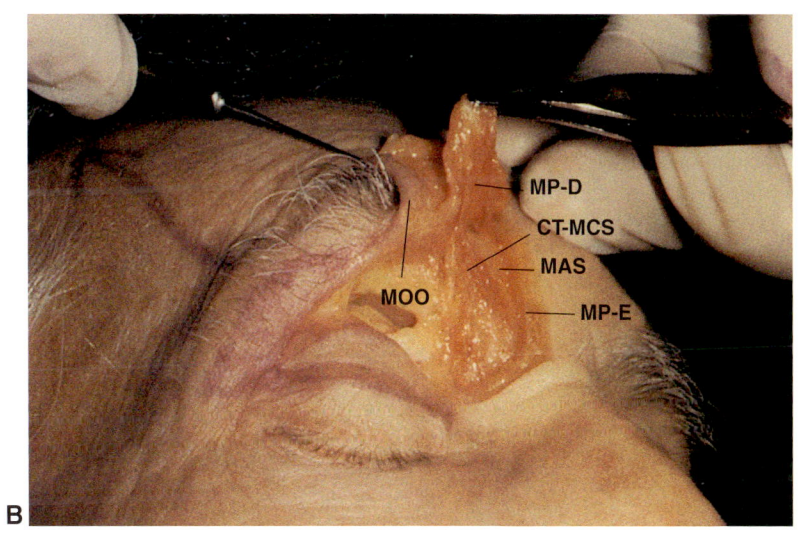

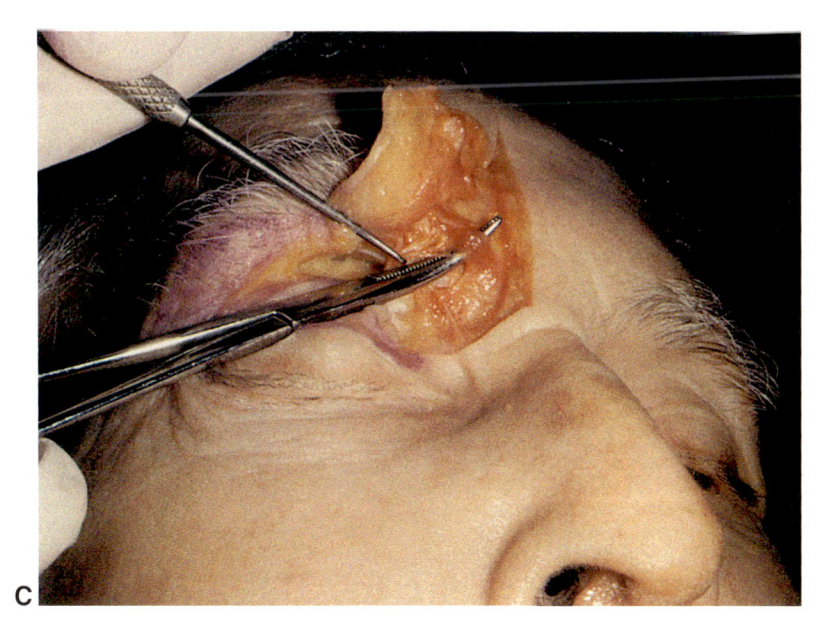

A

MP-D

B

MP-D
CT-MCS
MAS
MP-E
MOO

C

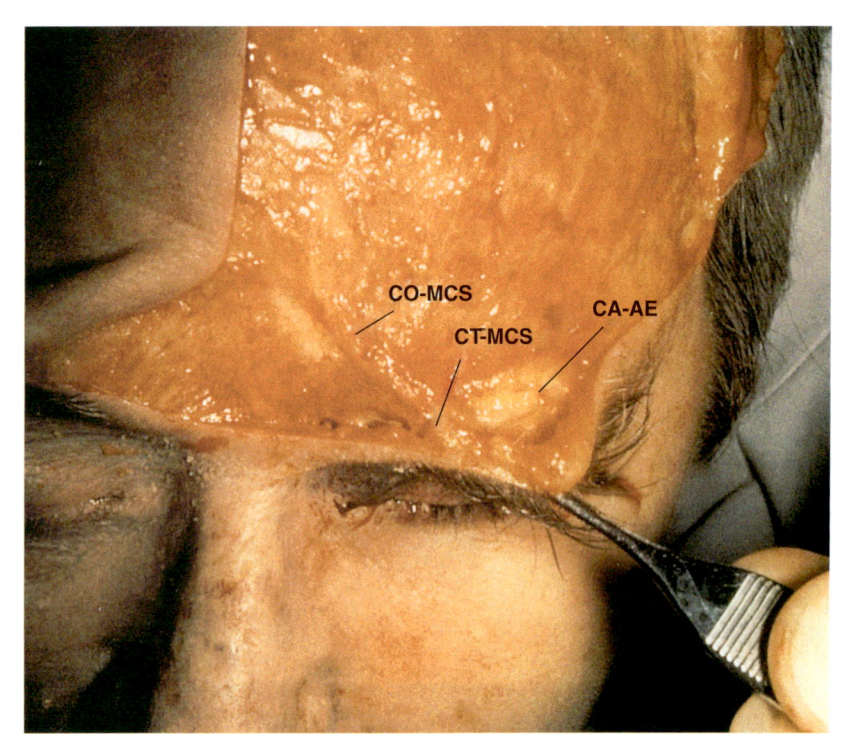

FIGURA 2.6 Músculo corrugador do supercílio. O músculo corrugador do supercílio é visto de cima, mostrando a "cabeça transversa" (*CT-MCS*) do músculo retraída e afastada do coxim adiposo da aponeurose epicrânica (*CA-AE*), pelo qual o músculo passa. A "cabeça transversa" do músculo corrugador do supercílio se insere na derme imediatamente acima do terço médio do supercílio e puxa, por contração, o supercílio medialmente. Esse é um nível bem definido de inserção e o músculo corrugador do supercílio não se insere em toda a metade medial da derme do supercílio, como é descrito freqüentemente. A "cabeça oblíqua" do músculo corrugador do supercílio (*CO-MCS*) se insere separadamente na derme sob a parte medial do supercílio (veja Figura 2.7).

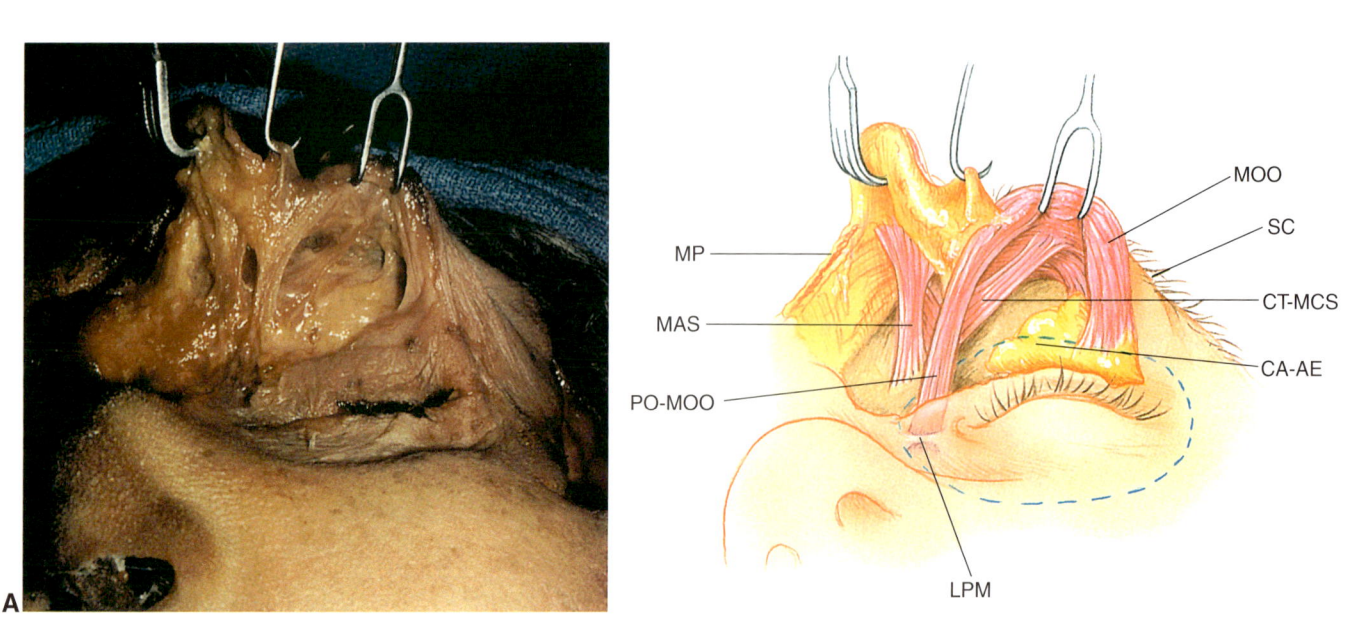

FIGURA 2.7 Os músculos que atuam na pele da glabela. **A:** *Esquerda e direita:* A partir de uma incisão na pálpebra superior, como a usada para blefaroplastia, observa-se aqui a face inferior do músculo orbicular do olho (*MOO*). A *linha tracejada* indica o contorno da órbita. O septo orbital foi removido, e a parede da aponeurose epicrânica fixada na margem orbital foi empurrada para dentro para expor os músculos que atuam na pele da glabela. A "cabeça medial" da parte orbital do músculo orbicular do olho (*PO-MOO*) é mostrada deixando sua origem no ligamento palpebral medial (*LPM*). A margem do músculo prócero (*MP*) pode ser vista. O músculo abaixador do supercílio (*MAS*) é mostrado originando-se a partir da parte medial da margem supra-orbital, na qual recobre a origem do músculo corrugador do supercílio. O músculo abaixador do supercílio é visto inserindo-se na parte medial da derme do supercílio, imediatamente medial ao ponto onde a "cabeça medial" da parte orbital do músculo orbicular do olho (*PO-MOO*) se insere sob a parte medial do supercílio. A "cabeça transversa" do músculo corrugador do supercílio (*CT-MCS*) pode ser vista passando atrás do músculo abaixador do supercílio e da "cabeça medial" do músculo orbicular do olho, emergindo a partir do coxim adiposo da aponeurose epicrânica (*CA-AE*), para se inserir na derme imediatamente superior ao terço médio do supercílio. A localização do supercílio (*SC*) está rotulada.

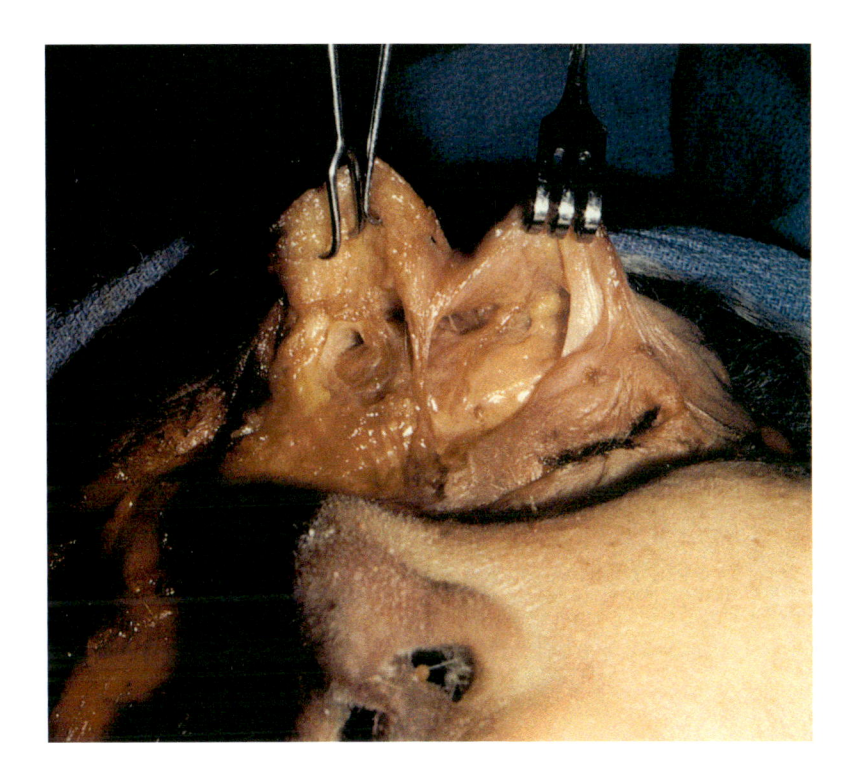

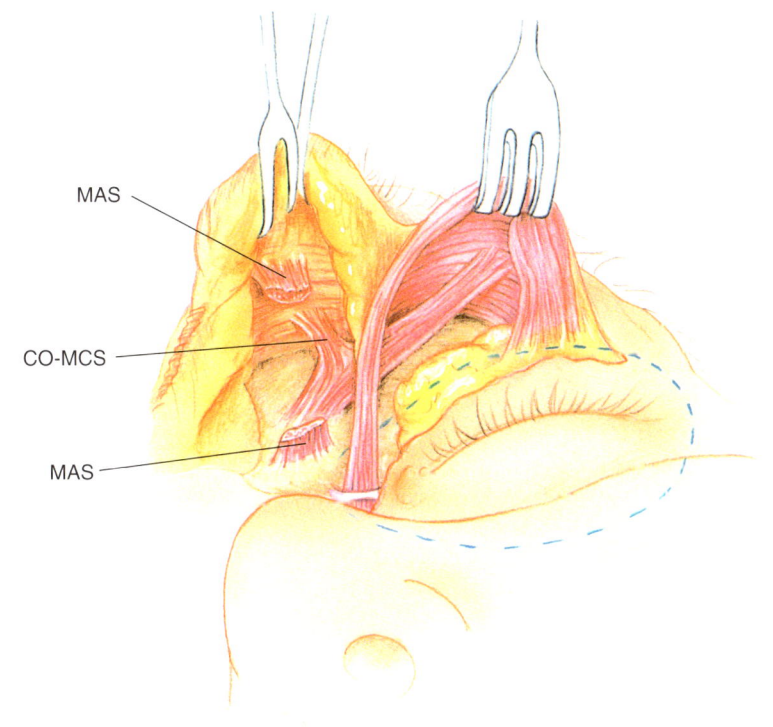

Capítulo 2 ♦ MÚSCULOS DA FRONTE E DA FOSSA TEMPORAL

B

FIGURA 2.7. (*Continuação*) **B:** *Acima e abaixo:* A parte central do músculo abaixador do supercílio foi ressecada. Os cotos do músculo abaixador do supercílio (*MAS*), na sua origem e inserção, estão indicados. A remoção do músculo abaixador do supercílio expõe a "cabeça oblíqua" do músculo corrugador do supercílio (*CO-MCS*). A "cabeça oblíqua" do músculo corrugador do supercílio segue quase paralela àquela do músculo abaixador do supercílio e insere-se na parte medial da derme do supercílio, perto do ponto de inserção do músculo abaixador do supercílio. (*Continua.*)

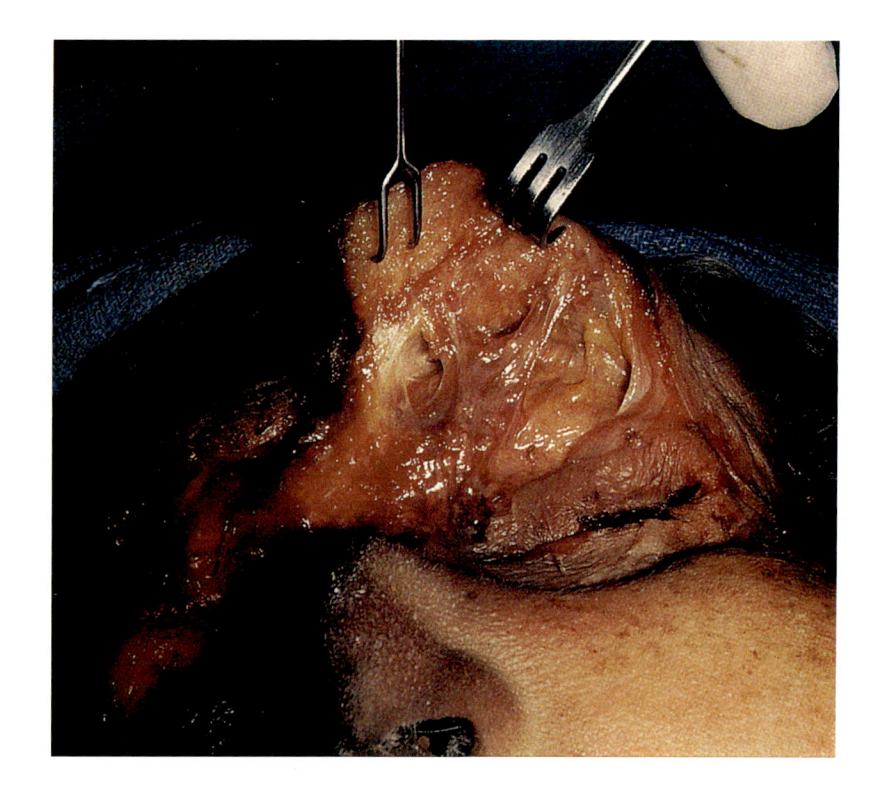

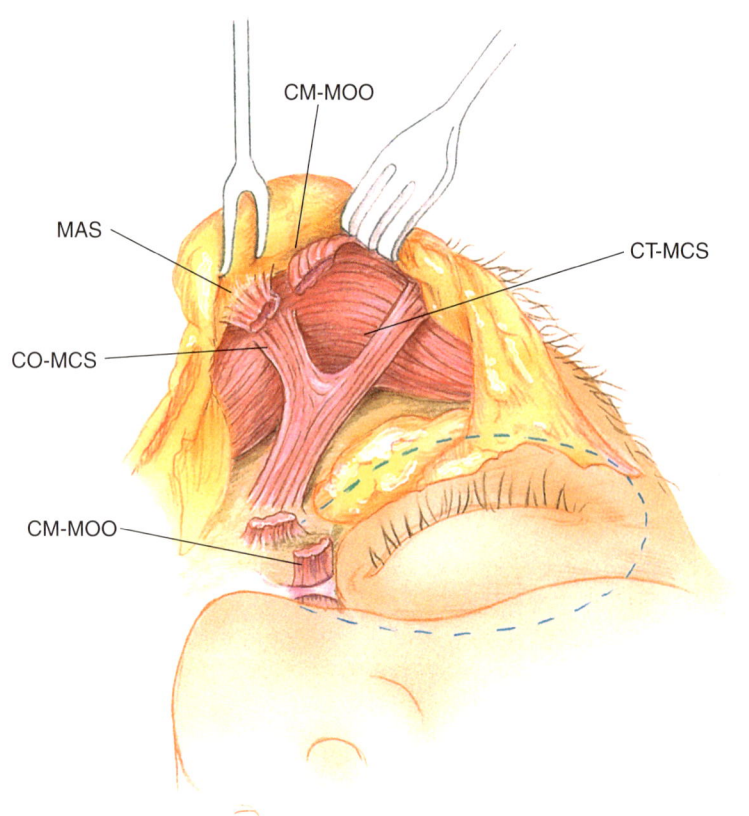

FIGURA 2.7 (*Continuação*) **C:** *Acima e abaixo:* A "cabeça medial" da parte orbital do músculo orbicular do olho foi ressecada, para expor completamente o músculo corrugador do supercílio. As extremidades residuais dessa "cabeça" (*CM-MOO*) estão indicadas. A "cabeça transversa" do músculo corrugador do supercílio (*CT-MCS*) pode ser vista inserindo-se na derme, através do músculo orbicular do olho, imediatamente superior ao terço médio do supercílio. A "cabeça oblíqua" do músculo corrugador do supercílio (*CO-MCS*) é vista passando pelo músculo orbicular do olho, para se inserir abaixo da parte medial da derme do supercílio, em direção à cabeça, no nível de inserção do músculo abaixador do supercílio (*MAS*) e medial à inserção da "cabeça medial" da parte orbital do músculo orbicular do olho. A "cabeça oblíqua" do músculo corrugador do supercílio, o músculo abaixador do supercílio e a "cabeça medial" da parte orbital do músculo orbicular do olho atuam para abaixar a extremidade medial do supercílio, junto com a ação do músculo prócero. A elevação da extremidade medial do supercílio pode ser obtida, ressecando-se, de forma segmentada, cada um desses músculos, e cortando transversalmente o músculo prócero. Isso pode ser realizado a partir da abordagem de uma incisão coronal ou com endoscopia, a partir de incisões no escalpo. A abordagem mais direta, no entanto, é através da incisão superior da blefaroplastia, como mostrado aqui. No futuro, à medida que o suprimento nervoso motor para os músculos que atuam na pele da glabela se tornam mais bem definidos (veja Figuras 3.13 a 3.18), pode se tornar possível controlar a ação desses músculos com uma abordagem neurotômica, em vez de uma excisão do músculo.

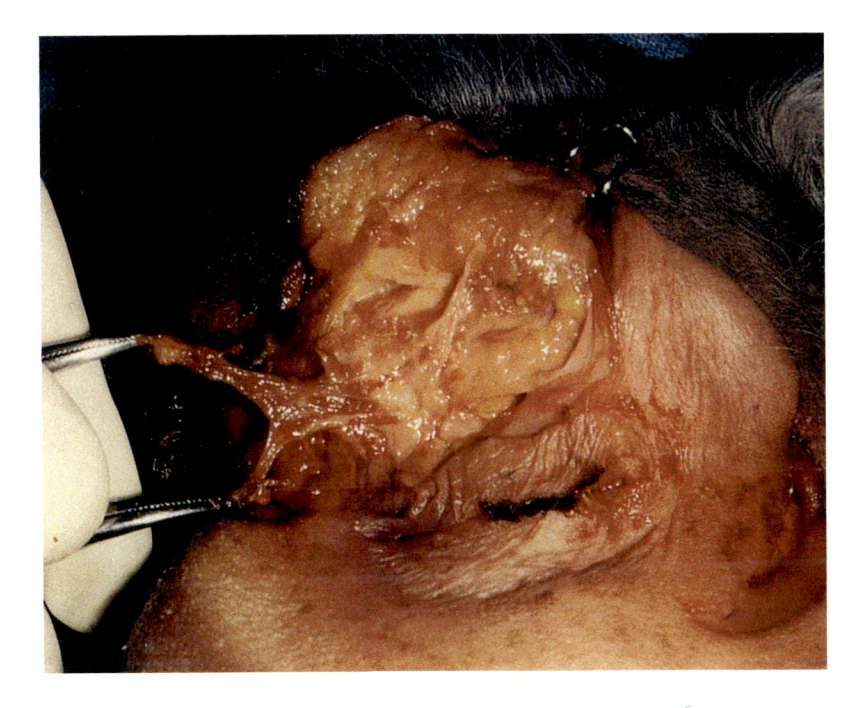

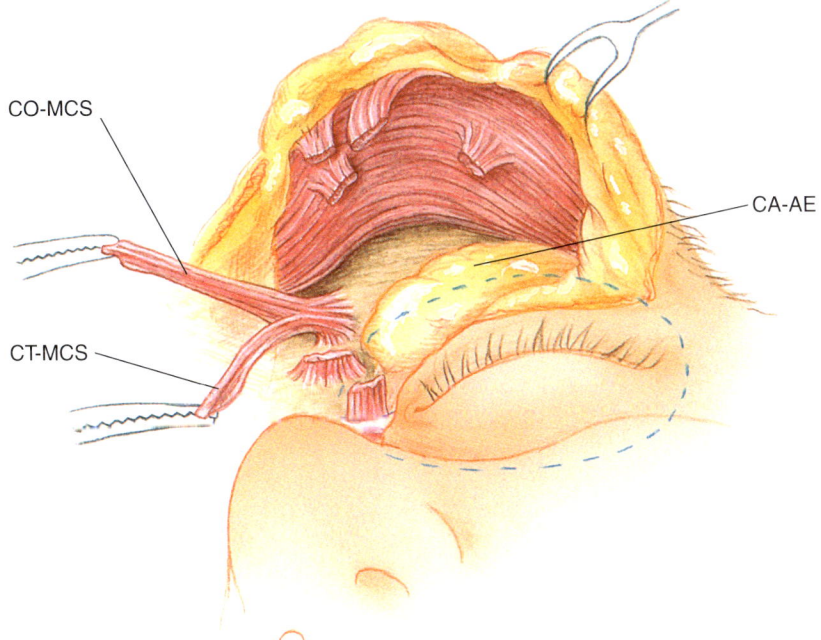

Capítulo 2 ♦ MÚSCULOS DA FRONTE E DA FOSSA TEMPORAL

D

FIGURA 2.7 (*Continuação*) **D:** *Acima e abaixo:* Ambas as cabeças oblíqua (*CO-MCS*) e transversa (*CT-MCS*) do músculo corrugador do supercílio foram cortadas transversalmente próximo de seus pontos de inserção, para expor o coxim adiposo da aponeurose epicrânica (*CA-AE*), através do qual o músculo corrugador do supercílio passou. O músculo corrugador do supercílio parece ter uma inervação dupla, com um suprimento nervoso motor separado que supre cada "cabeça" (veja Figura 3.13). O suprimento nervoso motor para a "cabeça transversa" do músculo corrugador do supercílio é bem definido (veja Figura 3.18), e uma neurotomia pode ser facilmente realizada. Um corte transversal dos nervos motores que suprem a "cabeça transversa" do músculo corrugador do supercílio remove essa função do músculo. No entanto, a função retorna em 3 a 4 meses. Esta descoberta sugere que um suprimento nervoso motor separado para a "cabeça oblíqua" do músculo, restaura o controle nervoso da "cabeça transversa". Até que o nervo motor para a "cabeça oblíqua" possa ser removido com segurança, uma neurotomia para controlar a "cabeça transversa" não é uma abordagem prática. Por essa razão, uma ressecção incompleta do músculo corrugador do supercílio coloca em risco a ação contínua dos segmentos residuais, produzindo uma protuberância na pele suprajacente do supercílio, para criar uma deformidade " corniforme". (Modificado de Knize, DM. Muscles that act on glabellar skin: a closer look. *Plast Reconstr Surg* 2000;105:350.)

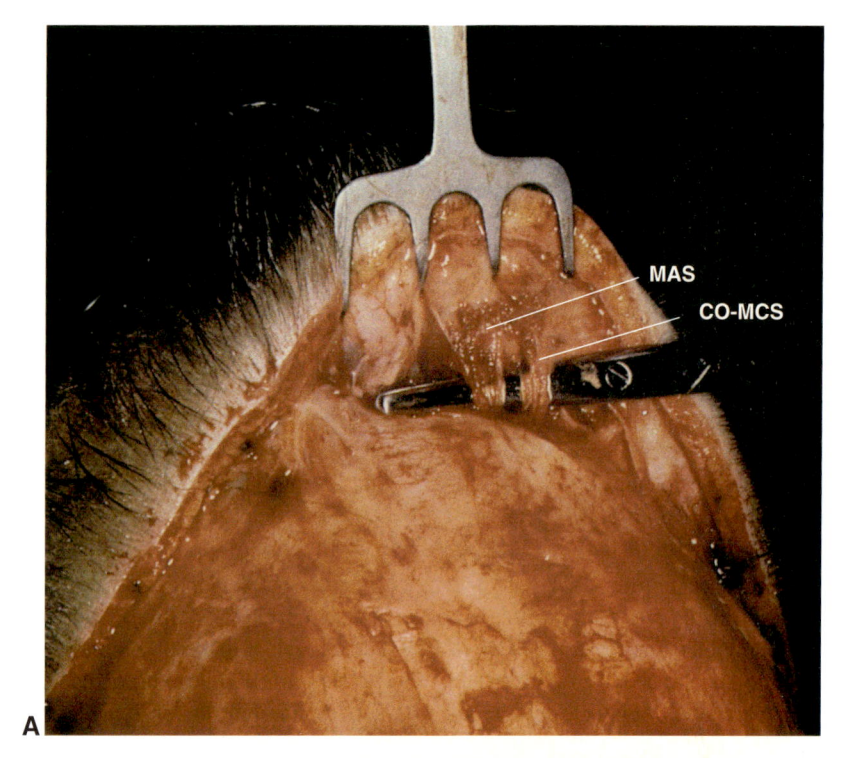

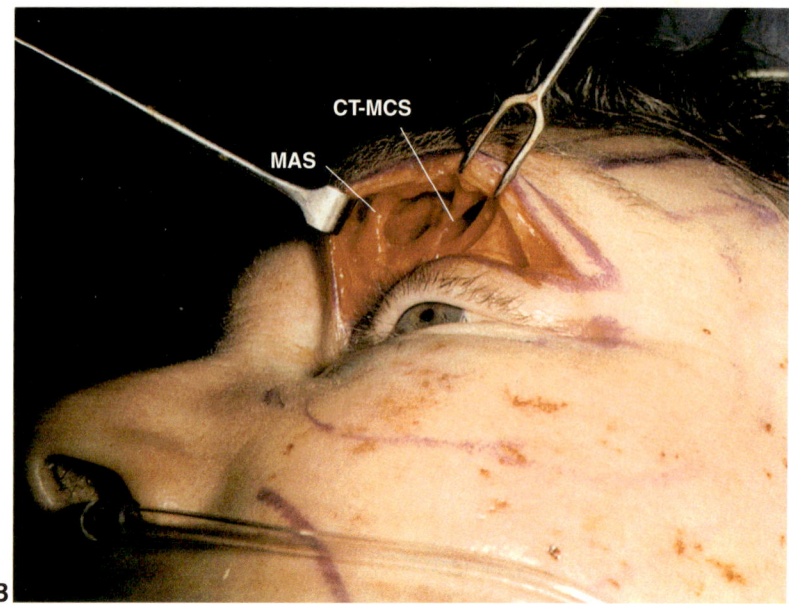

FIGURA 2.8 Relações dos músculos corrugador do supercílio e abaixador do supercílio. **A:** A partir da abordagem de uma incisão coronal clássica, a tesoura pode ser vista sob a "cabeça oblíqua" direita do músculo corrugador do supercílio (*CO-MCS*) e sob o músculo abaixador do supercílio direito (*MAS*), à medida que se inserem na extremidade medial do supercílio. **B:** Por uma incisão superior de blefaroplastia, a "cabeça transversa" do músculo corrugador do supercílio (*CT-MCS*) e o músculo abaixador do supercílio (*MAS*) podem ser visualizados. A origem do músculo abaixador do supercílio recobre a origem do músculo corrugador do supercílio na parte súpero-medial da margem orbital. O instrumento, à *esquerda*, retrai a "cabeça medial" da parte orbital do músculo orbicular do olho.

Capítulo 2 • MÚSCULOS DA FRONTE E DA FOSSA TEMPORAL

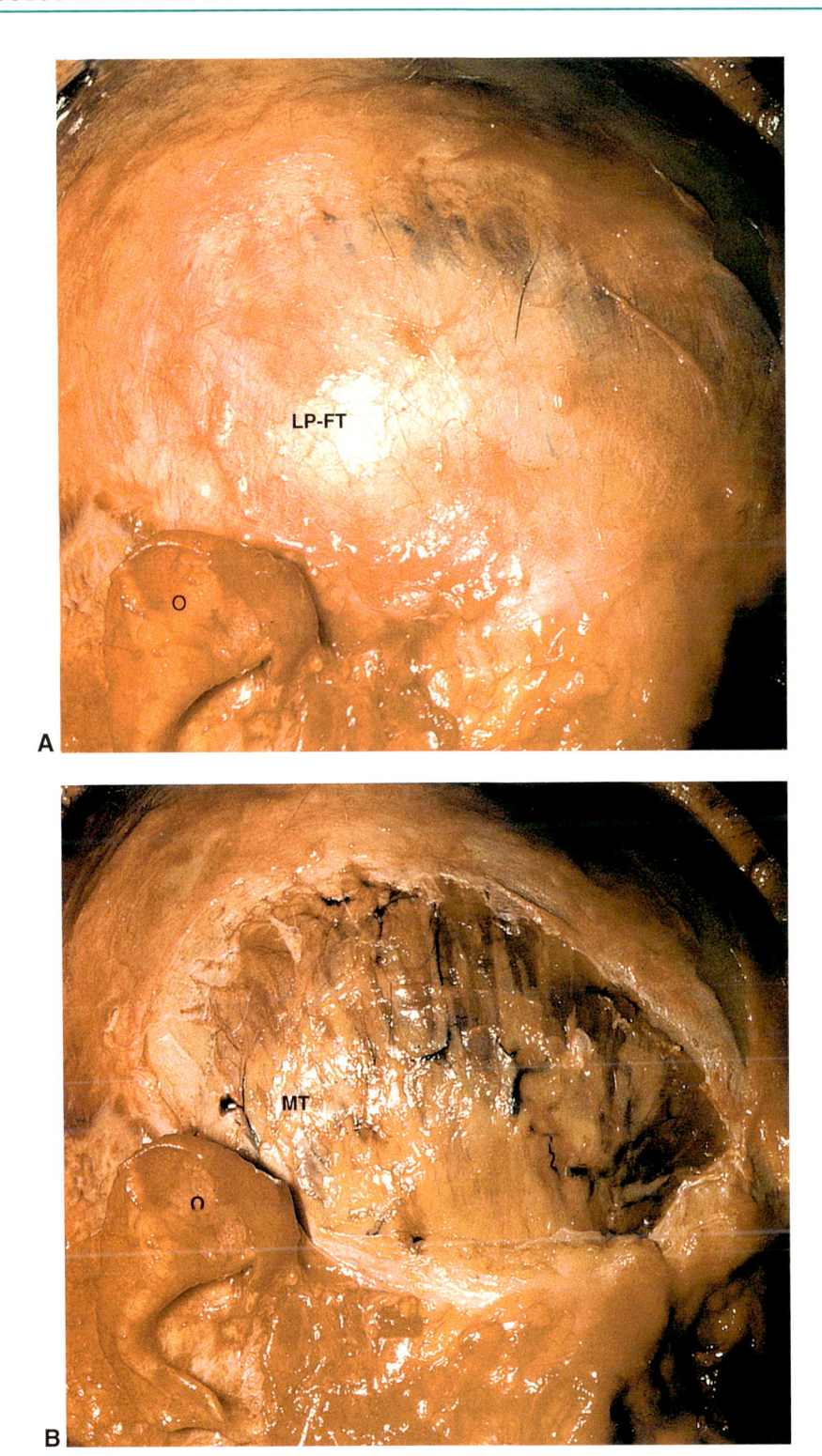

FIGURA 2.9 O músculo temporal. **A:** A lâmina profunda da fáscia temporal (*LP-FT*) é mostrada aqui recobrindo o músculo temporal. A cartilagem auricular direita ligada ao esqueleto (*O*) é identificada. **B:** A lâmina profunda da fáscia temporal foi removida, para expor o músculo temporal (*MT*) com seu rico suprimento sanguíneo. Este músculo tem sua origem a partir do temporal (veja Figura 1.2) e insere-se no processo coronóide da mandíbula.

■ BIBLIOGRAFIA

Knize DM. Transpalpebral approach to the corrugator supercilii and procerus muscles. *Plast Reconstr Surg* 1995;95:52.

Knize DM. An anatomically based study of the mechanism of eyebrow ptosis. *Plast Reconstr Surg* 1996;97:1321.

Knize DM. Muscles that act on glabellar skin: a closer look. *Plast Reconstr Surg* 2000;105:350.

3

NERVOS E VASOS DA FRONTE E DA FOSSA TEMPORAL

DAVID M. KNIZE

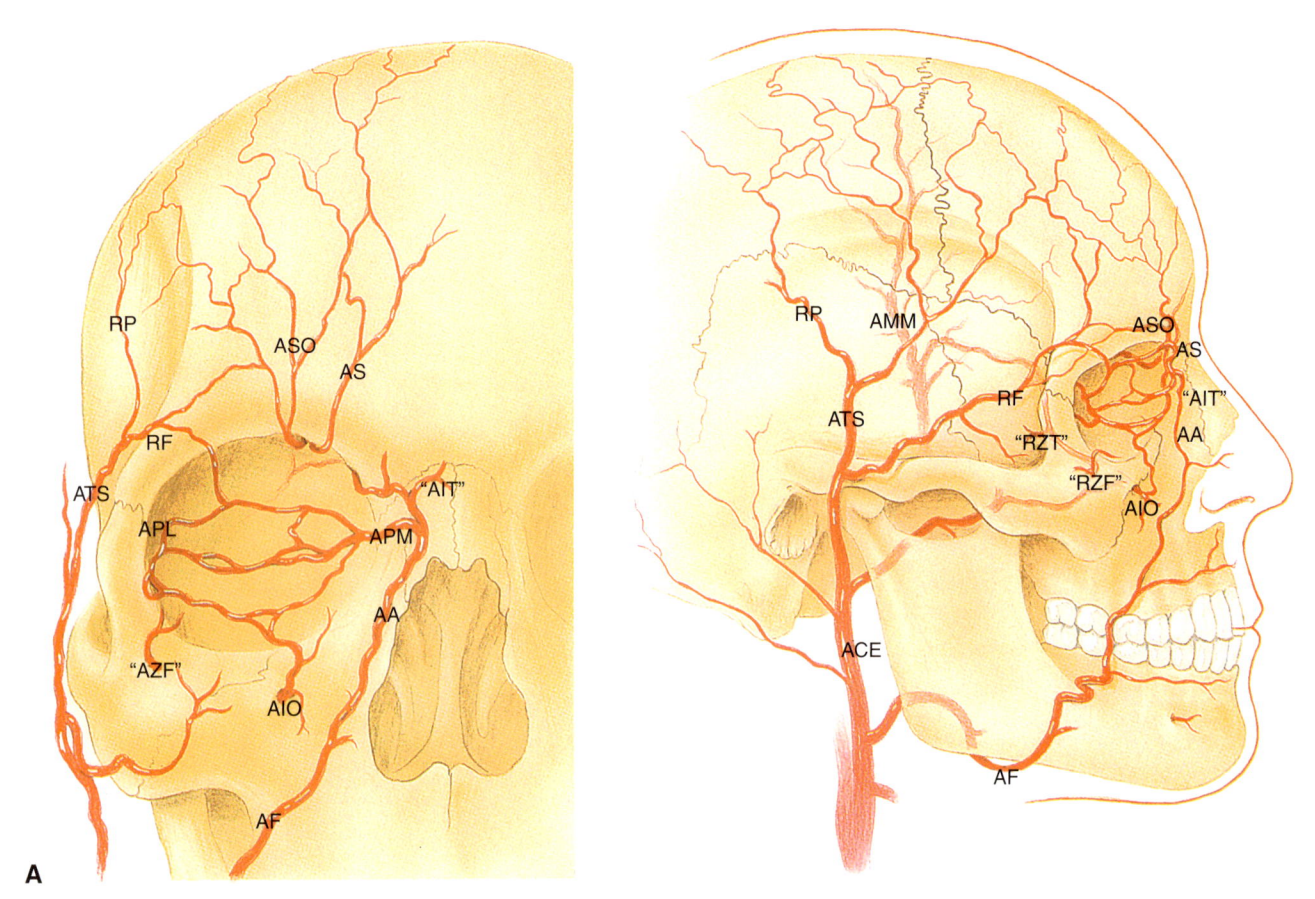

FIGURA 3.1 Relações dos vasos da fronte e da fossa temporal. **A:** *Esquerda e direita:* Artérias cirurgicamente relevantes para a fronte e a fossa temporal: *AA*, artéria angular; *ACE*, artéria carótida externa; *AF*, artéria facial; *RF*, ramo frontal da artéria temporal superficial; *AIO*, artéria infra-orbital; "*AIT*, artéria infratroclear"*; *APL*, artérias palpebrais laterais; *APM*, artérias palpebrais mediais; *AMM*, artéria meníngea média (imagem sombreada); *RP*, ramo parietal da artéria temporal superficial; *AS*, artéria supratroclear; *ASO*, artéria supra-orbital; *ATS*, artéria temporal superficial; "*RZF*, ramo zigomaticofacial"; "*RZT*, ramo zigomaticotemporal". **B:** *Esquerda e direita:* Principais veias da fronte e da fossa temporal. *VF*, veia facial; *VA*, veia angular; *RF*, raiz frontal da veia temporal superficial; *VPI*, veias palpebrais inferiores; "*VZTL*, veia zigomaticotemporal lateral"; "*VZTM*, veia zigomaticotemporal medial (veia sentinela)"; *VTM*, veia temporal média; *RP*, raiz parietal da veia temporal superficial; *VS*, veias supratrocleares; *VSO*, veia supra-orbital; *VTS*, veia temporal superficial; *VPS*, veias palpebrais superiores; *NF (VII)*, relação dos ramos temporais do nervo facial (VII) com as "veias zigomaticotemporais lateral e medial". **C:** *Esquerda:* Neste cadáver, o sistema venoso é demonstrado com injeção de látex azul. *Direita:* Após a remoção das veias do cadáver, mostrada na Figura 3.1C *esquerda*, o sistema arterial é visto mais claramente. As artérias foram injetadas com látex vermelho. Os ramos frontal (*RF*) e parietal (*RP*) da artéria temporal superficial são mostrados. As artérias supra-orbital (*ASO*) e supratrocleares (*AST*) podem ser identificadas. Os músculos auriculares anterior e superior estão claramente mostrados aqui (*seta*).

---

*N. do T.: Os termos que não constam da Terminologia Anatômica oficial estão colocados entre aspas.

Capítulo 3 ♦ NERVOS E VASOS DA FRONTE E DA FOSSA TEMPORAL

B

C

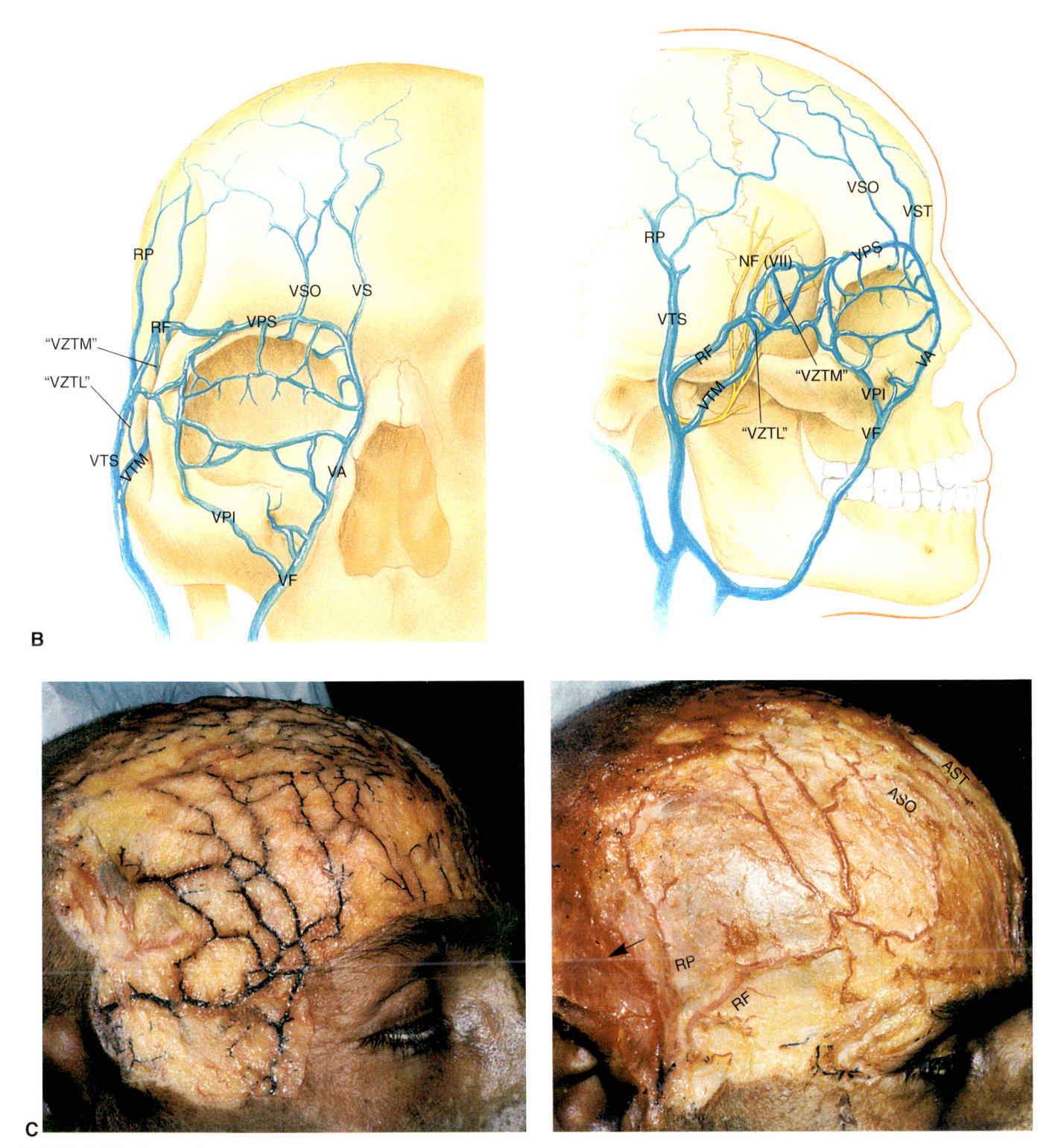

FIGURA 3.1 (*Continuação.*)

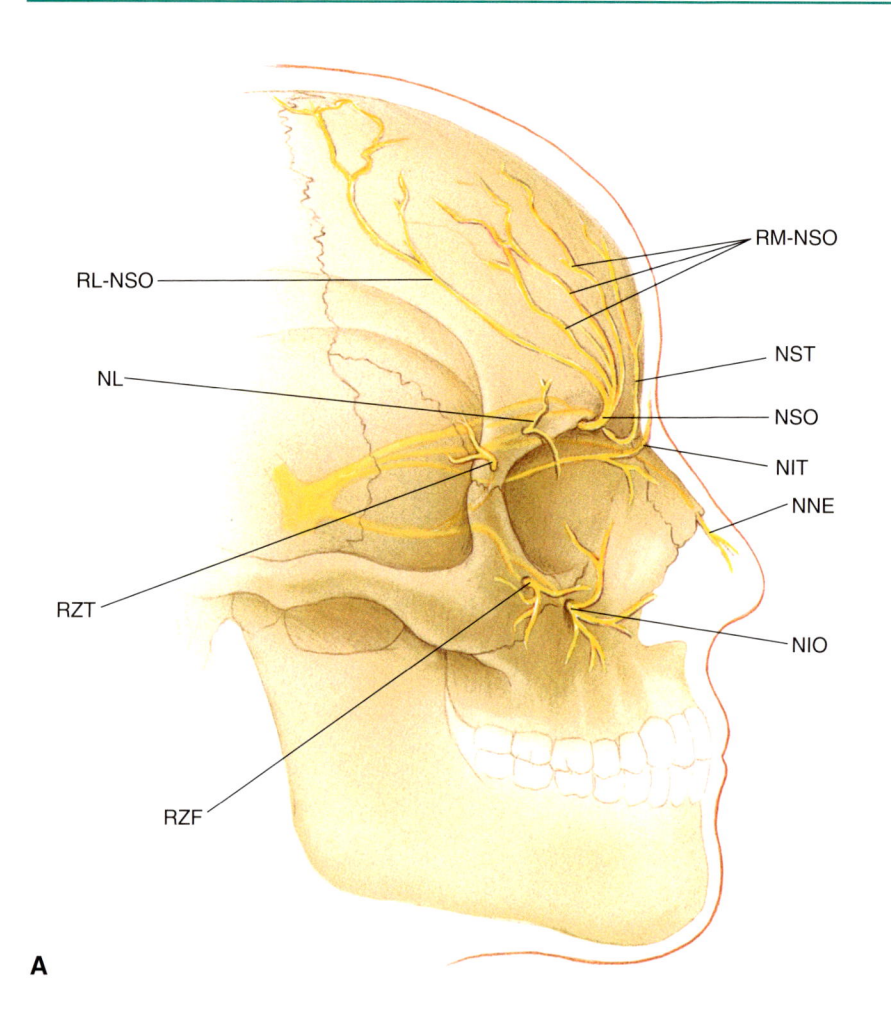

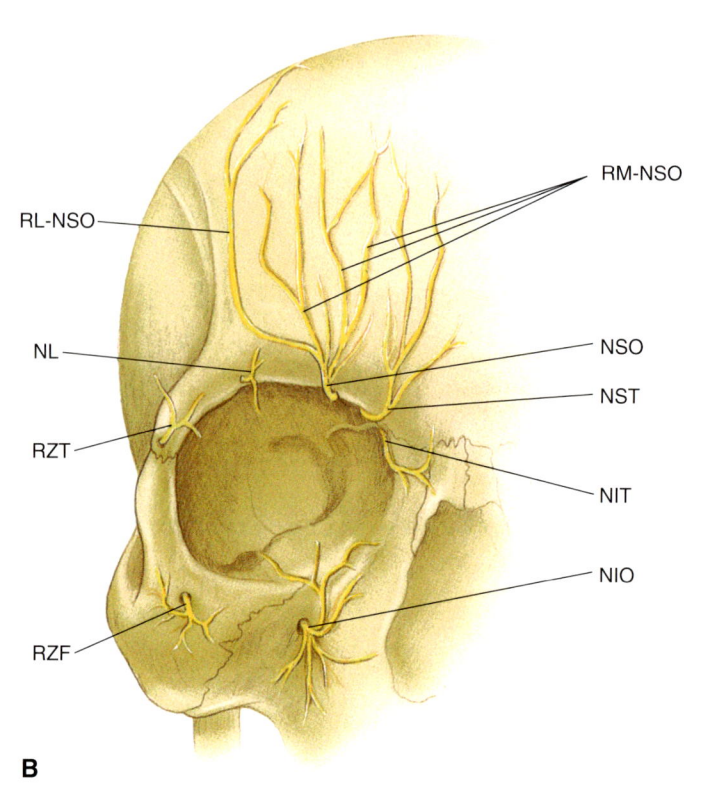

FIGURA 3.2 Nervos sensitivos da fronte e da fossa temporal. **A e B:** O suprimento nervoso sensitivo para a fronte é fornecido basicamente pelos nervos supra-orbital e supratroclear, ramos do nervo frontal, que é ramo do nervo oftálmico [V_1], um ramo do nervo trigêmeo [V]. O nervo supratroclear (*NST*) sai da órbita e perfura a face anterior da extremidade medial do músculo corrugador do supercílio, para fornecer sensibilidade à parte medial da fronte. O tronco do nervo supra-orbital (*NSO*) sai do osso pelo forame supra-orbital, na margem orbital, em 90% dos pacientes, mas pode sair de um forame no frontal, até 1,5 cm da margem orbital em direção à cabeça. O tronco do nervo supra-orbital dá origem a um ramo medial (*RM-NSO*) que perfura o ventre frontal do músculo occipitofrontal, correndo cranialmente sobre ele, e um ramo lateral (*RL-NSO*), que corre no periósteo sobre a parte inferior da fronte e dentro da aponeurose epicrânica na parte superior da fronte e do escalpo. Embora o ramo lateral do nervo supra-orbital, geralmente se ramifique a partir do tronco do nervo no forame supra-orbital, em 5% a 10% dos pacientes o ramo lateral forma-se no interior do frontal e sai de um forame mais lateral separado, no 1,5 cm inferior do frontal (veja Figuras 3.12 e 5.4). A distribuição sensitiva do nervo supra-orbital é discutida na Figura 3.3. O nervo infratroclear (*NIT*) é um ramo do nervo nasociliar, que é um ramo do nervo oftálmico [V_1], um ramo do nervo trigêmeo [V]. O nervo lacrimal (*NL*) e o ramo nasal externo ("dorsal do nariz") (*NNE*) também ramos do nervo oftálmico [V_1], um ramo do nervo trigêmeo [V]. Os ramos zigomaticofacial (*RZF*) e zigomaticotemporal (*RZT*), do nervo zigomático, são fornecidos pelo nervo maxilar [V_2], um ramo do nervo trigêmeo [V], e fornecem sensibilidade para a pele lateral da órbita. O nervo maxilar [V_2] também supre o nervo infra-orbital (*NIO*).

Capítulo 3 ◆ NERVOS E VASOS DA FRONTE E DA FOSSA TEMPORAL

Do nervo oftálmico [V$_1$], ramo do nervo trigêmeo [V]
- Nervo supra-orbital
- Nervo supratroclear
- Ramo palpebral do nervo lacrimal
- Nervo infratroclear
- Ramo nasal externo do nervo etmoidal anterior

Do nervo maxilar [V$_2$], um ramo do nervo trigêmeo [V]
- Nervo infra-orbital
- Nervo zigomaticofacial
- Nervo zigomaticotemporal

Do nervo mandibular [V$_3$], um ramo do nervo trigêmeo [V]
- Nervo mentoniano
- Nervo da bochecha
- Nervo auriculotemporal

Ramo auricular do nervo vago (NC X)

Ramos mediais dos ramos posteriores dos nervos espinais
- Nervo occipital maior (C2)
- Nervo occipital terceiro (C3)
- 4º, 5º, 6º, 7º e 8º nervos em sucessão abaixo

Ramos do plexo cervical
- Nervo occipital menor (C2,3)
- Nervo auricular magno (C2,3)
- Nervo cervical transverso (C2,3)
- Nervos supraclaviculares (C3, 4)

A

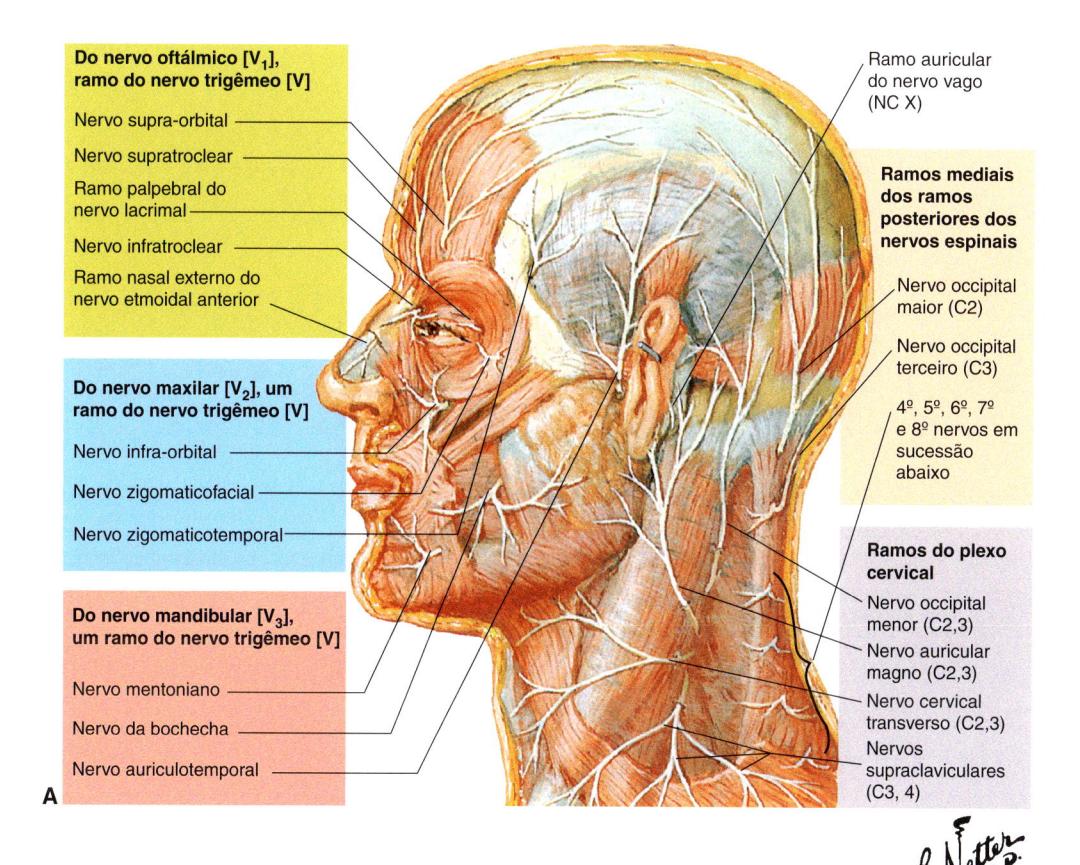

FIGURA 3.3 Áreas sensitivas do nervo supra-orbital. **A:** Conceito clássico. O conceito clássico do trajeto do nervo supra-orbital está ilustrado por este desenho, que mostra todos os ramos do nervo supra-orbital passando na superfície do ventre frontal do músculo occipitofrontal até o escalpo. Historicamente, acreditava-se que todos os ramos do nervo supra-orbital passavam na superfície do ventre frontal do músculo occipitofrontal e forneciam sensibilidade para a fronte e o escalpo. Este conceito, no entanto, está incorreto. (Modificado de Netter FH. *Atlas of human anatomy*. Summit, NJ: Ciba-Geigy, 1989: lâmina 18, com permissão.) (*Continua.*)

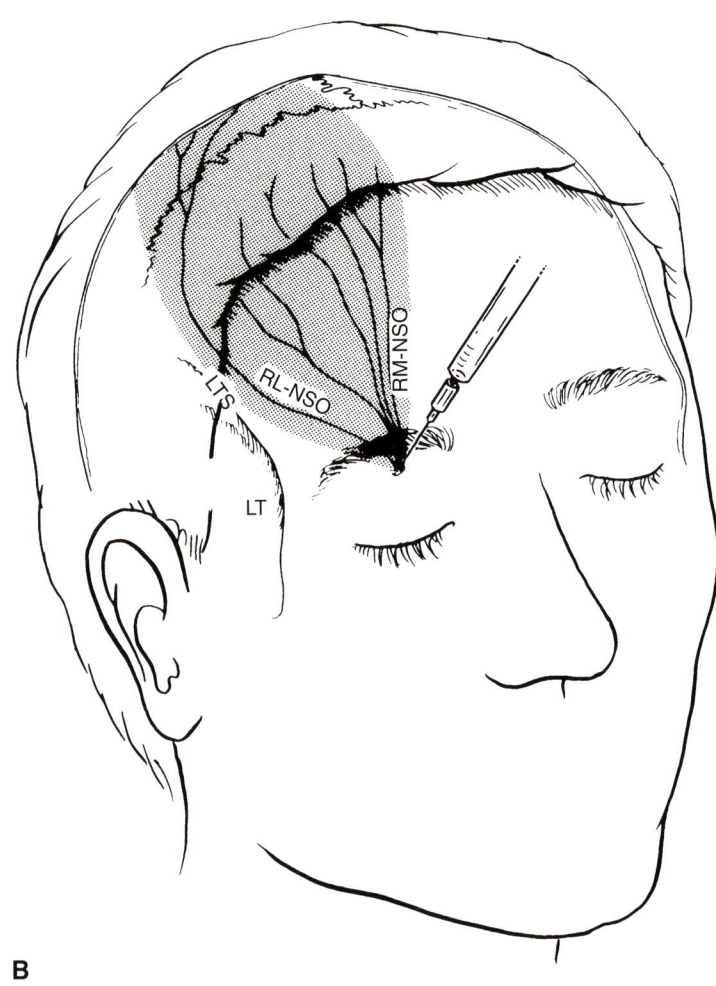

FIGURA 3.3 (*Continuação*) **B:** Estudo do bloqueio do nervo supra-orbital. Em um grupo de 10 pacientes, injetou-se 1 ml de lidocaína a 1% na incisura supra-orbital, na margem orbital. Esse bloqueio do tronco do nervo supra-orbital produziu perda sensitiva na área classicamente reconhecida de inervação do nervo supra-orbital, mostrada aqui, porque o bloqueio inclui tanto o ramo medial (*RM-NSO*) quanto o ramo lateral (*RL-NSO*) do nervo supra-orbital. O tronco do nervo divide-se para formar um ramo medial, que perfura o ventre frontal do músculo occipitofrontal para correr em sua superfície, e um ramo lateral, que passa abaixo do ventre frontal do músculo occipitofrontal para fornecer sensibilidade para a parte frontoparietal do escalpo. A parte do nervo supra-orbital encontrada na superfície do ventre frontal do músculo occipitofrontal fornece sensibilidade apenas para a pele da fronte e para a margem anterior do escalpo, como descrito na Figura 3.4. (Modificado com permissão de Knize DM. A study of supraorbital nerve. *Plast Reconstr Surg* 1995;96:564.)

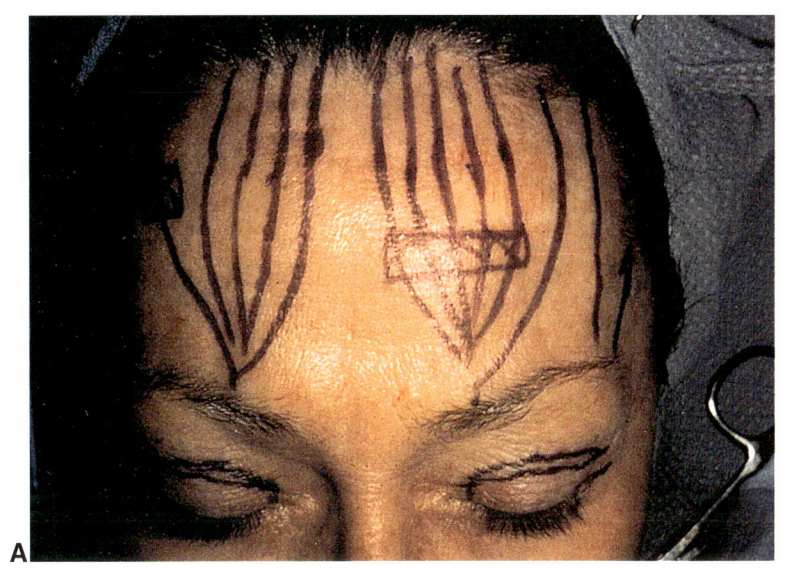

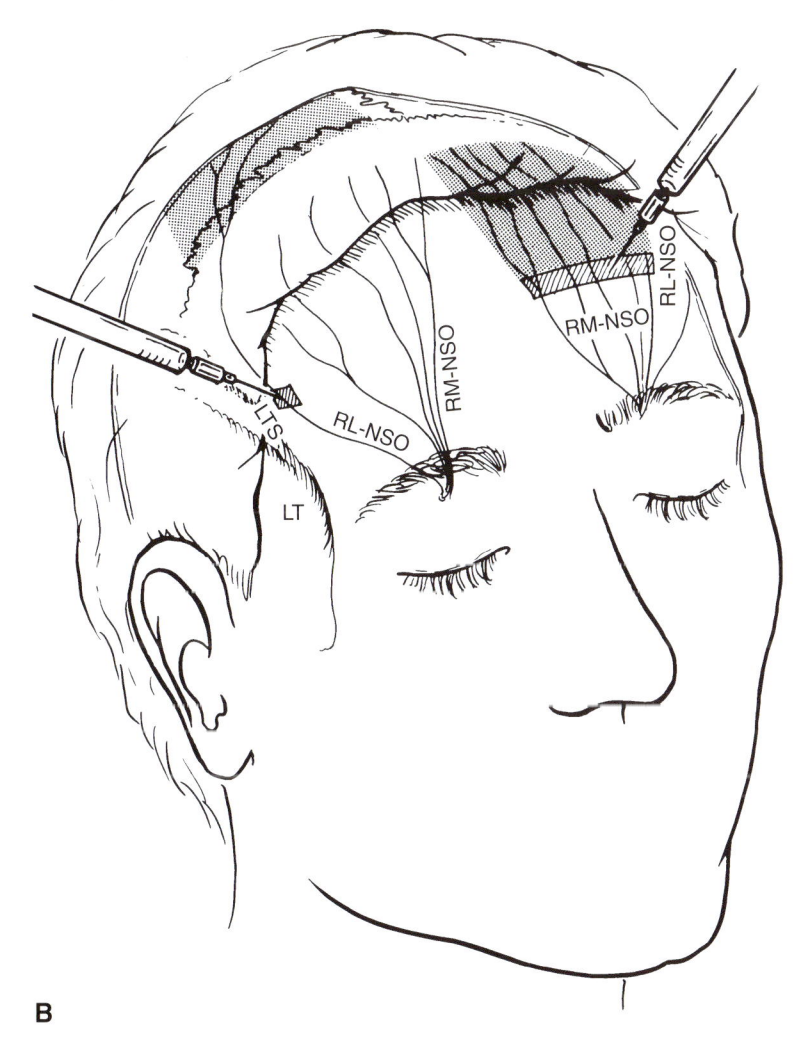

FIGURA 3.4 Bloqueio seletivo dos ramos do nervo supra-orbital. **A:** Marcações para bloqueios seletivos dos ramos medial e lateral do nervo supra-orbital, na fronte de um indivíduo de estudo. **B:** Em um grupo de 20 indivíduos de estudo, os ramos lateral (*RL-NSO*) e medial (*RM-NSO*) do nervo supra-orbital foram bloqueados seletivamente. No lado direito da fronte, injetou-se 0,5 ml de lidocaína com agulha, junto ao osso, em uma área entre 0,5 e 1,5 cm medial à linha de temporal superior (*LTS*), como mostrado, para bloquear o ramo lateral do nervo supra-orbital. No lado esquerdo da fronte, injetou-se cuidadosamente 1 ml de lidocaína, de forma subcutânea, 2,5 cm acima e paralelo ao supercílio, a partir de um ponto 2 cm mediais à linha temporal superior até quase a linha mediana da fronte. O bloqueio seletivo da divisão do ramo produziu a área de anestesia mostrada em 100% dos indivíduos. O bloqueio seletivo do ramo medial, como mostrado, produziu uma área de anestesia da pele da fronte e da margem anterior do escalpo em 90% dos indivíduos. Nos 10% restantes dos indivíduos, a área de anestesia, a partir desse bloqueio, estendeu-se até a parte frontoparietal do escalpo. Nesses indivíduos, a parte frontoparietal do escalpo recebeu um duplo suprimento sensitivo proveniente de ambos os ramos, medial e lateral. Para a maioria dos pacientes que se submeteram a um procedimento de frontoplastia, a preservação da sensibilidade da parte frontoparietal do escalpo requer proteçao do ramo lateral do nervo supra-orbital. Espera-se que qualquer incisão feita através da aponeurose epicrânica, em uma zona de aproximadamente 1,5 cm medial à linha temporal superior palpável (Figura 3.5), produza anestesia permanente da parte frontoparietal do escalpo, porque o ramo lateral do nervo supra-orbital é cortado. Assim, a sensibilidade na parte frontoparietal do escalpo não pode ser preservada com uma frontoplastia de incisão coronal clássica, enquanto técnicas de frontoplastia endoscópica ou com incisão limitada podem evitar lesão ao ramo lateral do nervo supra-orbital. Naturalmente, uma frontoplastia no nível subcutâneo, usando uma incisão coronal, não produz perda sensitiva para o escalpo porque o plano de dissecação é superficial a todos os nervos sensitivos. A linha temporal (*LT*) está identificada. (Modificado com permissão de Knize DM. A study of the supraorbital nerve. *Plast Reconstr Surg* 1995;96:564.)

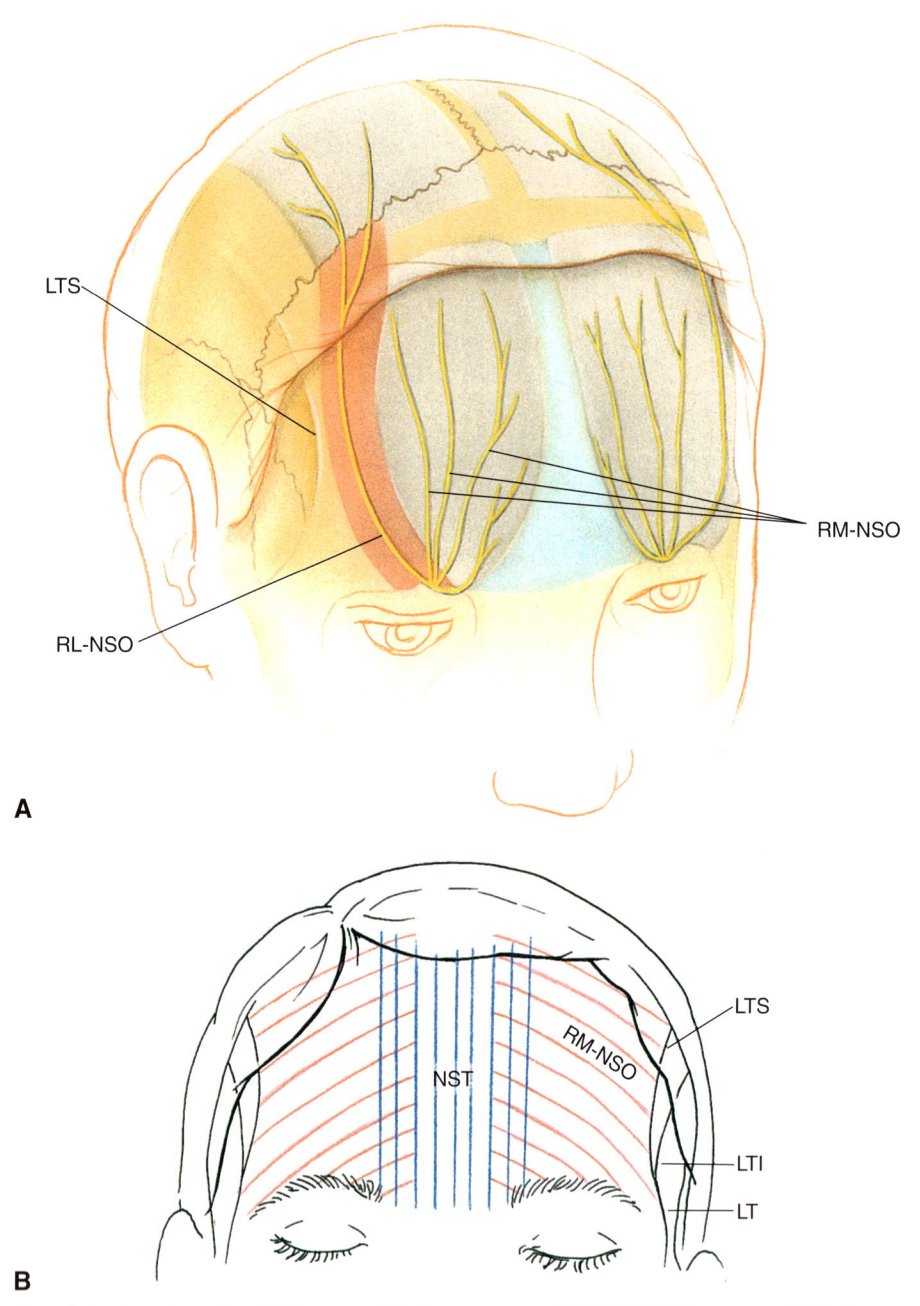

FIGURA 3.5 Áreas sensitivas da fronte e do escalpo. **A:** O ramo medial do nervo supra-orbital (*RM-NSO*) fornece sensibilidade para a fronte e parte anterior do escalpo. O ramo lateral do nervo supra-orbital (*RL-NSO*) fornece sensibilidade para a parte frontoparietal do escalpo. O ramo lateral do nervo supra-orbital não possui área sensitiva cutânea na fronte porque passa pelo periósteo ou no interior do plano profundo da aponeurose epicrânica, imediatamente medial à linha temporal superior (*LTS*) para alcançar o escalpo. A área vermelha marca a zona de "perigo" para lesão ao ramo lateral do nervo supra-orbital. Dentro dessa zona, o ramo lateral pode ser cortado em conseqüência de qualquer incisão cirúrgica ou de uma dissecação que penetre no plano profundo da aponeurose epicrânica (veja Capítulo 4). **B:** A relação das áreas sensitivas dos nervos supra-orbital e supratroclear. A área sensitiva do nervo supratroclear (*NST*) sobrepõe-se ao ramo medial do nervo supra-orbital (*RM-NSO*) na fronte. Cada nervo é capaz, em maior ou menor grau, de compensar a perda sensitiva de outro nervo, decorrente de lesão. A linha temporal inferior (*LTI*) e a linha temporal (*LT*) estão identificadas.

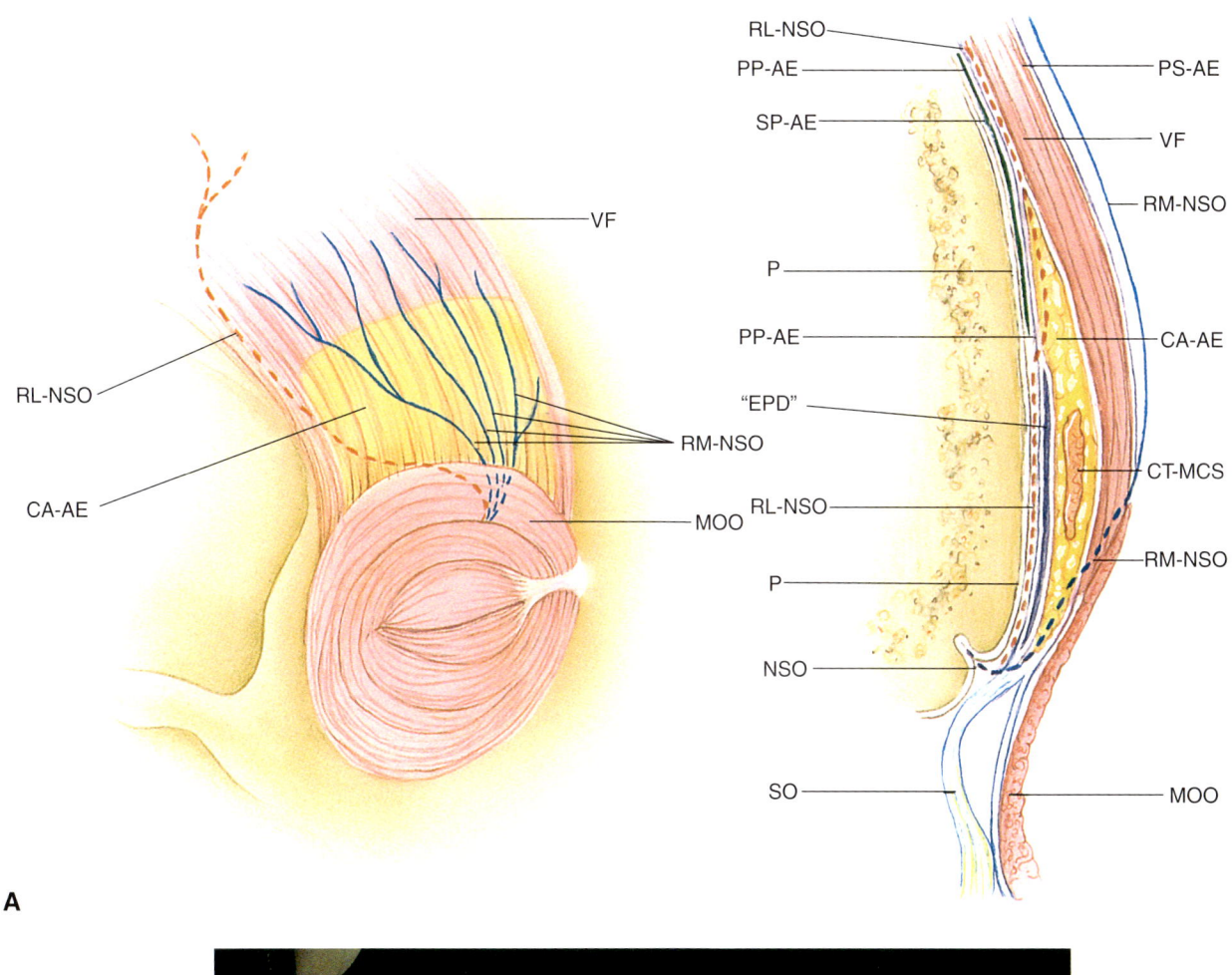

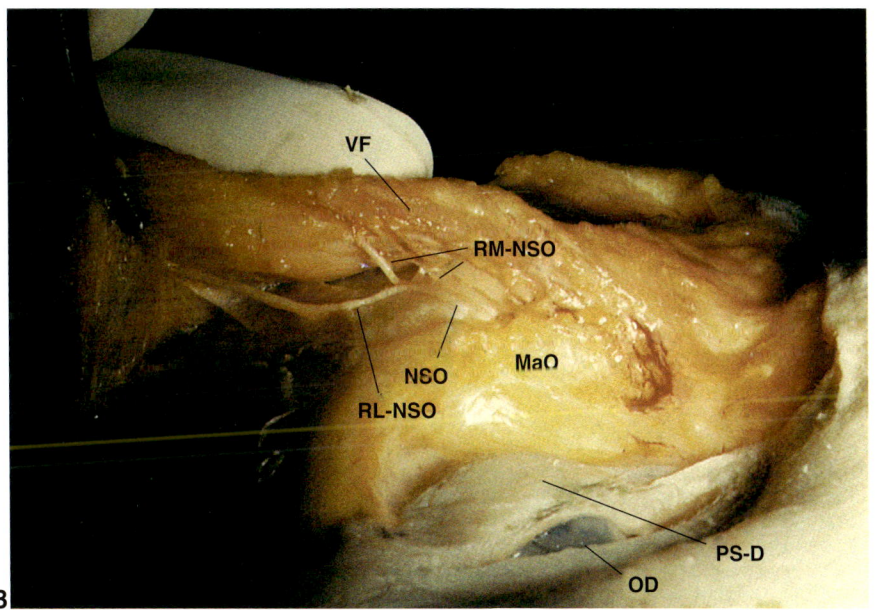

FIGURA 3.6 Relações dos ramos do nervo supra-orbital com os tecidos moles da fronte. **A:** *esquerda e direita:* O ramo medial do nervo supra-orbital (*RM-NSO*) normalmente se separa do tronco do nervo (*NSO*), na margem orbital, perfurando o ventre frontal do músculo occipitofrontal (*VF*) e passando sobre a superfície deste músculo, para fornecer sensibilidade para a fronte e a parte anterior do escalpo (veja Figura 3.5). O ramo lateral do nervo supra-orbital (*RL-NSO*) separa-se do tronco do nervo para correr sobre o periósteo (*P*) e abaixo do assoalho do "espaço do plano de deslizamento" (*EPD*) (veja Figuras 2.4C e 4.3C), a camada mais profunda do plano profundo da aponeurose epicrânica (veja Capítulo 4). Cranialmente ao "espaço do plano de deslizamento", o ramo lateral do nervo supra-orbital perfura o plano profundo da aponeurose epicrânica (*PP-AE*), para entrar no coxim adiposo da aponeurose epicrânica (*CA-AE*), e correr sobre seu assoalho, uma lâmina intermediária do plano profundo da aponeurose epicrânica. Cranial ao coxim adiposo da aponeurose epicrânica, o ramo lateral passa entre as camadas mais profundas do plano profundo da aponeurose epicrânica, fornecendo, finalmente, sensibilidade para a parte frontoparietal do escalpo (veja Figura 3.5). O músculo orbicular do olho (*MOO*), o septo orbital (*SO*), a "cabeça transversa" do músculo corrugador do supercílio (*CT-MCS*), o plano superficial da aponeurose epicrânica (*PS-AE*) e o subplano da aponeurose epicrânica (*SP-AE*) (veja Capítulo 4) estão identificados. **B:** O tronco do nervo supra-orbital (*NSO*) é mostrado aqui, dividindo-se em ramos medial (*RM-NSO*) e lateral (*RL-NSO*), imediatamente após deixar seu forame, na margem orbital (*MaO*). Nesse nível, o ramo lateral passa superior e lateralmente entre o periósteo e a aponeurose epicrânica. O ramo medial é mostrado perfurando o ventre frontal do músculo occipitofrontal (*VF*), para passar sobre a superfície do músculo. A pálpebra superior direita (*PS-D*) e o olho direito (*OD*) estão identificados.

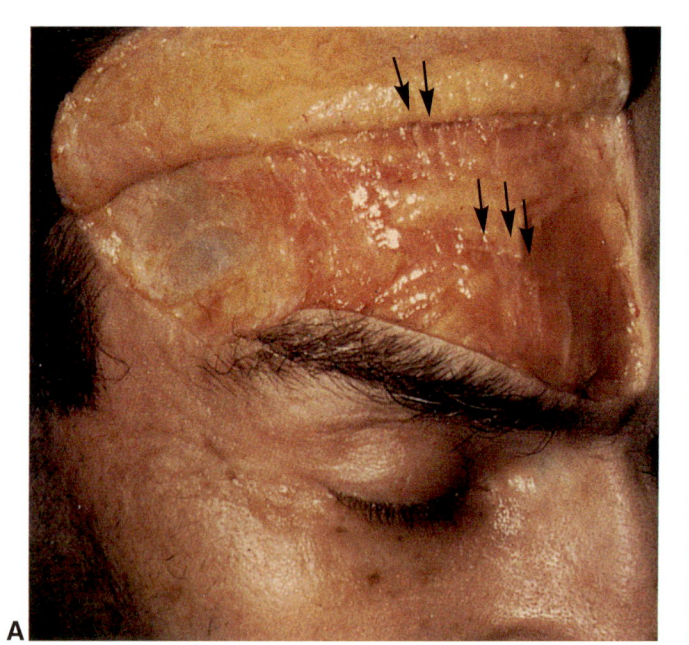

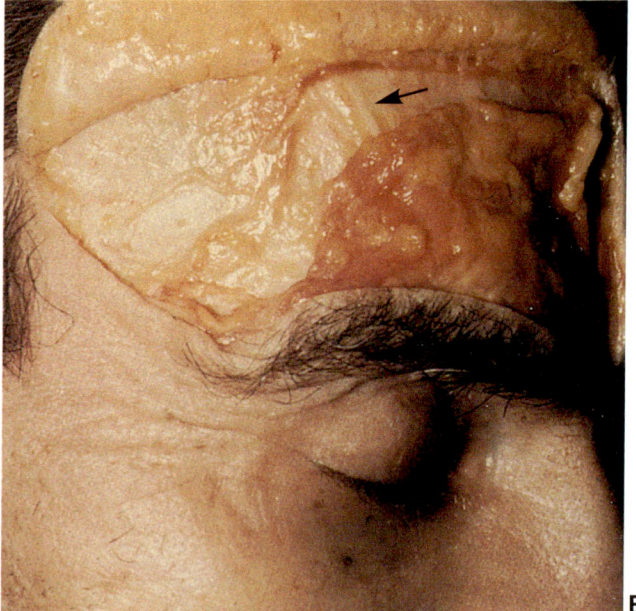

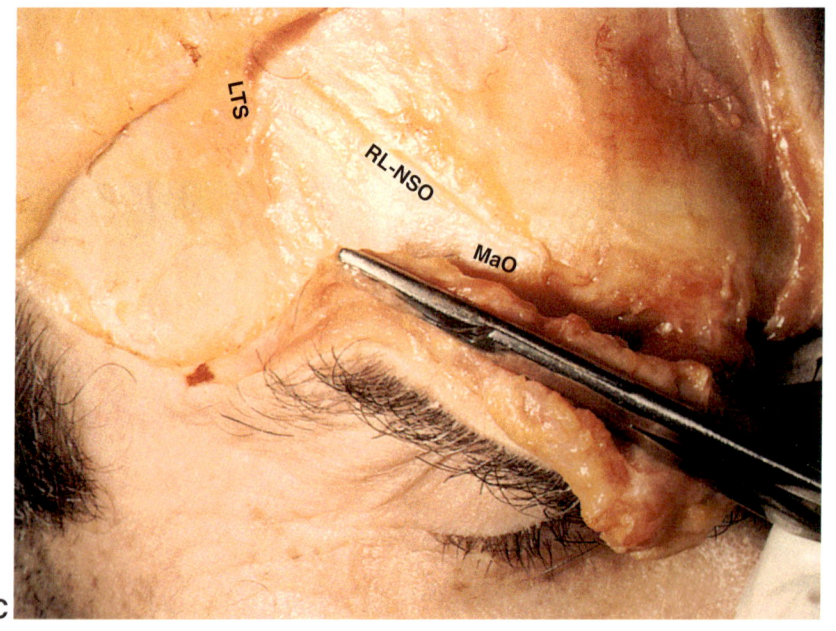

FIGURA 3.7 Os ramos do nervo supra-orbital. **A:** O ventre frontal direito do músculo occipitofrontal está exposto para mostrar os ramos (*setas*) do ramo medial do nervo supra-orbital que passa sobre o músculo. **B:** O ventre frontal direito do músculo occipitofrontal e o plano subjacente da aponeurose epicrânica foram seccionados para expor o ramo lateral do nervo supra-orbital (*seta*), que passa, nesse nível, sobre o periósteo. **C:** O instrumento está retraindo o músculo orbicular do olho e a parte inferior do ventre frontal do músculo occipitofrontal, em direção à órbita direita, para mostrar o ramo lateral do nervo supra-orbital (*RL-NSO*), que deixa o osso na margem orbital (*MaO*), seguindo um trajeto súpero-lateral, imediatamente medial e paralelo à linha temporal superior (*LTS*). Estendendo-se sobre a metade inferior da fronte, o trajeto do ramo lateral do nervo supra-orbital está entre o periósteo e a aponeurose epicrânica. Na parte superior da fronte, entra no plano profundo da aponeurose epicrânica e segue com a aponeurose até a parte frontoparietal do escalpo (Figuras 3.6 e 3.8).

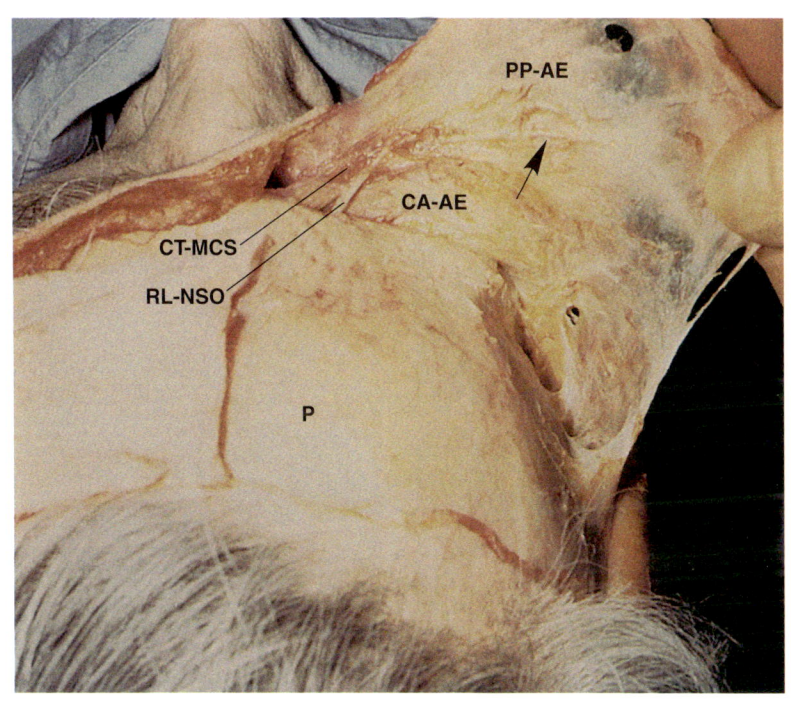

Capítulo 3 • NERVOS E VASOS DA FRONTE E DA FOSSA TEMPORAL

FIGURA 3.8 Ramo lateral do nervo supra-orbital. Neste espécime, o plano profundo da aponeurose epicrânica (*PP-AE*) foi levantado do periósteo (*P*) sobre a parte direita da fronte. O ramo lateral do nervo supra-orbital (*RL-NSO*) pode ser visto deixando a margem orbital, passando sob a "cabeça transversa" do músculo corrugador do supercílio (*CT-MCS*). O nervo exposto foi separado do periósteo, levantado aqui com a aponeurose epicrânica. Cranialmente à parte inferior da fronte, o ramo lateral do nervo supra-orbital pode ser visto, perfurando o escalpo na parte interna do plano profundo da aponeurose epicrânica (*PP-AE*), e entrando no espaço do coxim adiposo da aponeurose epicrânica (*CA-AE*), para continuar seu trajeto em direção ao escalpo, no interior das lâminas do plano profundo da aponeurose epicrânica. Um pequeno segmento do plano profundo da aponeurose epicrânica foi removido (*seta*), para expor o nervo no interior da aponeurose. Após o nervo atingir aproximadamente o nível da sutura coronal do crânio, o ramo lateral do nervo supra-orbital passa pela aponeurose, em direção ao escalpo, para fornecer sensibilidade para a pele da região frontoparietal (veja Figuras 3.5 e 3.9). Se o retalho levantado, mostrado aqui, fosse recolocado sobre o periósteo, o trajeto do ramo lateral do nervo supra-orbital cairia imediatamente medial à linha temporal superior, como mostrado na Figura 3.5.

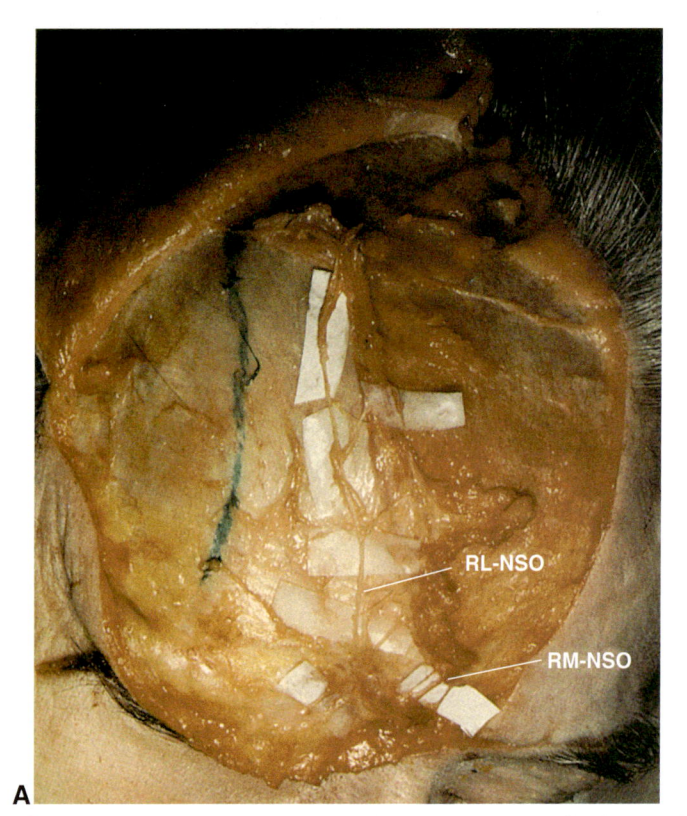

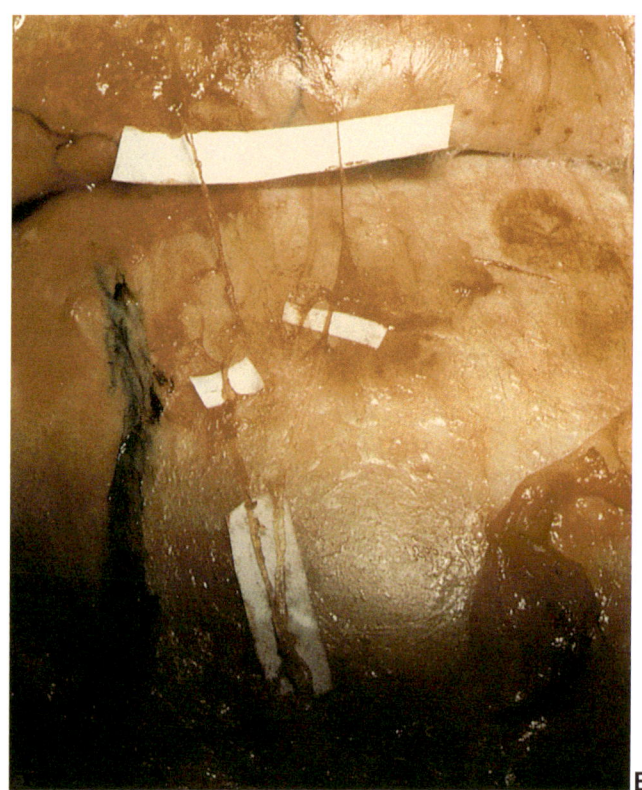

FIGURA 3.9 Ramo lateral do nervo supra-orbital. **A:** Os ramos mediais (*RM-NSO*) são vistos neste espécime, passando sobre uma *tirinha branca de fundo*, para perfurar o ventre frontal do músculo occipitofrontal. (O supercílio esquerdo é visto no canto inferior direito da fotografia). O ramo lateral do supra-orbital (*RL-NSO*) foi separado do periósteo e da aponeurose neste espécime, e também foi colocado sobre *faixas brancas de fundo*. O nervo dissecado foi reposicionado sobre o periósteo do frontal, mais medial à linha de fusão temporal superior do crânio (*linha verde*) do que o trajeto verdadeiro deste nervo, que está distante aproximadamente 0,5 e 1,5 cm mediais à linha temporal superior. **B:** Os ramos terminais do ramo lateral do nervo supra-orbital vistos aqui podem ser orientados em direção à *marca verde* à *esquerda*, que marca o nível da linha temporal superior do crânio. Os finos ramos terminais que passam sobre as *tirinhas brancas de fundo* estão entrando na superfície profunda da parte frontoparietal do escalpo.

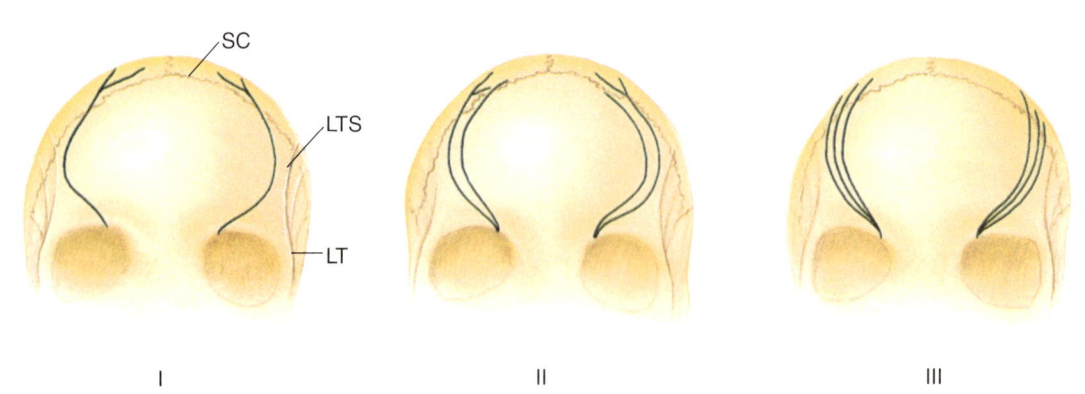

FIGURA 3.10 A: Padrões de ramificação do ramo lateral do nervo supra-orbital. Na ilustração anterior, o ramo lateral do nervo supra-orbital foi mostrado como um ramo único para maior clareza da demonstração. No entanto, este único padrão de ramificação do ramo lateral do nervo supra-orbital não é a apresentação mais comum do ramo lateral. Em um estudo clínico de 250 indivíduos, foram encontradas as seguintes variações de ramificação. Um ramo único, tipo I, estava presente em 34% dos indivíduos. Uma ramificação dupla, tipo II, presente em 60% e uma ramificação múltipla, tipo III, em 6%. Independente do número de ramos formados, o ramo lateral do nervo supra-orbital sempre seguiu entre aproximadamente 0,5 e 1,5 cm mediais à linha temporal superior (*LTS*), uma continuação da linha temporal (*LT*), profundamente ou no interior da aponeurose epicrânica. Perto da linha da sutura coronal do crânio (*SC*), essa zona de passagem para o ramo lateral do nervo supra-orbital move-se mais medialmente (Figura 3.5) à medida que o ramo lateral se curva medialmente para entrar na parte frontoparietal do escalpo.

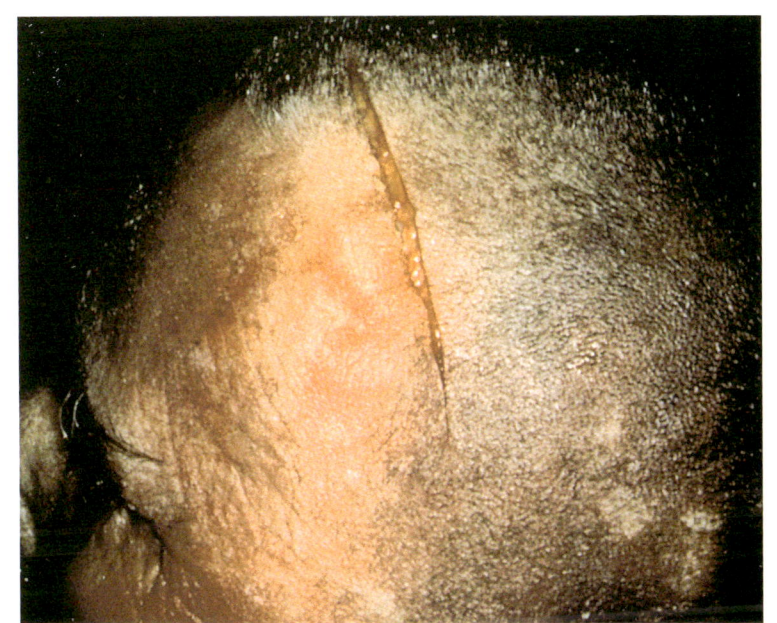

FIGURA 3.10 (Continuação) **B:** *Acima e abaixo:* Padrão de ramificação do tipo II do ramo lateral do nervo supra-orbital. *Acima:* A metade esquerda de uma incisão coronal foi realizada na parte anterior do escalpo deste cadáver fresco. *Abaixo:* Exemplo de uma apresentação do tipo II do ramo lateral do nervo supra-orbital, com dois ramos seguindo pelo plano profundo da aponeurose epicrânica neste nível. Estas fotografias também demonstram como uma incisão coronal, realizada inferiormente através da aponeurose epicrânica, sempre cortará o ramo lateral do nervo supra-orbital. **C:** Padrão de ramificação tipo III do ramo lateral do nervo supra-orbital. Exemplo de uma apresentação do ramo lateral do nervo supra-orbital, com múltiplos ramos, vistos aqui a partir de uma incisão coronal correndo no interior do plano profundo da aponeurose epicrânica (*PP-AE*), que foi levantado do periósteo (*P*). A tesoura está atrás dos ramos laterais, que foram removidos da aponeurose. A linha temporal superior (*LTS*) e a lâmina profunda da fáscia temporal (*LP-FT*) são identificadas.

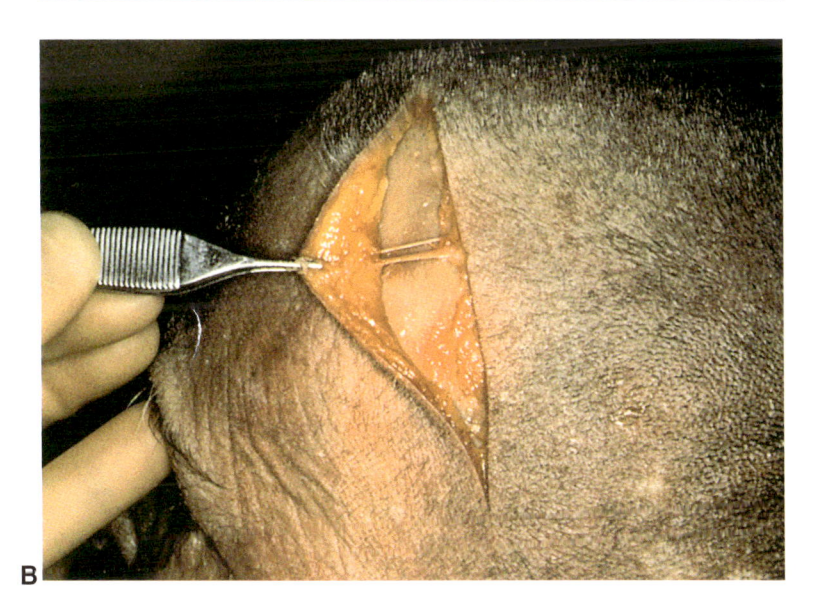

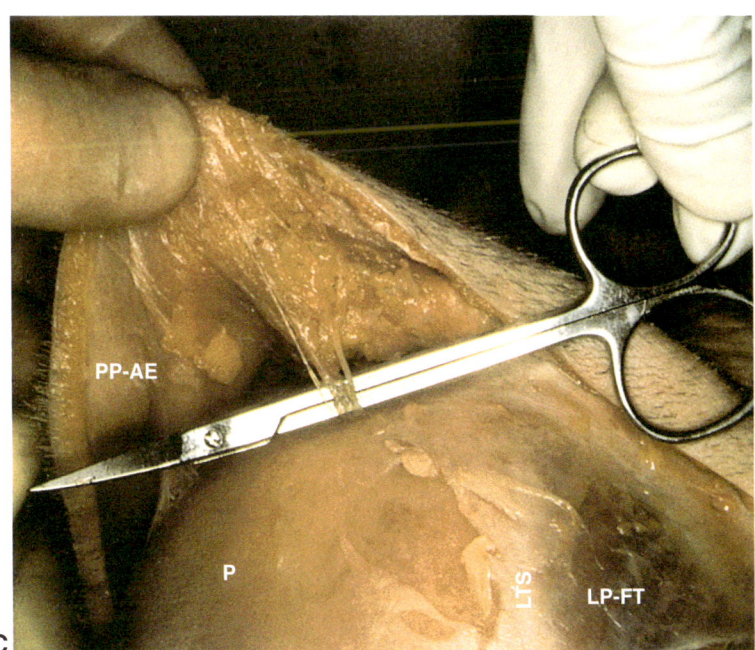

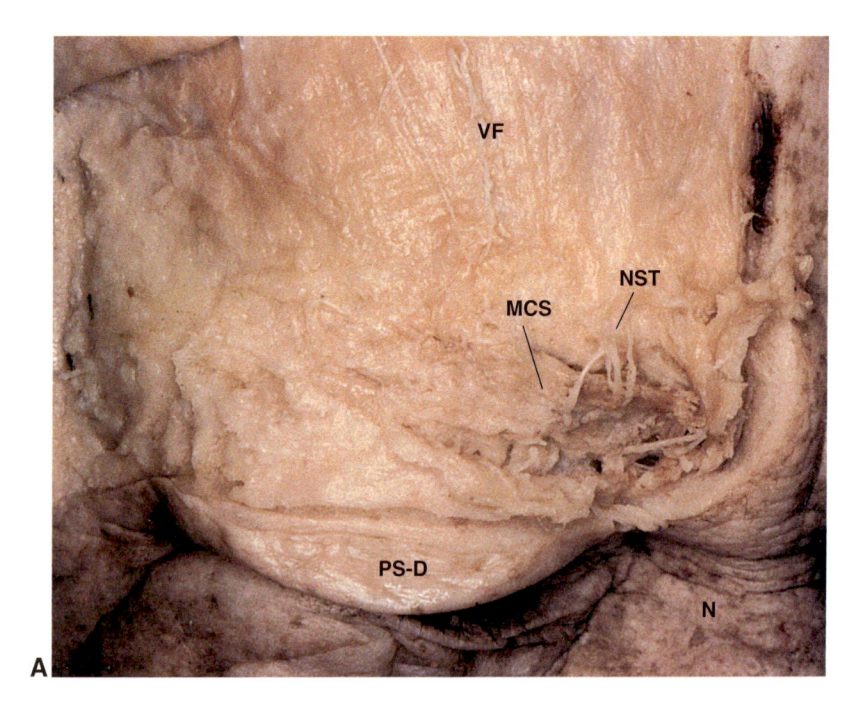

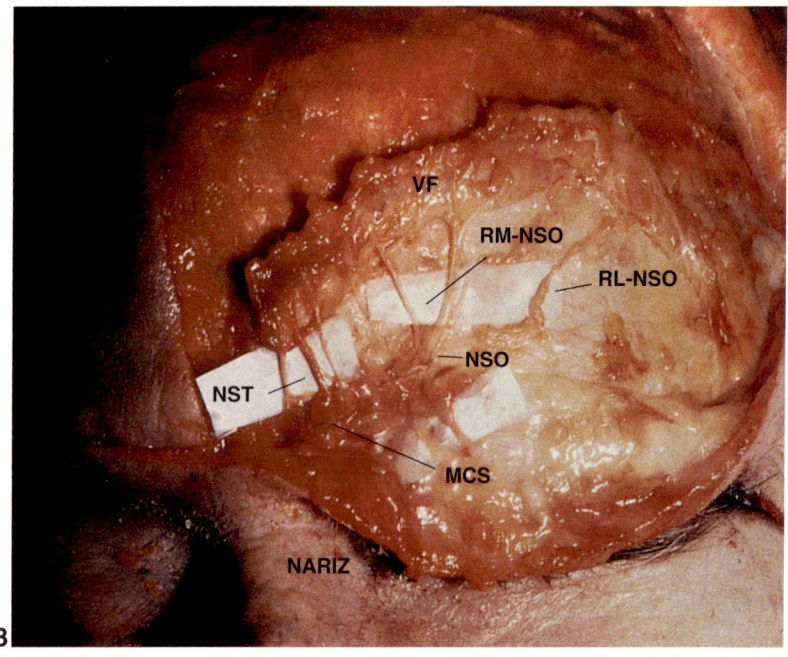

FIGURA 3.11 Relações dos nervos supratroclear e supra-orbital com os músculos corrugador do supercílio e o ventre frontal do occipitofrontal. **A:** Os ramos do nervo supratroclear (*NST*) podem ser vistos passando pela extremidade medial do músculo corrugador do supercílio direito (*MCS*) deste cadáver embalsamado, para seguirem sobre o ventre frontal do músculo occipitofrontal (*VF*). Normalmente estão presentes 3 a 8 ramos. O nariz (*N*) e a pálpebra superior direita (*PS-D*) estão indicados para orientação. **B:** Neste cadáver fresco mostrando a área orbital esquerda, os ramos do nervo supratroclear (*NST*) correndo sobre a *tirinha branca de fundo*, à *esquerda*, podem ser vistos passando através da extremidade medial do músculo corrugador do supercílio esquerdo (*MCS*), para perfurar a face inferior do ventre frontal esquerdo do músculo occipitofrontal (*VF*) levantado. O tronco do nervo supra-orbital (*NSO*) pode ser visto deixando o osso, na margem supra-orbital, para se dividir em ramos medial (*RM-NSO*) e lateral (*RL-NSO*), que correm sobre a *tirinha branca de fundo*, à *direita*. Os ramos mediais são vistos perfurando a face inferior do ventre frontal do músculo occipitofrontal. O ramo lateral do nervo supra-orbital, nesse nível, corre sob o ventre frontal do músculo occipitofrontal e sobre o periósteo. A *tirinha branca de fundo* colocada *abaixo*, ajuda a visualizar o pequeno ramo do nervo supra-orbital, que sempre fornece sensibilidade para a metade média da pálpebra superior. O nariz (*N*) está indicado para orientação.

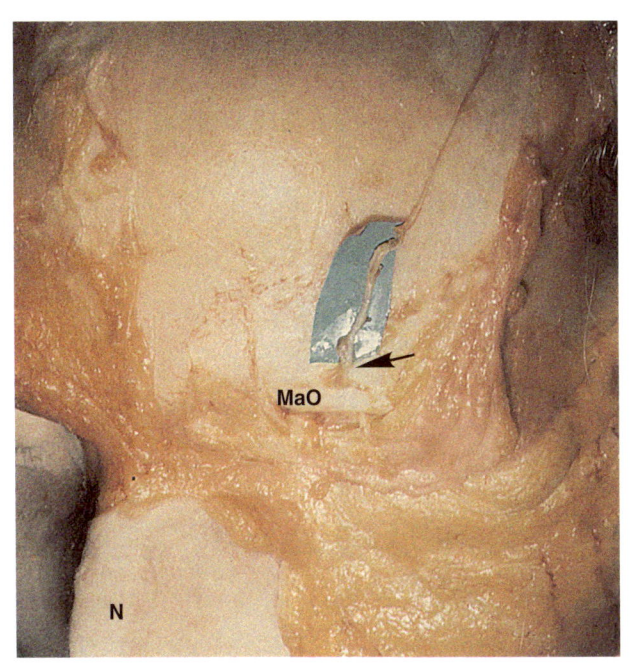

FIGURA 3.12 O forame do nervo supra-orbital. Este espécime fornece um exemplo de como o ramo lateral do nervo supra-orbital (passando sobre a *tirinha azul esverdeada de fundo*) pode sair do frontal por um forame (*seta*), cranialmente à margem orbital (*MaO*), em vez de sair pela incisura supra-orbital na margem (veja Figura 5.4) Uma saída óssea desse tipo foi encontrada em aproximadamente 10% dos indivíduos. O nariz (*N*) está indicado para orientação.

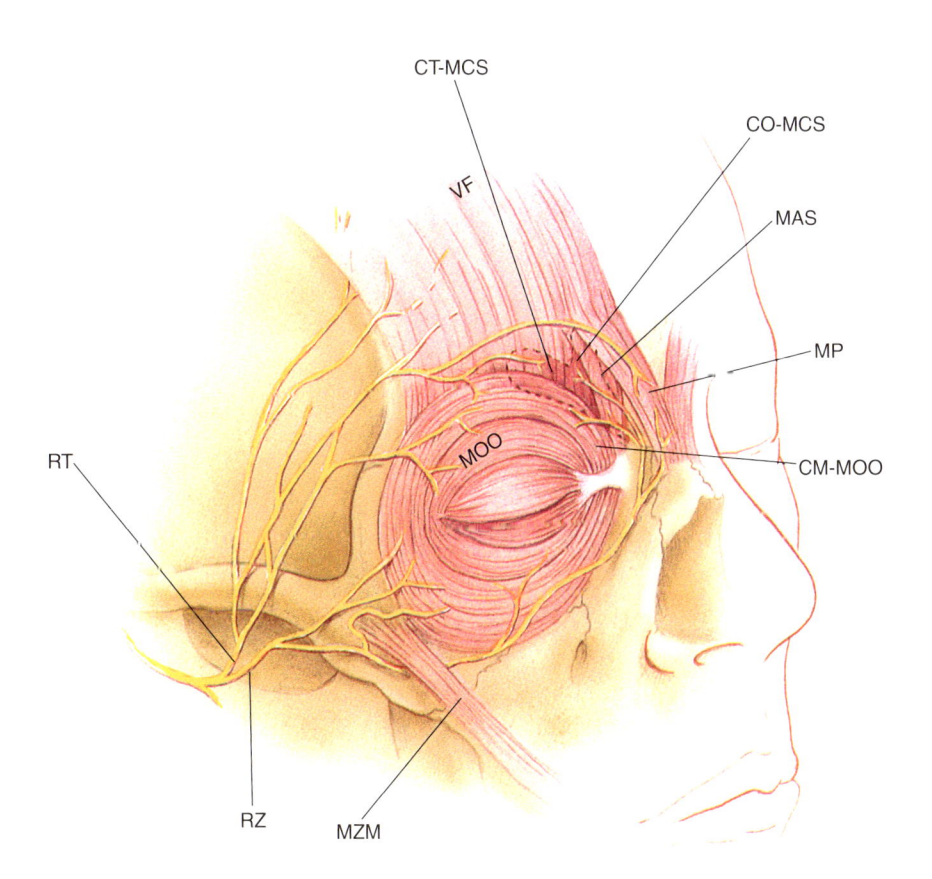

FIGURA 3.13 Nervos motores da fronte e da fossa temporal. O ramo temporal (*RT*) do nervo facial pode ser visto inervando o ventre frontal do músculo occipitofrontal (*VF*), a parte superior do músculo orbicular do olho (*MOO*), a "cabeça transversa" do músculo corrugador do supercílio (*CT-MCS*) e o músculo prócero (*MP*). O ramo zigomático (*RZ*) do nervo facial passa sob o músculo zigomático maior (*MZM*), para suprir a parte inferior do músculo orbicular do olho e a parte inferior do músculo prócero. Além de suprir o músculo prócero, um abaixador da parte medial do supercílio, a evidência mostra que o ramo zigomático também supre os três outros músculos abaixadores da parte medial do supercílio (veja Figura 2.7) Estes músculos são o abaixador do supercílio (*MAS*), a "cabeça oblíqua" do músculo corrugador do supercílio (*CO-MCS*) e a "cabeça medial" do músculo orbicular do olho (*CM-MOO*). A evidência indireta de que o ramo zigomático supre estes músculos é mostrada na Figura 3.15.

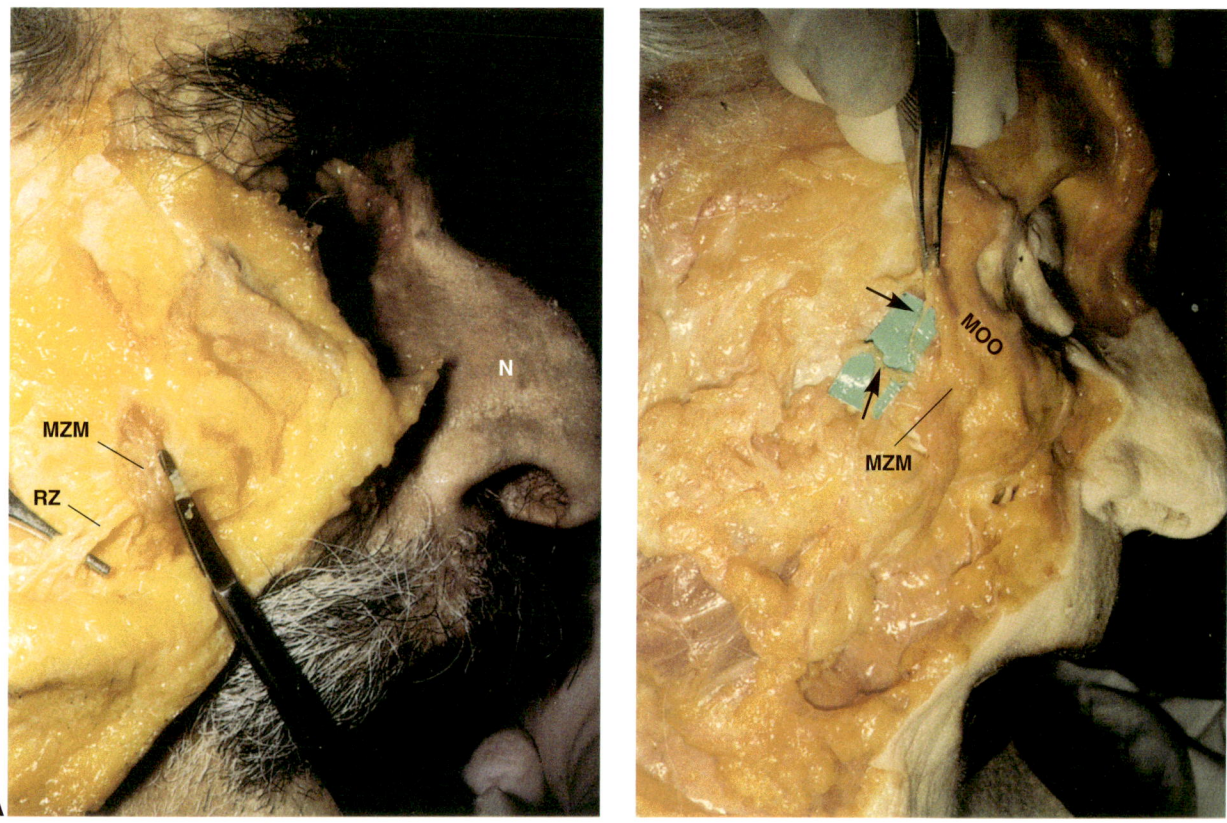

FIGURA 3.14 O ramo zigomático do nervo facial. **A:** O ramo zigomático (*RZ*) sempre corre sob a origem do músculo zigomático maior (*MZM*), como mostrado neste espécime. O nariz (*N*) está indicado. **B:** O ramo zigomático do nervo facial é mostrado (*seta inferior*) passando ao longo de seu trajeto habitual, sob a origem do músculo zigomático maior (*MZM*), para suprir a parte medial do músculo orbicular do olho (*MOO*) (Figura 3.13). As pinças são mostradas retraindo a parte ínfero-lateral do músculo orbicular do olho, para mostrar um pequeno ramo (*seta superior*) saindo do ramo zigomático sob o músculo zigomático maior e passando lateralmente para entrar na parte ínfero-lateral do músculo orbicular do olho. Acredita-se, comumente, que os ramos provenientes do ramo zigomático para o músculo orbicular do olho, existem apenas medialmente ao músculo zigomático maior. Como mostrado aqui, os ramos para a parte lateral do músculo orbicular do olho podem estar laterais ao músculo zigomático maior. Neste caso, o levantamento da parte ínfero-lateral do músculo orbicular do olho, na evolução de um procedimento de fascioplastia poderia danificar um ramo motor neste local, resultando em fraqueza pós-cirúrgica do músculo orbicular do olho e frouxidão da parte lateral da pálpebra inferior. Deve-se tomar cuidado com a dissecação, tanto medial quando lateral à origem do músculo zigomático maior, para proteger o ramo zigomático do nervo facial e seus ramos. (Com permissão de Knize, DM. Muscles that act on glabellar skin: a closer look. *Plast Reconstr Surg* 2000;105:350.)

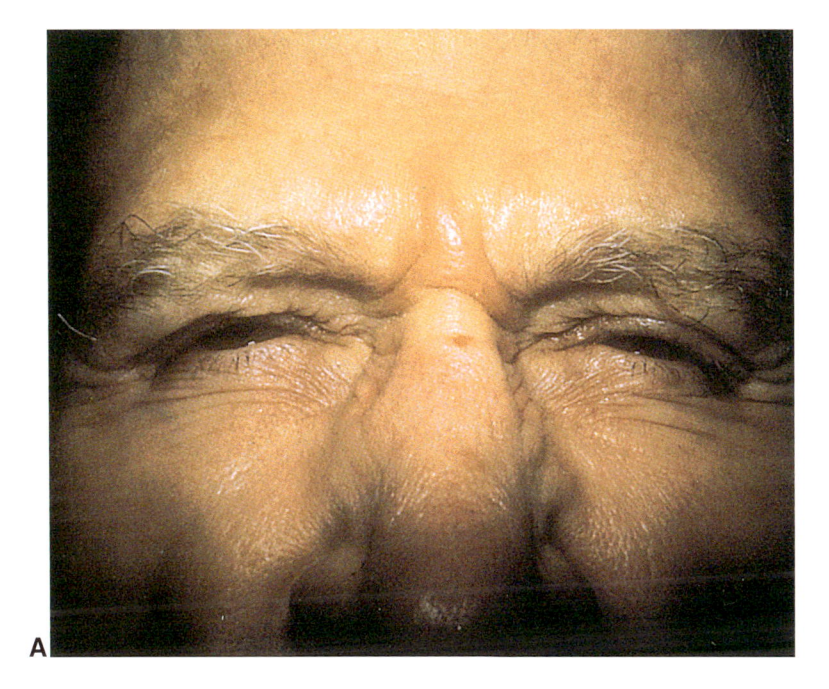

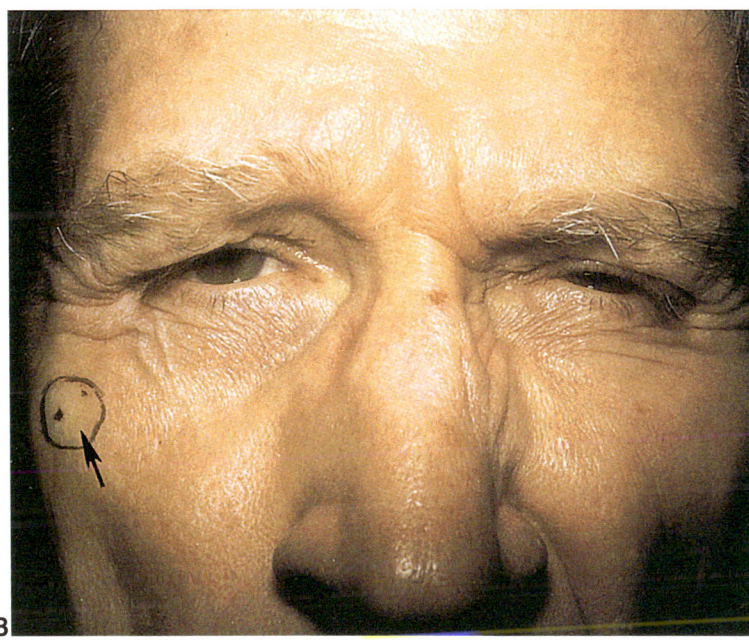

FIGURA 3.15 Estudo do bloqueio do nervo zigomático. **A:** Este paciente é mostrado franzindo as sobrancelhas antes de um bloqueio do nervo zigomático. Observe o padrão da depressão bilateral da parte medial do supercílio. **B:** O paciente franzindo as sobrancelhas após o bloqueio do nervo zigomático direito com lidocaína no nível indicado pela *seta*. O paciente não pode mais abaixar a parte medial do supercílio direito. O ventre frontal direito do músculo occipitofrontal intacto, sem oposição, um músculo antagonista para os músculos abaixadores da parte medial do supercílio, eleva, no momento, a parte medial do supercílio direito. Esse tipo de estudo mostra o potencial futuro do uso de uma abordagem neurotômica, para controlar a função do músculo abaixador do supercílio, a "cabeça medial" do músculo orbicular do olho e a "cabeça oblíqua" do músculo corrugador do supercílio, quando suas vias nervosas motoras específicas forem definidas. O suprimento motor para a "cabeça transversa" do músculo corrugador do supercílio já foi claramente identificada (veja Figura 3.18). Portanto, se o suprimento nervoso motor para os outros músculos que atuam na pele da glabela também podem ser definidos, o controle desses músculos como um componente do procedimento da frontoplastia, finalmente, pode ser realizado com a ablação do nervo motor, em vez de a excisão do músculo. (Modificado com permissão de Knize DM. Muscles that act on glabellar skin: a closer look. *Plast Resconstr Surg* 2000;105:350.)

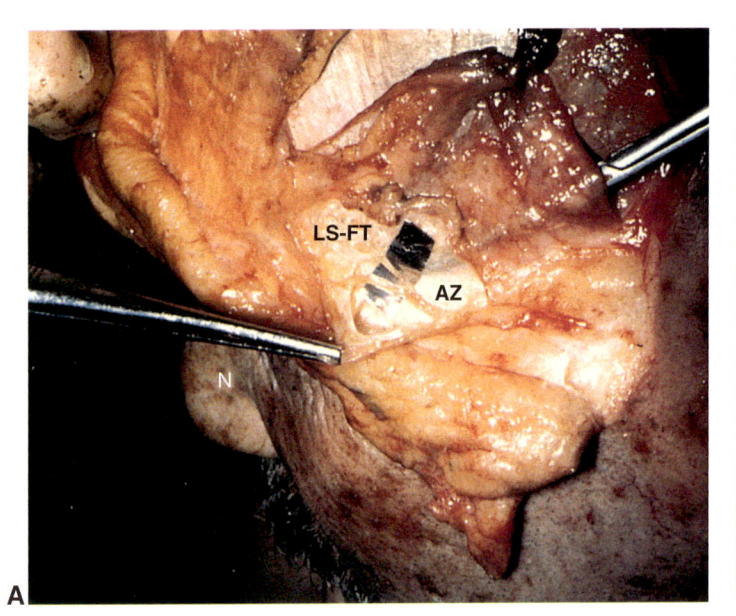

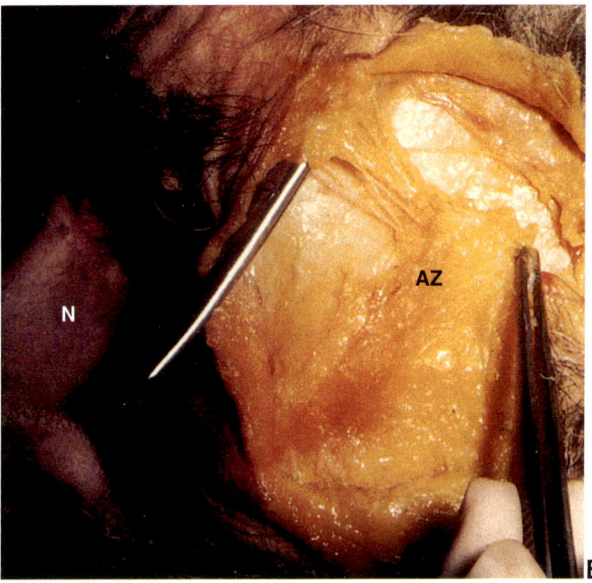

FIGURA 3.16 Ramo temporal do nervo facial. **A:** O ramo temporal do nervo facial esquerdo é mostrado aqui correndo a partir do nível do arco zigomático (*AZ*) sobre a *tirinha prata de fundo* para passar através do plano da lâmina superficial da fáscia temporal (*LS-FT*), seguindo para o ventre frontal do músculo occipitofrontal. O instrumento à direita está sob o plano da lâmina superficial da fáscia temporal e passará abaixo dos ramos do ramo temporal naquele nível. O instrumento à esquerda está rebatendo uma lâmina superficial da fáscia temporal, que foi cortada para expor o nervo. O nariz (*N*) está indicado para orientação. **B:** Mais comumente do que um simples ramo cruzando o arco zigomático visto à esquerda, o ramo temporal do nervo facial passa sobre o arco zigomático (*AZ*) como três a cinco ramos, como mostrado neste espécime. A localização do nariz (*N*) é indicada.

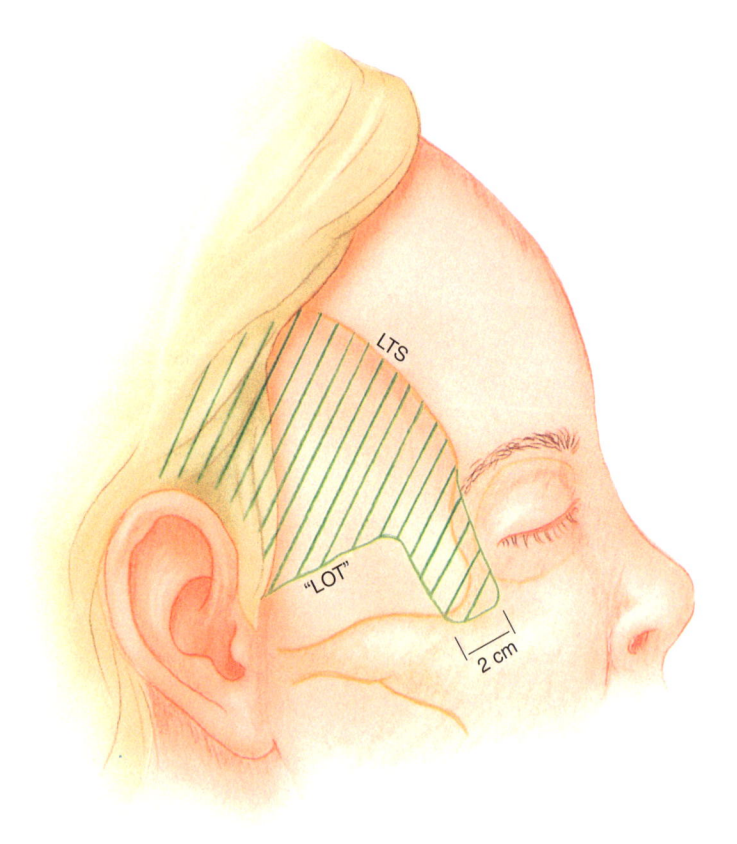

FIGURA 3.17 Zona de "segurança". A dissecação na área hachurada é segura para uma lesão nervosa inadvertida, se o plano de dissecação continuar na lâmina profunda da fáscia temporal ou no periósteo. Essa zona se estende medialmente sobre a fossa temporal até a linha temporal superior (*LTS*) e inferiormente até o "ligamento orbicular-temporal" (*LOT*) (veja Figuras 4.15 e 5.7). Lateral à margem orbital encontra-se uma extensão da zona com 2 cm de largura, como mostrado. O ramo temporal do nervo facial normalmente passa sobre o arco zigomático como três a cinco ramos, cujos trajetos são limitados ao terço médio do arco zigomático. No estudo realizado por Gosain e colaboradores, os ramos não corriam ao longo do arco zigomático mais lateralmente do que um nível de 10 mm medial ao meato acústico externo, e os ramos não corriam ao longo do arco mais medialmente do que um nível de 19 mm a partir da margem lateral da orla da órbita. Assim, quando se realiza uma dissecação lateral à orla da órbita, diretamente sobre a fáscia temporal ou o periósteo, uma zona com 2 cm de largura, lateral à margem medial da orla orbital, ao longo do arco zigomático é segura. Esse plano de dissecação encontra-se abaixo dos ramos do ramo temporal do nervo facial à medida que passam através da lâmina superficial da fáscia temporal suprajacente. Deve-se tomar cuidado para não cortar ou esticar o plano da lâmina superficial da fáscia temporal.

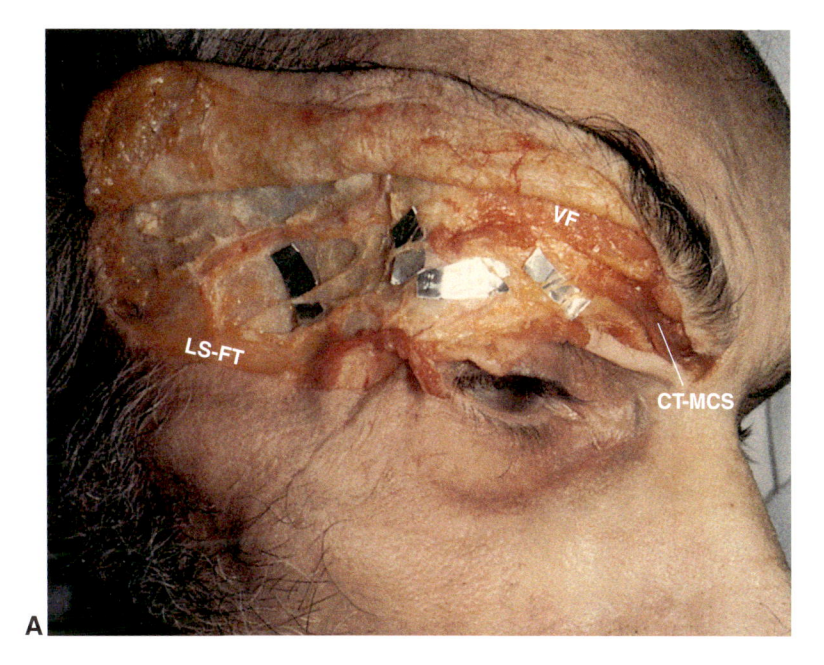

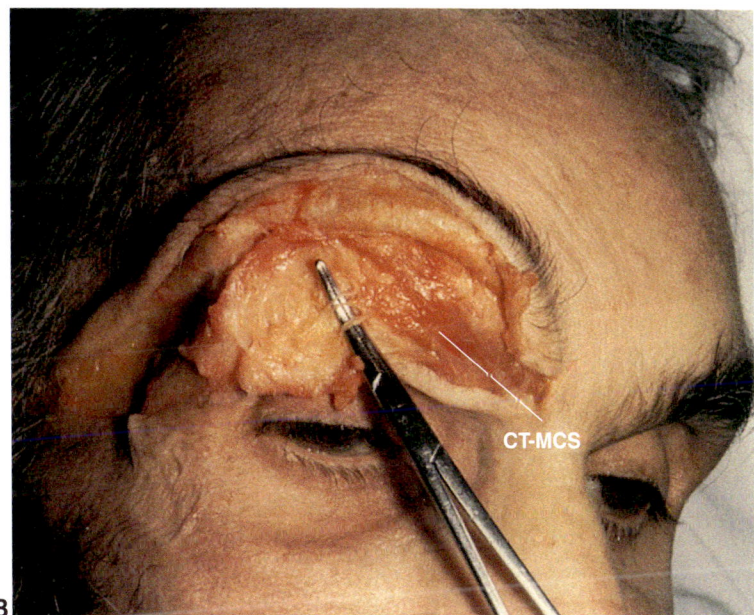

Capítulo 3 • NERVOS E VASOS DA FRONTE E DA FOSSA TEMPORAL   43

FIGURA 3.18 O nervo motor do músculo corrugador do supercílio. **A:** Os ramos do ramo temporal do nervo facial foram separados da lâmina superficial da fáscia temporal (*LS-FT*) e estão expostos sobre as *tirinhas prata de fundo* à medida que passam em direção ao ventre frontal do músculo occipitofrontal (*VF*) e à "cabeça transversa" do músculo corrugador do supercílio (*CT-MCS*). **B:** A pinça hemostática está sob os ramos que entram na extremidade lateral da "cabeça transversa" do músculo corrugador do supercílio (*CT-MCS*). Normalmente, três ou quatro ramos entram na extremidade lateral do músculo. Um corte transversal simples desses nervos motores laterais produz paralisia temporária do músculo corrugador do supercílio. No entanto, após 3 a 4 meses, a função motora retorna, um achado que indica uma fonte medial de suprimento nervoso motor (veja Figuras 3.13 e 3.15). (Com permissão de Knize, DM. Muscles that act on glabellar skin: a closer look. *Plast Reconst Surg* 2000;105:350.)

■ BIBLIOGRAFIA

Boyd B, Caminer D, Moon HK. Innervation of the procerus and corrugator muscles and its significance in facial surgery. Paper presented at the annual meeting of the American Society of Plastic and Reconstructive Surgeons, San Francisco, September, 1997.

Gosain AK, Sewall SR, Yousif NJ. The temporal branch of the facial nerve: how reliably can we predict its path? *Plast Reconstr Surg* 1997;99:1224.

Knize DM. A study of the supraorbital nerve. *Plast Reconstr Surg* 1995;96:564.

Knize DM. Muscles that act on glabellar skin: a closer look. *Plast Reconstr Surg* 2000;105:350.

Netter FH. *Atlas of human anatomy.* Summit, NJ: Ciba-Geigy, 1989:plate 18.

4

APONEUROSE EPICRÂNICA E FÁSCIAS TEMPORAIS

DAVID M. KNIZE

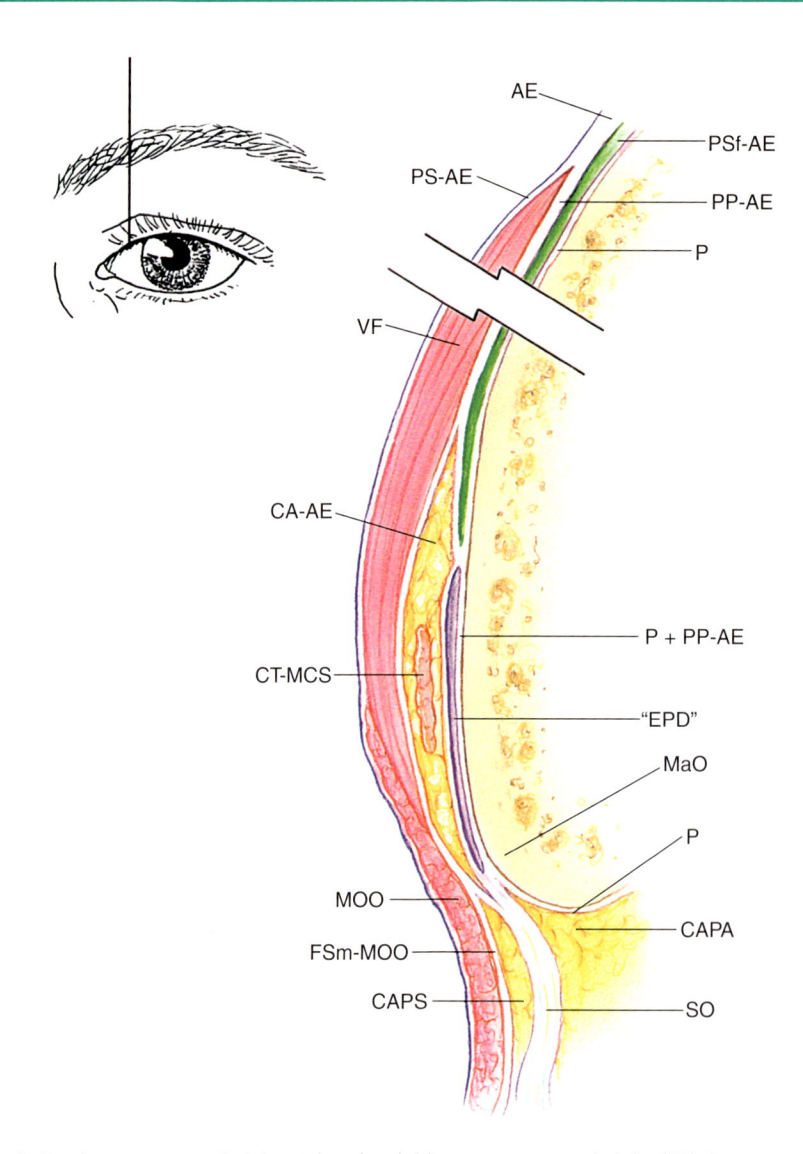

FIGURA 4.1 Os planos e as relações da aponeurose epicrânica. Acima da calvária, a aponeurose epicrânica (*AE*) situa-se no plano subfascial da aponeurose epicrânica (*PSf-AE*), que separa a aponeurose epicrânica do periósteo (*P*). À medida que a aponeurose epicrânica se aproxima da parte superior da fronte, divide-se no plano superficial da aponeurose epicrânica (*PS-AE*) e no plano profundo da aponeurose epicrânica (*PP-AE*), para envolver o ventre frontal do músculo occipitofrontal (*VF*). O plano profundo da aponeurose epicrânica se divide novamente para envolver o coxim adiposo da aponeurose epicrânica (*CA-AE*), que, no nível indicado nesta ilustração, contém a "cabeça transversa" do músculo corrugador do supercílio (*CT-MCS*). Na parte inferior da fronte, o plano profundo da aponeurose epicrânica se divide uma terceira vez para formar o "espaço do plano de deslizamento" (*EPD*), um espaço abaixo do músculo corrugador do supercílio que contém apenas tecido conectivo frouxo. Sob o "assoalho" do espaço do plano de deslizamento, o plano subfascial da aponeurose epicrânica, que separou o plano profundo da aponeurose epicrânica do periósteo na parte superior da fronte, é obliterado. O assoalho do espaço do plano de deslizamento é a camada mais profunda do plano profundo da aponeurose epicrânica fundida com o periósteo (*P + PP-AE*) e está fixada ao frontal subjacente. As múltiplas camadas do plano profundo da aponeurose epicrânica tornam a se reunir e fundem-se à margem orbital (*MaO*), antes de entrar na órbita para formar a fáscia submuscular do músculo orbicular do olho (*FSm-MOO*) e o septo orbital (*SO*). O coxim adiposo pré-septal (*CAPS*) situa-se superficial ao septo orbital, e o coxim adiposo pré-aponeurótico (*CAPA*) situa-se abaixo do septo. O plano superficial da aponeurose epicrânica que recobre a superfície do ventre frontal do músculo occipitofrontal continua sobre a superfície do músculo orbicular do olho (*MOO*).

Capítulo 4 ♦ APONEUROSE EPICRÂNICA E FÁSCIAS TEMPORAIS

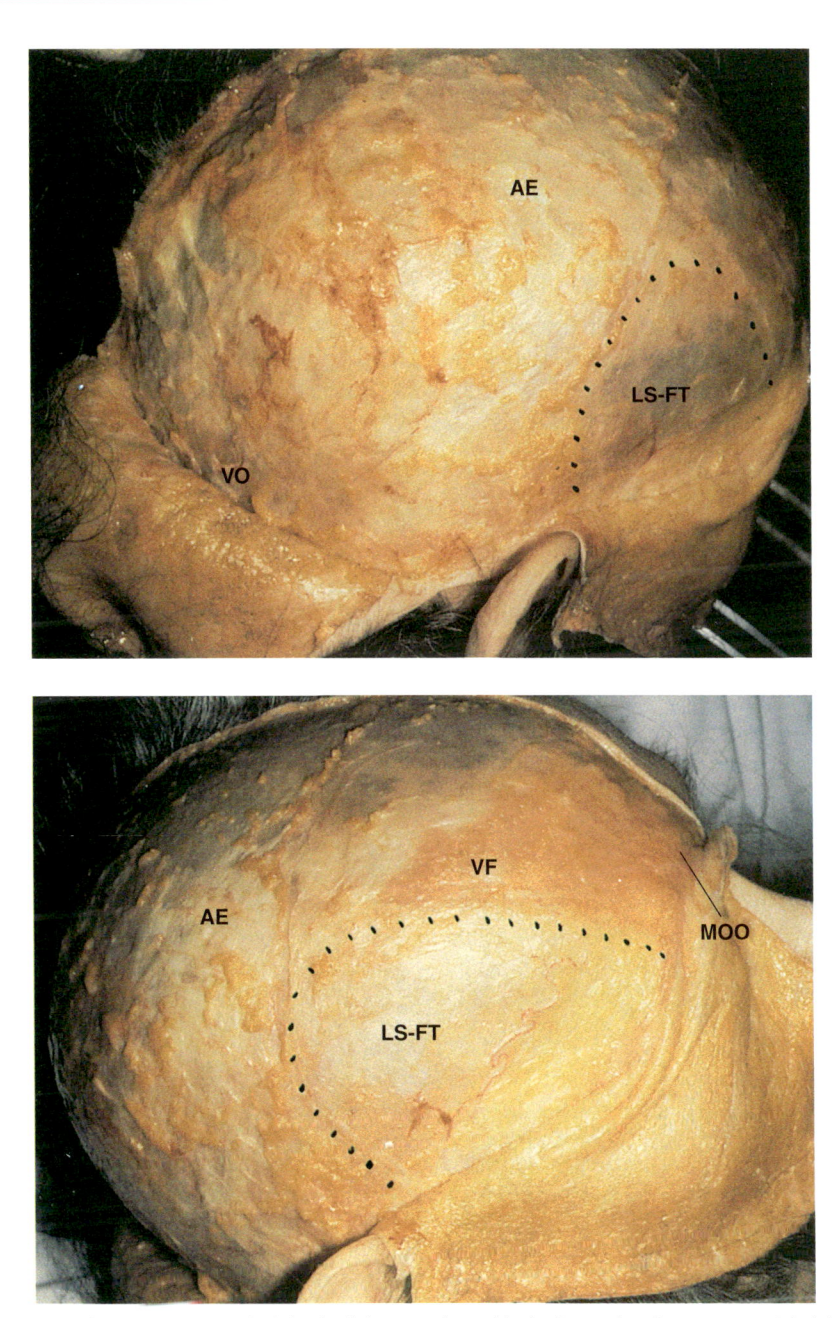

FIGURA 4.2 Aponeurose epicrânica*. A aponeurose epicrânica (*AE*) é mostrada aqui (*acima*), envolvendo o ventre occipital do músculo occipitofrontal (*VO*) e, (*abaixo*), envolvendo o ventre frontal do mesmo músculo (*VF*) e o músculo orbicular do olho (*MOO*). A parte desse revestimento fascial do crânio que se estende sobre a fossa temporal (*área dentro da linha pontilhada*) é chamada lâmina superficial da fáscia temporal (*LS-FT*). A lâmina superficial da fáscia temporal também foi chamada "fáscia temporoparietal" ou *SMAS* e estende-se sobre a lâmina profunda da fáscia temporal que recobre o músculo temporal.

---

*Aponeurose epicrânica = Gália aponeurótica.

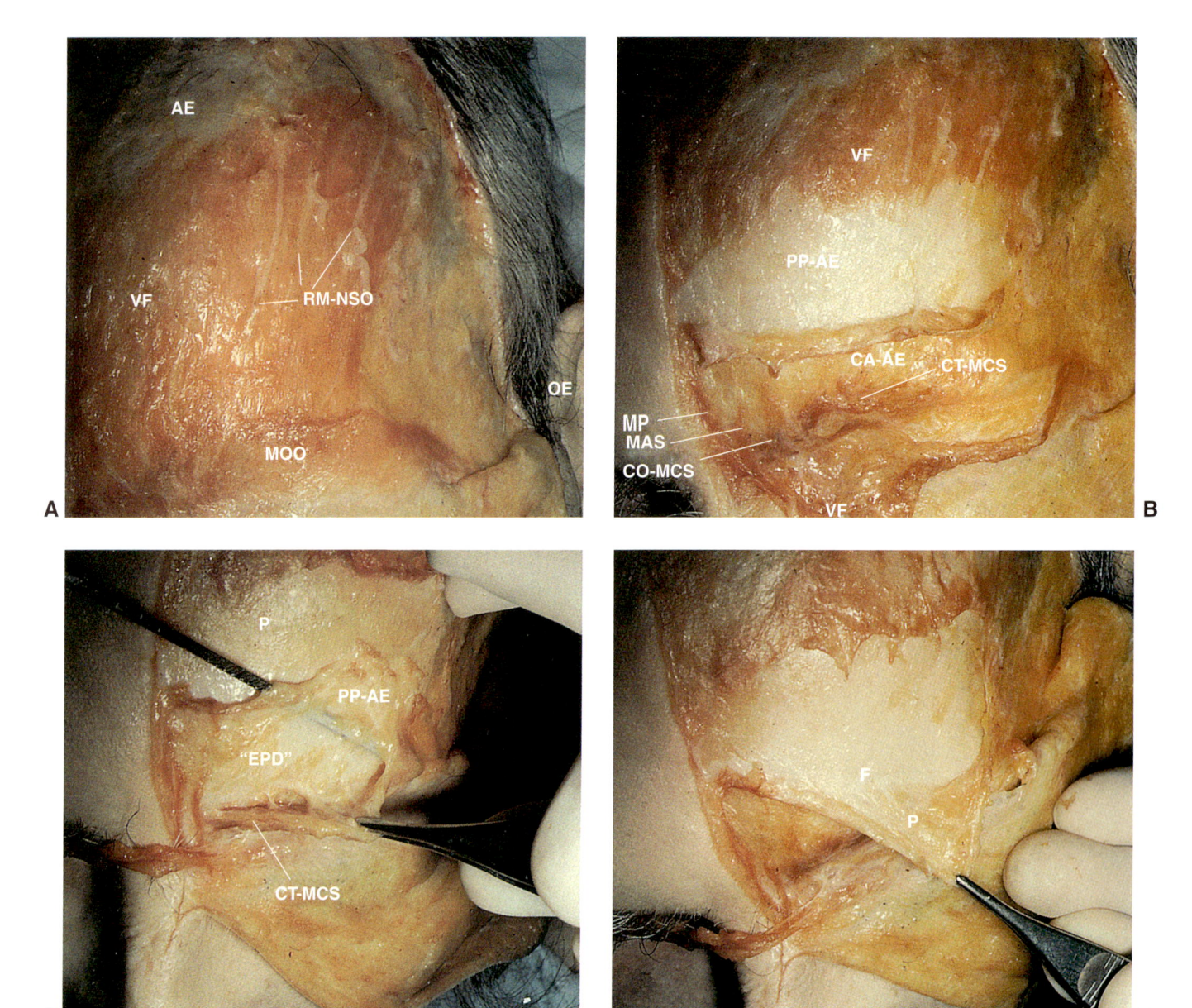

Figura 4.3 Planos da aponeurose epicrânica na parte inferior da fronte. **A:** Vista em *close-up* do ventre frontal do músculo occipitofrontal (*VF*) e o músculo orbicular do olho (*MOO*) neste cadáver (veja Figura 2.4A). A aponeurose epicrânica (*AE*) envolve o ventre frontal do músculo occipitofrontal, dividindo-se em planos superficial e profundo. O plano superficial é visto aqui como a camada reluzente passando sobre o ventre frontal do músculo occipitofrontal e o músculo orbicular do olho. Os ramos mediais (superficiais) do nervo supra-orbital (*RM-NSO*) são observados passando sobre o ventre frontal do músculo occipitofrontal. A orelha esquerda (*OE*) é identificada para orientação. **B:** A metade inferior do ventre frontal do músculo occipitofrontal (*VF*) foi nitidamente separada de sua origem a partir do plano profundo da aponeurose epicrânica (*AE*). Esta metade inferior da origem do ventre frontal do músculo occipitofrontal e o restante da parte inferior do ventre frontal com seu músculo orbicular do olho suprajacente estão dobrados para baixo sobre a órbita esquerda. As estruturas envolvidas pelo plano profundo da aponeurose epicrânica sob o ventre frontal do músculo occipitofrontal estão agora expostas. Da mesma forma que a aponeurose epicrânica se divide para envolver o ventre frontal do músculo occipitofrontal com os planos superficial e profundo da aponeurose epicrânica, o plano profundo da aponeurose epicrânica se divide (veja Figura 4.1), envolvendo o coxim adiposo da aponeurose epicrânica (*CA-AE*), cuja margem superior foi dissecada e dobrada para frente, mostrando a espessura desse coxim adiposo. O coxim adiposo da aponeurose epicrânica serve como uma superfície de lubrificação sobre a qual a metade inferior móvel do ventre frontal do músculo occipitofrontal desliza. A "cabeça transversa" do músculo corrugador do supercílio (*CT-MCS*) pode ser vista, emergindo do coxim adiposo da aponeurose epicrânica (veja também Figura 2.4B). As "cabeças oblíquas" do músculo corrugador do supercílio (*CO-MCS*), os músculos abaixador do supercílio (*MAS*) e prócero (*MP*) estão identificados. **C:** O coxim adiposo da aponeurose epicrânica foi removido e a camada do plano profundo da aponeurose epicrânica que passou sob o coxim adiposo da aponeurose foi cortada aqui, para expor um espaço subjacente formado por uma terceira divisão mais profunda do plano profundo da aponeurose epicrânica. A camada do plano profundo da aponeurose epicrânica sob o coxim adiposo da aponeurose se divide para formar esse espaço (veja Figura 4.1). Os fórceps à direita estão retraindo a margem superior da "cabeça transversa" do músculo corrugador supercílio (*CT-MCS*), que se situa no interior do teto desse espaço. Essa terceira fenda no plano profundo da aponeurose epicrânica é chamada de "espaço do plano de deslizamento" (*EPD*), porque os folhetos do plano profundo da aponeurose epicrânica, que são seu teto e assoalho (veja Figuras 2.4C e 4.1) fornecem superfícies de deslizamento que diminuem a resistência para a contração da "cabeça transversa" do músculo corrugador do supercílio mover medialmente os tecidos moles suprajacentes. O assoalho do "espaço do plano de deslizamento" é a camada mais profunda da aponeurose epicrânica. Esse assoalho é fundido com o periósteo para obliterar o plano subjacente da aponeurose nessa área. O periósteo está firmemente fixado à metade inferior da face do frontal. A sonda observada à esquerda está sob o plano profundo da aponeurose (*PP-AE*), que foi elevado para expor o periósteo (*P*). A sonda repousa contra a margem superior do assoalho do "espaço do plano de deslizamento", para demonstrar onde começa sua fusão com o periósteo no osso. Uma sonda pode ser passada junto ao frontal, no

Capítulo 4 ◆ APONEUROSE EPICRÂNICA E FÁSCIAS TEMPORAIS 49

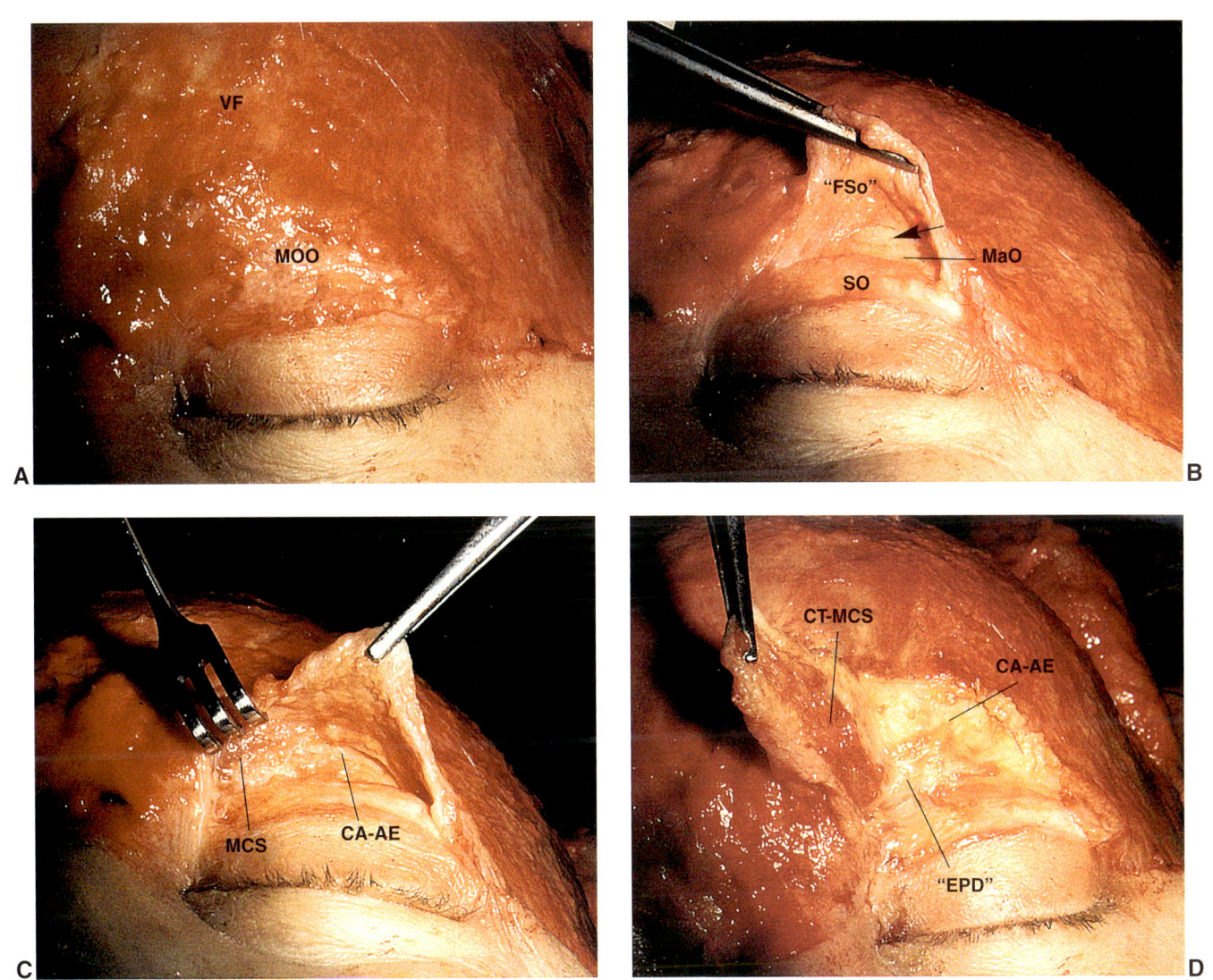

FIGURA 4.4 Relações dos planos profundos da aponeurose epicrânica ao longo da margem orbital. **A:** A pele e a tela subcutânea da parte inferior esquerda da fronte e do supercílio foram removidas deste espécime. A pele da pálpebra superior esquerda permanece. O ventre frontal do músculo occipitofrontal (*VF*) está se inserindo na face profunda do músculo orbicular do olho (*MOO*). **B:** Uma incisão transversal foi feita no músculo orbicular do olho da pálpebra superior. O instrumento está segurando a margem superior do músculo cortado com sua "fáscia submuscular" subjacente, (*FSo*) uma parte do plano profundo da aponeurose epicrânica que deslizou para a órbita a partir da fronte, para recobrir a face inferior do músculo orbicular do olho (veja Figura 4.1). O resto dos planos profundos da aponeurose epicrânica provenientes da parte inferior da fronte se fundem novamente ao longo da margem orbital (*MaO*), para formar uma parede aponeurótica de retenção para o coxim adiposo da aponeurose antes que continuem em direção à órbita para se tornarem o septo orbital (*SO*) (veja Figura 4.1). Uma incisão transversa nessa parede aponeurótica ao longo da margem orbital revela a margem do coxim adiposo da aponeurose epicrânica (*seta*). Com exceção dessa parede aponeurótica, não existem ligamentos de retenção para os tecidos moles suprajacentes ao longo da parte superior da margem orbital, na qual se encontra a estrutura ligamentosa que atua como um ligamento de retenção. Essa estrutura é discutida ulteriormente (veja Figuras 4.10 e 4.14). **C:** A incisão na parede da aponeurose epicrânica foi estendida por toda a margem superior da órbita. Parte do plano da aponeurose que retém o coxim adiposo da aponeurose foi removida para expor a origem do músculo corrugador do supercílio (*MCS*), na parte súpero-medial da margem orbital (veja Figura 1.2). Desse ponto em diante, a "cabeça transversa" desse músculo passa através do coxim adiposo da aponeurose epicrânica (*CA-AE*). **D:** A parte inferior do ventre frontal do músculo occipitofrontal e a parte superior do músculo orbicular do olho foram cortadas transversalmente pela camada do plano profundo da aponeurose epicrânica, que recobre o coxim adiposo da aponeurose. Pinças estão levantando um retalho baseado medialmente, que inclui esses músculos, assim como a "cabeça transversa" subjacente do músculo corrugador do supercílio (*CT-MCS*) e a camada do plano profundo da aponeurose epicrânica que recobriu a superfície do coxim adiposo da aponeurose epicrânica (*CA-AE*). O coxim adiposo da aponeurose epicrânica, por meio do qual a "cabeça transversa" do músculo corrugador do supercílio estava passando, está mais exposto. Com a "cabeça transversa" levantada, a parte medial do "espaço do plano de deslizamento" (*EPD*) pode ser agora observada. A "cabeça transversa" do músculo corrugador do supercílio formou uma parte medial do teto do "espaço do plano de deslizamento". (*Continua.*)

plano subjacente da aponeurose com pouca resistência, até encontrar a margem superior do "espaço do plano de deslizamento", como mostrado aqui. **D:** O assoalho do "espaço do plano de deslizamento" e o periósteo (*P*) subjacente foram acentuadamente elevados da parte inferior do frontal (*B*) ao qual estão fundidos. Adesões densas estão presentes nessa área entre o periósteo e a parte inferior do frontal (veja Figura 1.4). Em decorrência da fusão entre a camada mais profunda do plano profundo da aponeurose epicrânica com o periósteo sobre a parte inferior do frontal, é anatomicamente impossível elevar o retalho da fronte no nível do plano subjacente nessa área. Durante a elevação de um retalho da fronte no nível do plano subjacente da aponeurose, a dissecação deve entrar no "espaço do plano de deslizamento" para alcançar a margem orbital, se o cirurgião deseja evitar a transição para o plano subjacente do periósteo sobre a parte inferior do frontal. Alguns autores descreveram esse plano de dissecação sobre a parte inferior do frontal por meio do "espaço do plano de deslizamento" como "subplano da aponeurose", mas o termo mais anatomicamente correto é "intra-aponeurótico" ou "supraperiosteal".

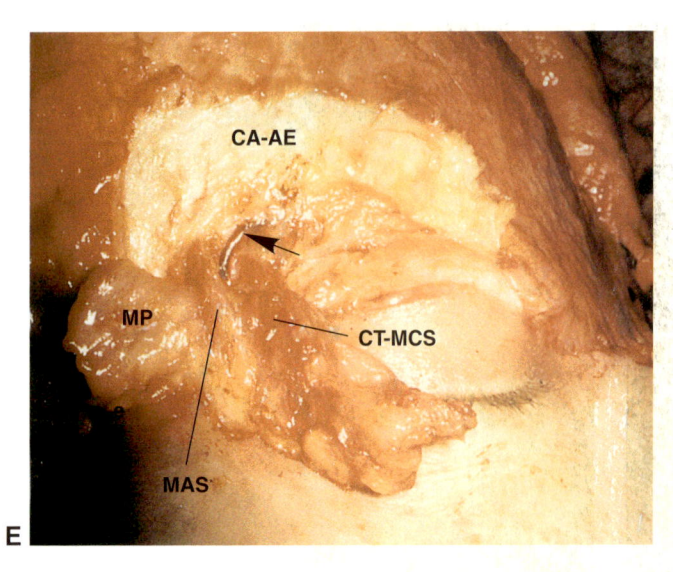

FIGURA 4.4 (*Continuação*) **E:** O retalho agora foi girado inferiormente para expor a maior parte do coxim adiposo esquerdo da aponeurose epicrânica (*CA-AE*). As faces profundas do músculo prócero (*MP*), a "cabeça transversa" do músculo corrugador do supercílio (*CT-MCS*) e o músculo abaixador do supercílio (*MAS*) estão expostos. Observe a veia supratroclear (*seta*) (veja Figura 3.1).

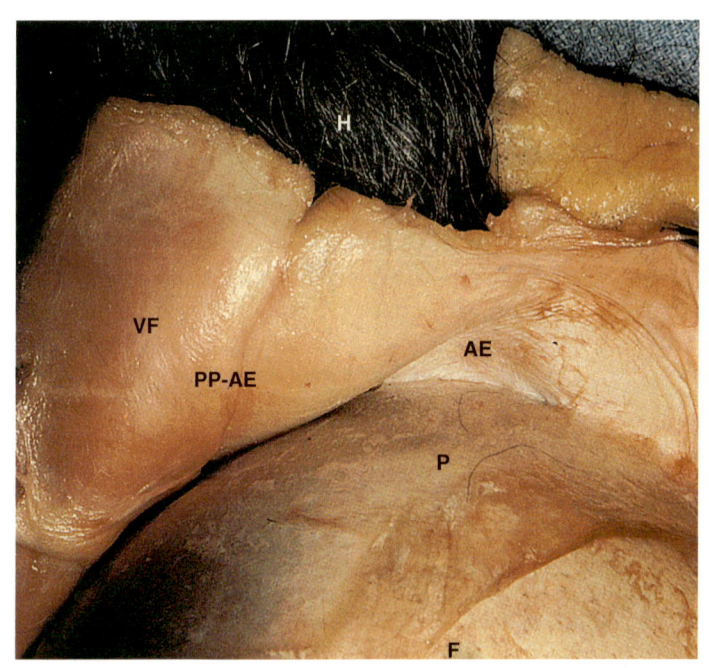

FIGURA 4.5 A face inferior do plano profundo da aponeurose epicrânica sobre a parte superior da fronte. Nesta vista, através de uma incisão transversa na parte medial da fronte, que cortou transversalmente os ventres frontais do músculo occipitofrontal, um retalho da fronte foi levantado no plano subjacente da aponeurose epicrânica. A base desse retalho é a linha anterior do escalpo. A face está direcionada para o leitor e virada ligeiramente para a esquerda. A parte cranial da face profunda do ventre frontal do músculo occipitofrontal direito (*VF*) pode ser vista no lado inferior do retalho. A linha mediana da parte inferior do frontal (*F*) e os cabelos (*H*) estão identificados para orientação. O periósteo (*P*) permanece na parte superior do frontal. A aponeurose epicrânica (*AE*), cranial ao ventre frontal do músculo occipitofrontal, é espessa e quase branca. Mais inferiormente, onde a aponeurose epicrânica se dividiu para envolver o ventre frontal do músculo occipitofrontal, o plano profundo da aponeurose (*PP-AE*) aparece quase translúcido, porque está agora mais fino do que o único plano da aponeurose epicrânica acima.

Capítulo 4 ♦ APONEUROSE EPICRÂNICA E FÁSCIAS TEMPORAIS

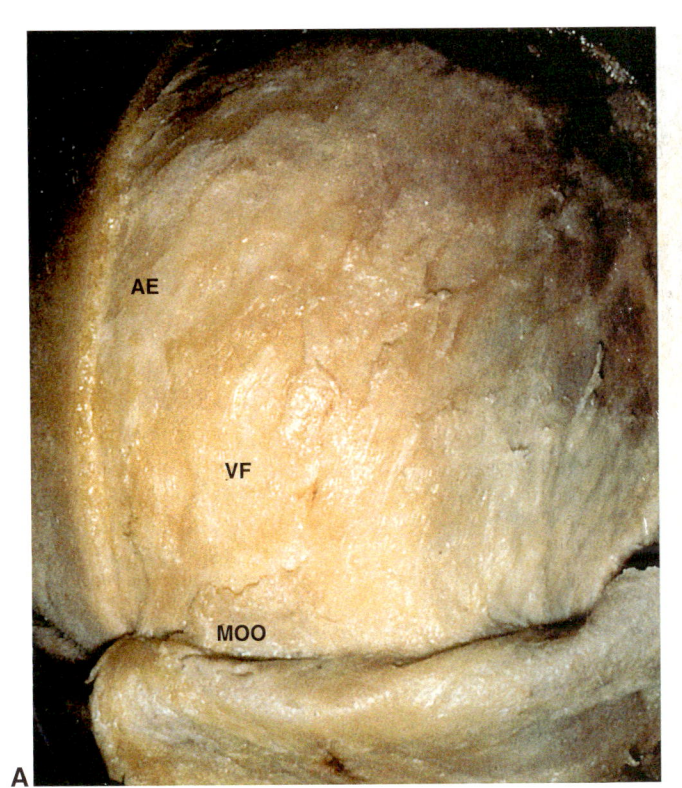

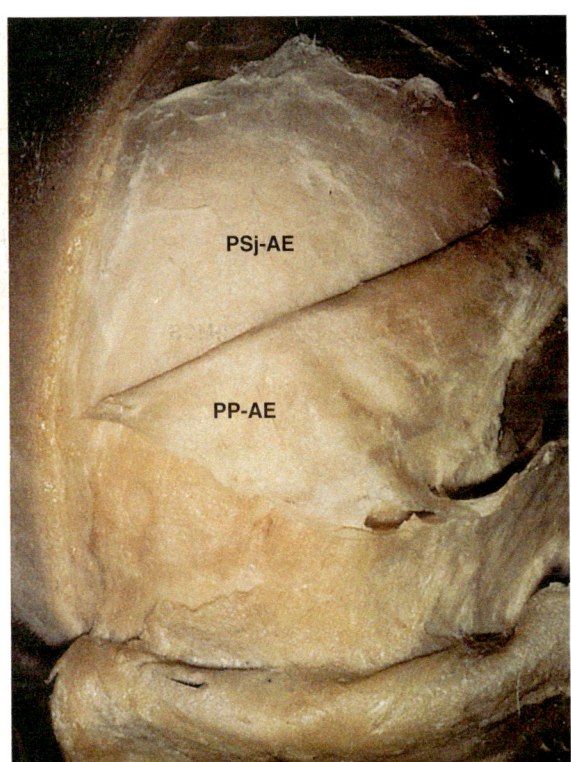

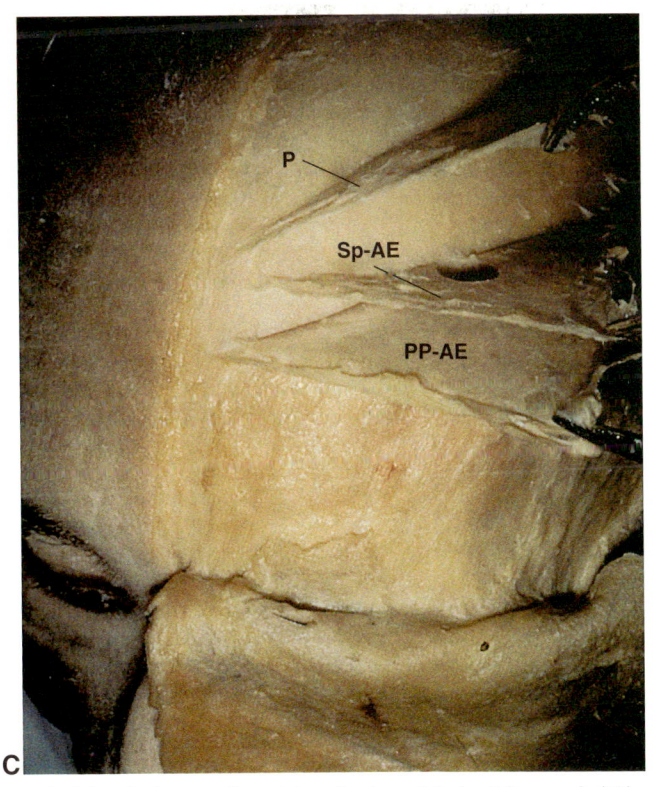

FIGURA 4.6 Plano fascial subaponeurose epicrânica. **A:** O ventre frontal do músculo occipitofrontal esquerdo (*VF*) e o músculo orbicular do olho esquerdo (*MOO*) foram expostos neste espécime com a pele da parte esquerda da fronte e os tecidos subcutâneos dobrados para baixo sobre a órbita esquerda. A aponeurose epicrânica (*AE*) está indicada. **B:** A metade superior do ventre frontal do músculo occipitofrontal e o plano profundo da aponeurose epicrânica subjacente, a partir do qual o músculo se origina, foram levantados e dobrados para baixo para expor a face inferior do plano profundo da aponeurose epicrânica (*PP-AE*). O plano tecidual remanescente, visto sobre o frontal, não é apenas periósteo. Ao contrário, o periósteo é recoberto pelo plano subjacente da aponeurose epicrânica (*PSj-AE*). **C:** A camada remanescente sobre a parte superior do frontal, vista na Figura 4.6B, foi separada aqui em subplano da aponeurose epicrânica (*Sp-AE*) e periósteo (*P*). O plano fascial do subplano da aponeurose epicrânica é uma camada vascular encontrada entre o periósteo e a aponeurose epicrânica. Aqui ele não aparece vascular porque este não é um cadáver fresco.

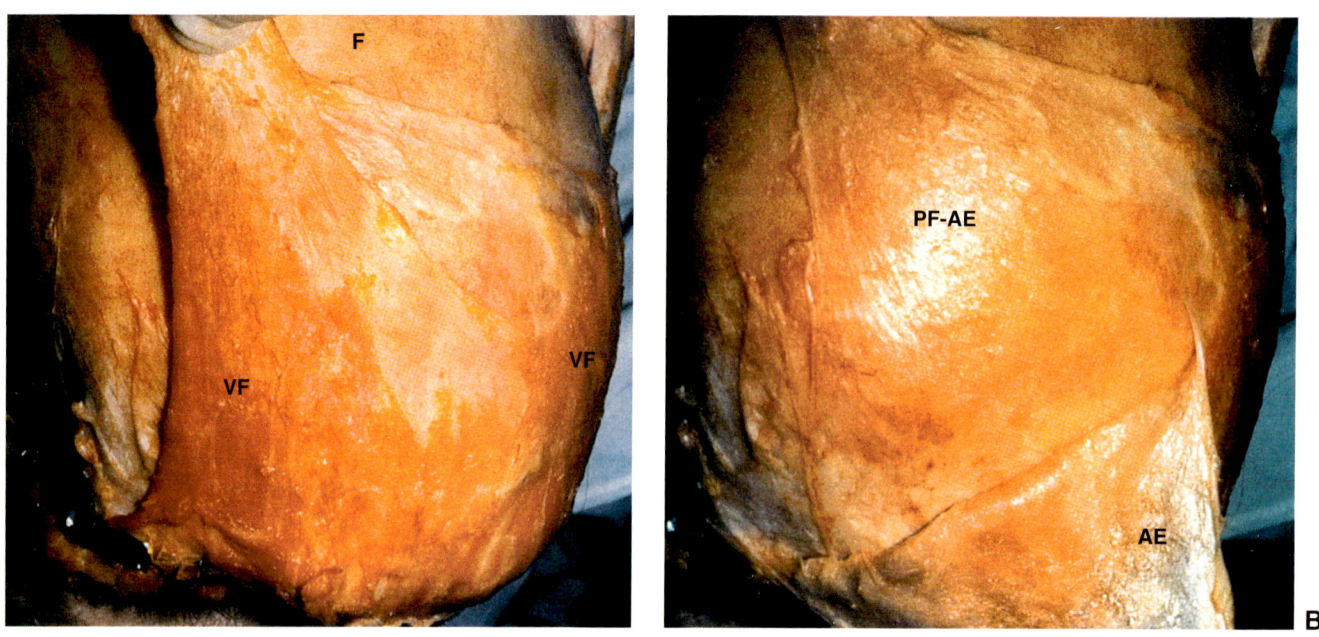

FIGURA 4.7 Plano fascial subaponeurose epicrânica. **A:** A cabeça deste espécime está posicionada com a face direcionada para baixo. Os ventres frontais do músculo occipitofrontal (*VF*) estão expostos. A extremidade superior do ventre frontal do músculo occipitofrontal direito é mostrada prestes a ser levantada como um retalho, junto com a aponeurose epicrânica subjacente, a partir de cuja metade superior o músculo se origina. A face superior do frontal (*F*) está indicada. **B:** O ventre frontal do músculo occipitofrontal direito e sua aponeurose epicrânica subjacente foram refletidos inferiormente. O plano fascial subaponeurose epicrânica (*Sp-AE*), recobrindo o periósteo, está exposto. A copiosa vascularidade do plano fascial subaponeurose epicrânica pode ser mais bem observada neste cadáver fresco do que no cadáver mais antigo, mostrado na Figura 4.6. A face inferior do plano subjacente levantado da aponeurose epicrânica (*PSj-AE*) está indicada.

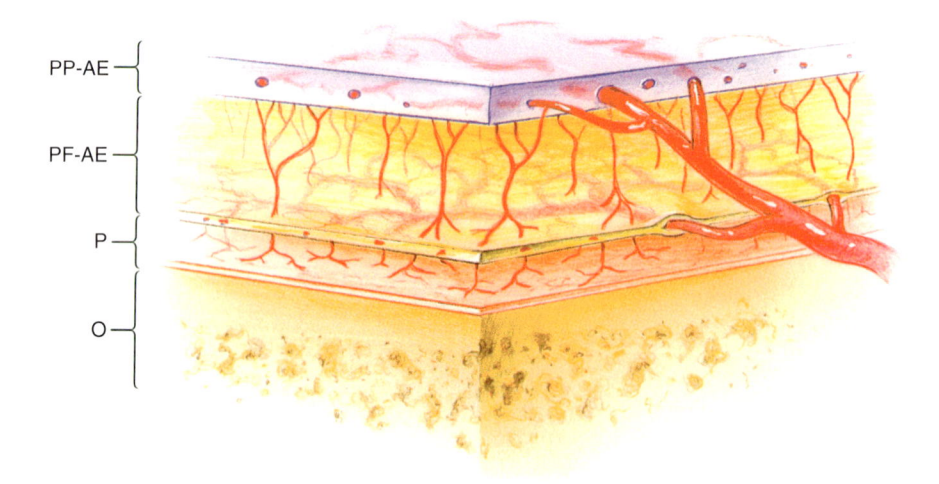

FIGURA 4.8 Suprimento sanguíneo para o plano fascial subaponeurose epicrânica, plano profundo da aponeurose epicrânica e periósteo. O plano profundo da aponeurose epicrânica (*PP-AE*) e o plano fascial do subplano da aponeurose epicrânica (*PF-AE*) recebem um suprimento sanguíneo separado de todos os principais vasos do escalpo. Ramos perfurantes verticais unem os vasos do plano profundo e os do plano fascial subaponeurose epicrânica Vasos perfurantes também se estendem do plano fascial subaponeurose epicrânica até o periósteo subjacente (*P*). A dissecação do plano subaponeurose epicrânica para levantar o retalho da fronte interrompe os vasos de comunicação entre a aponeurose epicrânica e os planos fasciais subaponeurose epicrânica, desorganizando o plexo vascular no interior do plano fascial subaponeurose epicrânica. A dissecação da parte inferior do periósteo usada para levantar um retalho da fronte preservaria ao máximo o suprimento sanguíneo para um retalho levantado da fronte. O osso (*O*) está indicado. (Modificado com permissão de Tolhurst DE, Carstens MH, Greco RJ, *et al*. The surgical anatomy of the scalp. *Plast Reconstr Surg* 1991;87:603.)

Capítulo 4 ♦ APONEUROSE EPICRÂNICA E FÁSCIAS TEMPORAIS

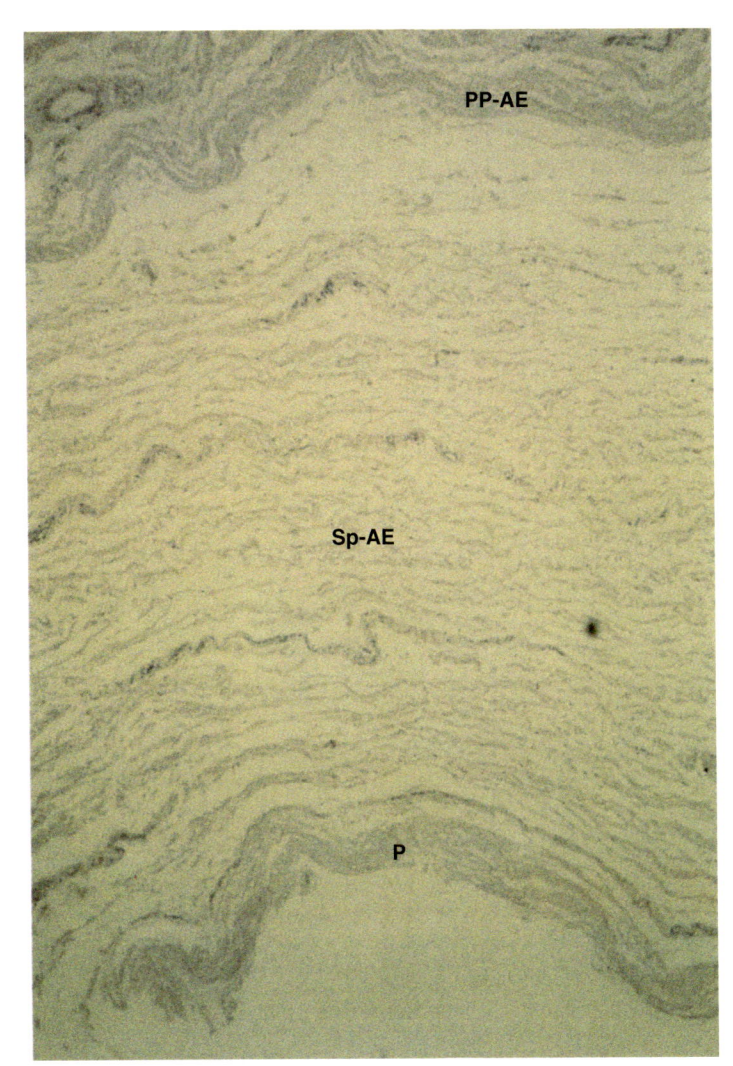

FIGURA 4.9 Fotomicrografia do plano subaponeurose epicrânica. Esta é uma fotomicrografia de um corte histológico do plano subaponeurose epicrânica, corado com hematoxilina e eosina, aumentado 40 vezes. Um espécime do plano fascial subaponeurose epicrânica foi removido do cadáver, como uma faixa de orelha a orelha, ao longo da linha de incisão coronal clássica. Este corte visto aqui foi retirado a 18 cm do arco zigomático. O subplano aponeurose epicrânica (*Sp-AE*) situa-se entre o plano profundo da aponeurose epicrânica (*PP-AE*) e o periósteo (*P*) e consiste em múltiplas camadas de lâminas de tecido conectivo, que contêm vasos em abundância. O plano fascial subaponeurose epicrânica é parte do plexo vascular dos tecidos moles da fronte e do temporal. O levantamento de um retalho subaponeurótico da fronte interromperia grande parte do suprimento sanguíneo do plano fascial subaponeurose epicrânica para o retalho levantado da fronte. Um plano subperiosteal de levantamento de um retalho da fronte reteria esse suprimento sanguíneo do plano subaponeurose epicrânica para o retalho da fronte. Esse suprimento sanguíneo adicional não seria essencial para a sobrevivência do retalho da fronte, mas um suprimento sanguíneo maior para um retalho da fronte diminuiria a incidência de alopecia pós-cirúrgica decorrente de isquemia, ao longo de qualquer linha de incisão no retalho através do escalpo com cabelo. (Fotomicrografia com permissão de Tremolada C, Candiani P, Signorini M, et al. The surgical anatomy of subcutaneous fascial system of the scalp. *Ann Plast Surg* 1994;32:8-14.)

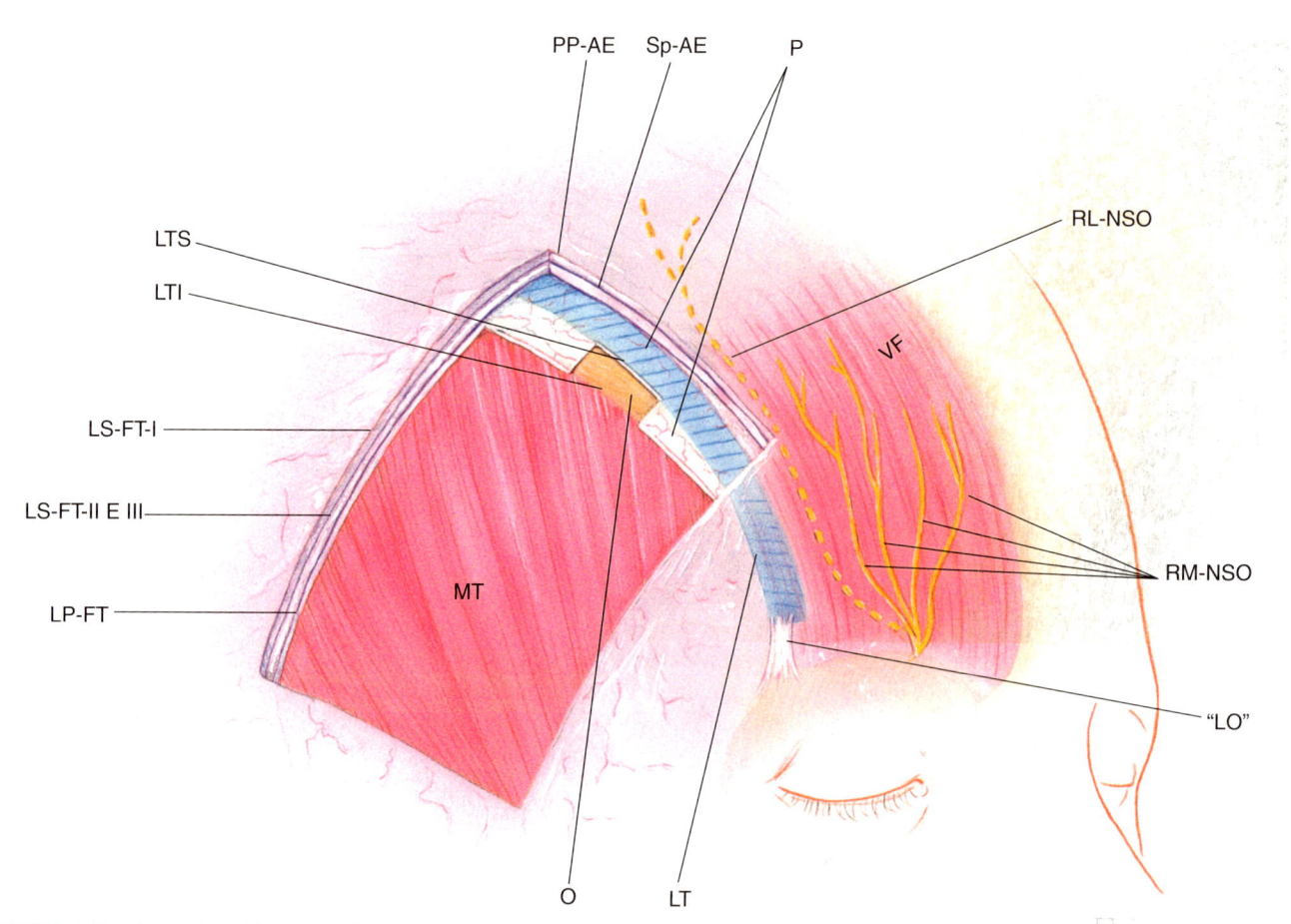

FIGURA 4.10 Relações do tecido mole da fronte e da fossa temporal com a zona de fixação. A zona de fixação (*azul*) situa-se na junção da fronte com a fossa temporal. É uma área de aproximadamente 6 mm de largura logo medial à linha temporal (*LT*) e de sua continuação como a linha temporal superior (*LTS*), mostrada aqui e nas Figuras 1.1 e 2.1. No interior dessa zona, o periósteo (*P*) está compactamente fixado ao osso (*O*) (veja Figura 1.4) e aos tecidos moles suprajacentes. O periósteo se estende lateralmente até a linha temporal inferior (*LTI*), a linha na qual a lâmina profunda da fáscia temporal (*LP-FT*) da fossa temporal está fixada. A lâmina profunda da fáscia temporal recobre o músculo temporal (*MT*). O plano profundo da aponeurose epicrânica (*PP-AE*) sobre a fronte torna-se a camada externa da lâmina superficial da fáscia temporal (*LS-FT-I*) sobre a fossa temporal. O subplano da aponeurose epicrânica (Sp-AE) sobre a fronte torna-se camadas média (*LS-FT-II*) e profunda (*LS-FT-III*) da lâmina superficial da fáscia temporal. O "ligamento orbital" (*LO*) é uma faixa de tecido conectivo que fixa a lâmina superficial da fáscia temporal ao osso, na extremidade inferior da zona de fixação (veja Figura 4.14). O ventre frontal do músculo occipitofrontal lateral (*VF*) termina ou torna-se mais tênue ao longo da margem lateral da zona de fixação. Os ramos mediais (superficiais) do nervo supra-orbital (*RM-NSO*) correm sobre a superfície do ventre frontal do músculo occipitofrontal e os ramos laterais (profundos) do nervo supra-orbital (*RL-NSO*) correm abaixo do ventre frontal do músculo occipitofrontal sempre mediais à zona de fixação.

Capítulo 4 ◆ APONEUROSE EPICRÂNICA E FÁSCIAS TEMPORAIS 55

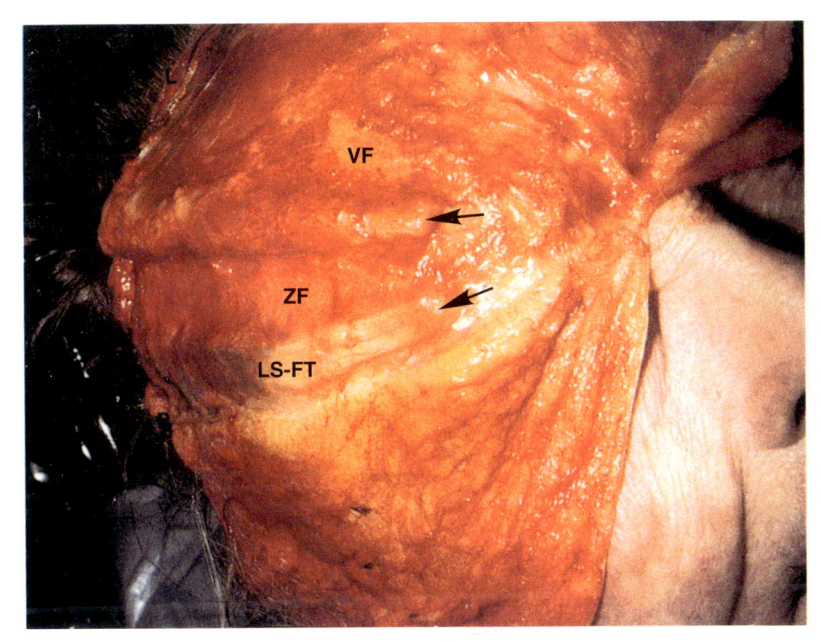

FIGURA 4.11 A zona de fixação. Um instrumento (*seta superior*) foi passado a partir de uma incisão coronal, com pouca resistência, sob a aponeurose epicrânica e o ventre frontal do músculo occipitofrontal (*VF*) e foi movido lateralmente sobre o periósteo do frontal até encontrar uma resistência maior ao movimento mais lateral, como mostrado. Um outro instrumento (*seta inferior*) foi passado com pouca resistência sob todas as camadas da lâmina superficial da fáscia temporal (*LS-FT*), diretamente sobre a lâmina profunda da fáscia temporal e foi movido medialmente até encontrar uma resistência maior ao movimento mais medial, como mostrado. O instrumento inferior se situa ao longo da linha temporal superior (veja Figura 4.10). A faixa de aderência de tecido mole ao osso, entre os dois instrumentos, é a zona de fixação (*ZF*). A margem lateral do ventre frontal do músculo occipitofrontal cai logo acima dessa zona.

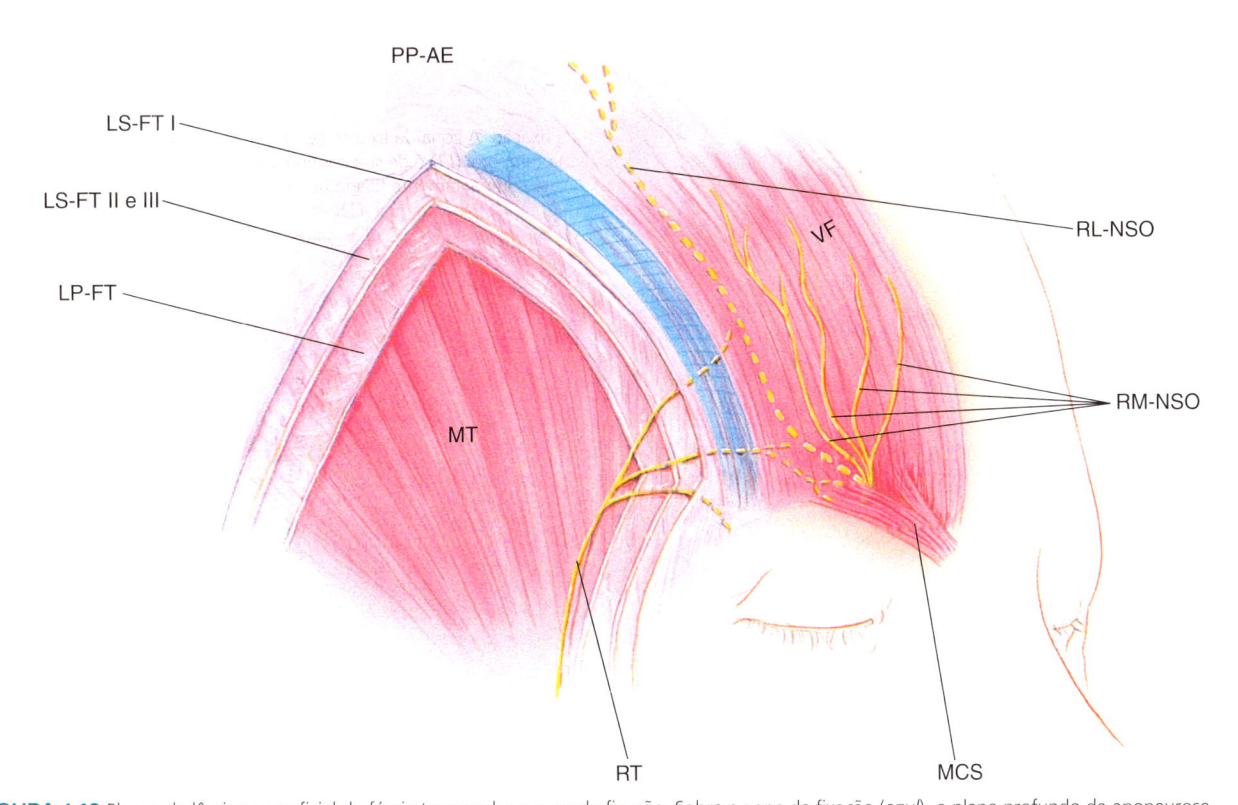

FIGURA 4.12 Planos da lâmina superficial da fáscia temporal e a zona de fixação. Sobre a zona de fixação (*azul*), o plano profundo da aponeurose epicrânica (*PP-AE*) da fronte torna-se confluente com a camada externa da lâmina superficial da fáscia temporal (*LS-FT-I*), da fossa temporal (veja Figuras 4.2, 4.10 e 4.13) e o plano fascial do suplano da aponeurose epicrânica (não mostrado) da fronte (veja Figuras 4.1, 4.6, 4.7 e 4.10) torna-se confluente com as duas camadas mais profundas da lâmina superficial da fáscia temporal (*LSFT-II e LSFT-III*) (veja Figuras 4.10 e 4.13). O periósteo (não mostrado) deixa o frontal (veja Figura 4.10) e torna-se confluente com a lâmina profunda da fáscia temporal (*LP-FT*). Todos esses planos se fundem sobre a zona de fixação na qual são fixados ou firmemente aderentes ao osso (veja Figuras 4.10 e 4.13). A camada externa da lâmina superficial da fáscia temporal (*LS-FT-I*) é a camada externa densa através da qual o ramo temporal (*RT*) do nervo facial passa (veja Figuras 3.1B, 3.13, 3.16, 3.18 e 4.15). As camadas II e III da lâmina superficial da fáscia temporal são planos aderentes finos que recobrem a lâmina profunda da fáscia temporal. O ventre frontal do músculo occipitofrontal (*VF*), o músculo corrugador do supercílio (*MCS*), o músculo temporal (*MT*), o ramo medial (superficial) do nervo supra-orbital (*RM-NSO*) e o ramo lateral (profundo) do nervo supra-orbital (*RL-NSO*) estão rotulados.

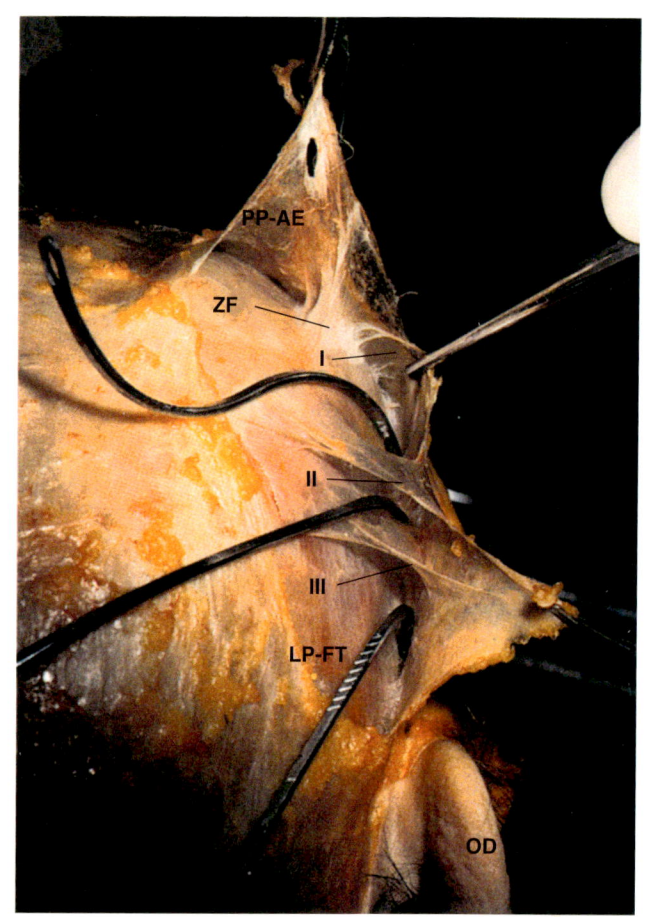

FIGURA 4.13 Planos da lâmina superficial da fáscia temporal e a zona de fixação. Esta vista posterior dos planos da fossa temporal é observada a partir da extremidade lateral direita de uma incisão coronal. A face posterior da orelha direita (*OD*) está indicada para orientação. O instrumento no topo da fotografia está retraindo o plano profundo da aponeurose epicrânica (*PP-AE*). As pinças à direita estão retraindo a camada externa mais espessa (*I*) da lâmina superficial da fáscia temporal. A forte aderência do plano profundo da aponeurose epicrânica da fronte e todas as camadas das lâminas superficiais da fáscia temporal (*I, II e III*), provenientes da fossa temporal com a zona de fusão (*ZF*) estão demonstradas aqui. A sonda superior está entre as camadas I e II da lâmina superficial da fáscia temporal, a sonda média está entre as camadas II e III, e a sonda mais inferior está entre a camada III e a lâmina profunda da fáscia temporal (*LP-FT*). Todas as camadas da lâmina superficial da fáscia temporal podem ser removidas facilmente da lâmina profunda da fáscia temporal até o nível da zona de fixação, na qual cada camada está fixada ao osso. A dissecação sobre a fossa temporal para levantamento de um retalho da fronte deve ser realizada sob a camada III da lâmina superficial da fáscia temporal, diretamente sobre a lâmina profunda da fáscia temporal, para ficar o mais distante possível do ramo temporal do nervo facial que corre no interior da camada I da lâmina superficial da fáscia temporal (veja Figuras 3.1B, 3.13, 3.16, 3.18, 4.12 e 4.15). A zona de fixação incluindo o "ligamento orbital" (veja Figuras 4.10 e 4.14) deve ser completamente separada do osso para transpor adequadamente um retalho da fronte. Quaisquer faixas de tecido conectivo presas ao osso favorecem uma perda de ressuspensão da posição do supercílio com o passar do tempo.

Capítulo 4 ♦ APONEUROSE EPICRÂNICA E FÁSCIAS TEMPORAIS

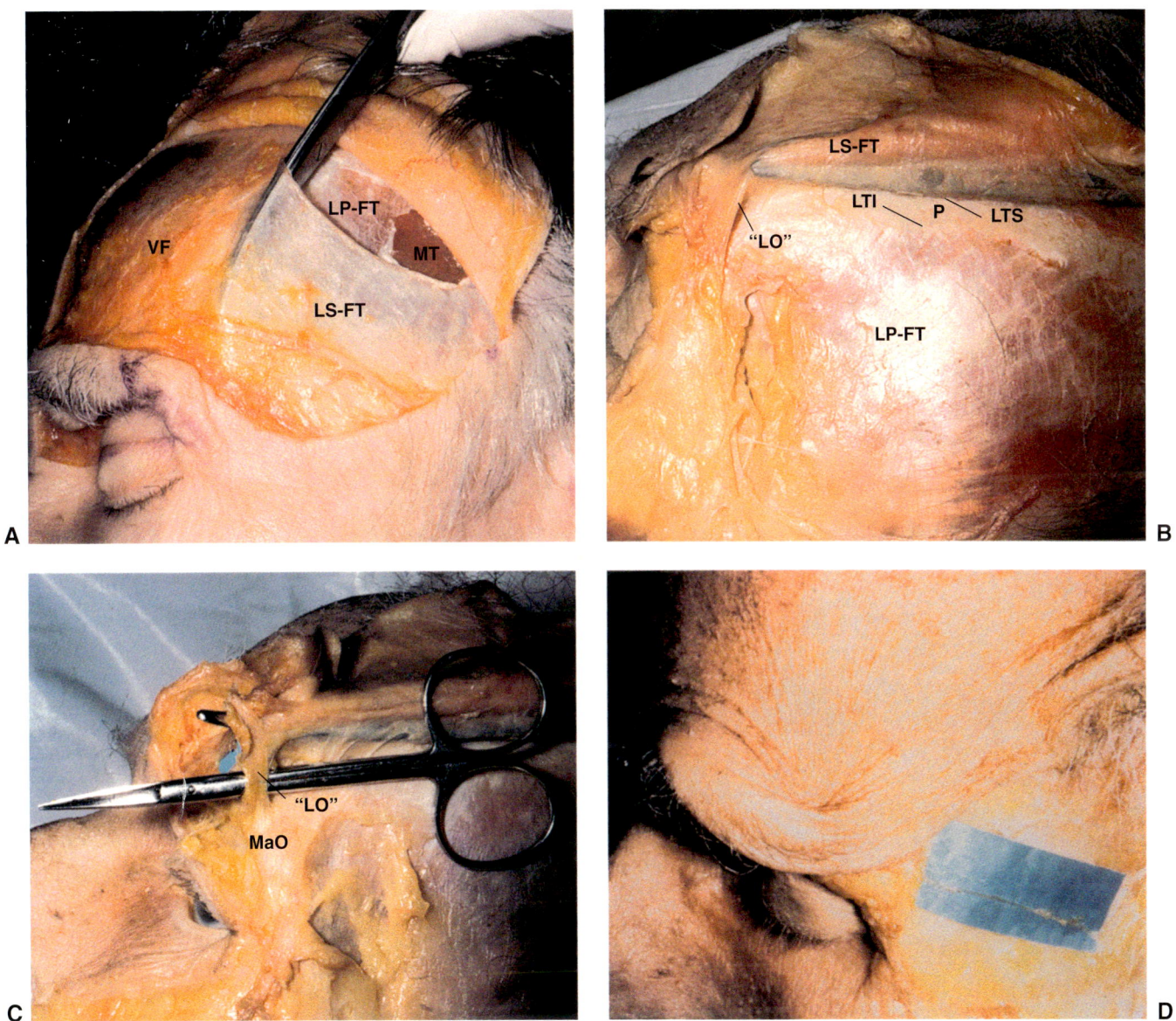

FIGURA 4.14 Relações da fossa temporal, vista lateral. **A:** A tesoura vista aqui está sobre a lâmina profunda da fáscia temporal (*LP-FT*) abaixo de todas as três camadas da lâmina superficial da fáscia temporal (*LS-FT*). Uma abertura na lâmina profunda da fáscia temporal expõe o músculo temporal (*MT*). A tesoura encontrou resistência ao movimento mais medialmente, porque a fixação das camadas da lâmina superficial da fáscia temporal à zona de fusão (veja Figura 4.13) impede o movimento. A margem lateral do ventre frontal do músculo occipitofrontal (*VF*) cai sobre essa zona de fixação. **B:** Os planos da lâmina superficial da fáscia temporal (*LS-FT*) foram levantados aqui e dobrados sobre a tesoura colocada sobre a linha temporal superior (*LTS*), na margem lateral da zona de fixação. As lâminas superficial e profunda da fáscia temporal (*LP-FT* e *LS-FT*), da fossa temporal tornam-se confluentes com a aponeurose epicrânica (não mostrada) e o periósteo (*P*), respectivamente, a partir da frente sobre a zona de fixação. Esses planos são fundidos e fixados ao osso sobre essa zona, que mede aproximadamente 6 mm de largura. A lâmina profunda da fáscia temporal, mostrada recobrindo o músculo temporal, pode ser vista inserindo-se na linha temporal inferior (*LTI*). Uma faixa estreita de periósteo separa as linhas temporais superior e inferior. O "ligamento orbital" (*LO*) fixa o plano da lâmina superficial da fáscia temporal à margem orbital. O "ligamento orbital" deve ser cortado transversalmente, e os tecidos moles ligados à zona de fixação devem ser liberados para mobilizar com sucesso o retalho da fronte para uma transposição cranial. **C:** A tesoura é mostrada aqui sob o "ligamento orbital" (*LO*). O "ligamento orbital" está fixado à parte súpero-lateral da margem orbital (*MaO*) (veja Figura 1.2). **D:** A indentação na pele vista aqui é produzida pela tração exercida sobre o "ligamento orbital" com um instrumento (não visível) abaixo do retalho da fronte. Embora nenhuma inserção dérmica direta do "ligamento orbital" fosse encontrada, este parece se tornar parte do plano da lâmina superficial da fáscia temporal. Esta fotografia demonstra a aderência compacta entre a lâmina superficial da fáscia temporal com sua pele suprajacente, que inclui a parte lateral do supercílio. Essa ligação permite que o cirurgião use a lâmina superficial da fáscia temporal como um veículo para transportar a pele lateral do supercílio e da fossa temporal cranialmente, quando realiza uma frontoplastia. Essa é uma relação anatômica favorável, porque a transposição do ventre frontal do músculo occipitofrontal com uma frontoplastia suspende apenas os dois terços mediais do supercílio (veja Figura 2.1) e torna a transposição da lâmina superficial da fáscia temporal necessária para levantar o terço lateral do supercílio. (Com permissão de Knize DM. An anatomically based study of the mechanism of eyebrow ptosis. *Plast Reconstr Surg* 1996;97:1321.)

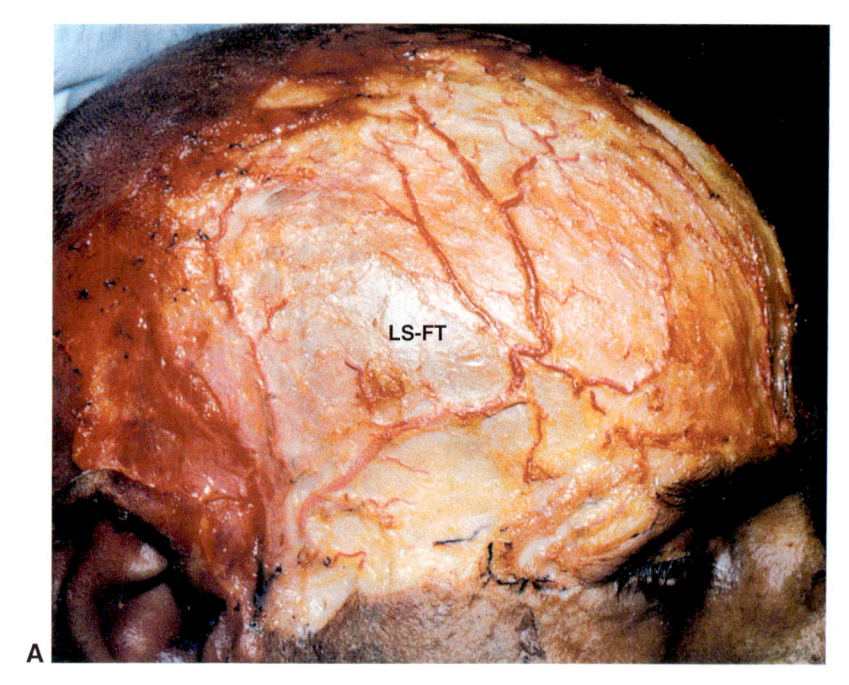

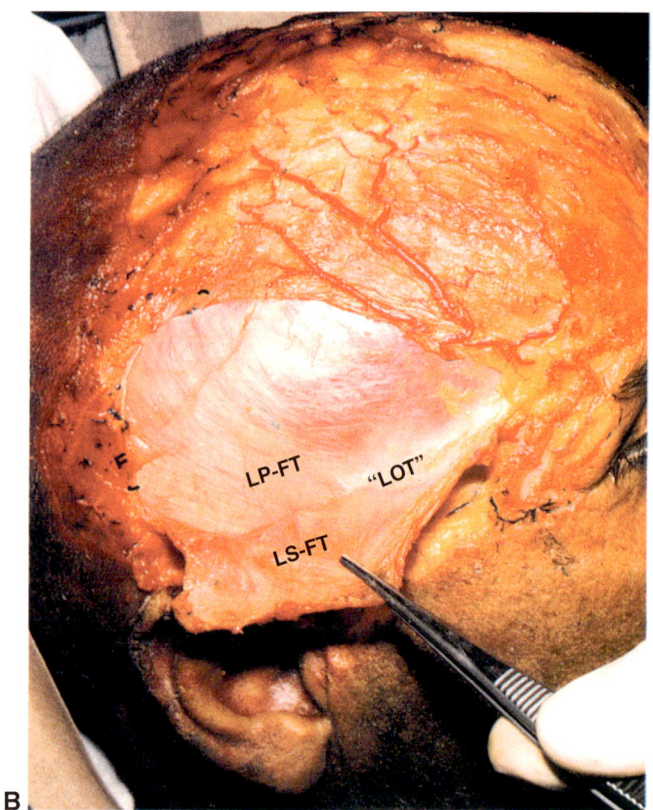

FIGURA 4.15 Relação dos planos da fossa temporal com o ramo temporal do nervo facial. **A:** A pele e os tecidos subcutâneos foram removidos do lado direito das áreas da fronte e da fossa temporal deste cadáver fresco, no qual as artérias foram injetadas com material de látex vermelho e as veias com material de látex azul. A camada externa da lâmina superficial da fossa temporal (*LS-FT*) está indicada. **B:** A lâmina superficial da fáscia temporal (*LS-FT*) foi separada da lâmina profunda (*LP-FT*) até o nível em que estes dois planos da fáscia se fundem ao longo de uma linha transversa chamada "ligamento orbicular-temporal" (*LOT*) (veja Figura 5.1). Uma dissecação romba pela fossa temporal nesse nível prossegue sem resistência até encontrar o "ligamento orbicular-temporal". Nesse ponto, a resistência à dissecação é produzida pela decussação das fibras entre os planos das lâminas superficial e profunda da fáscia temporal ao longo dessa linha (veja Figura 5.7A). Essa resistência à dissecação é uma indicação de que o ramo temporal do nervo facial está próximo e que todo cuidado é pouco quando se prossegue além desse ponto.

Capítulo 4 ♦ APONEUROSE EPICRÂNICA E FÁSCIAS TEMPORAIS

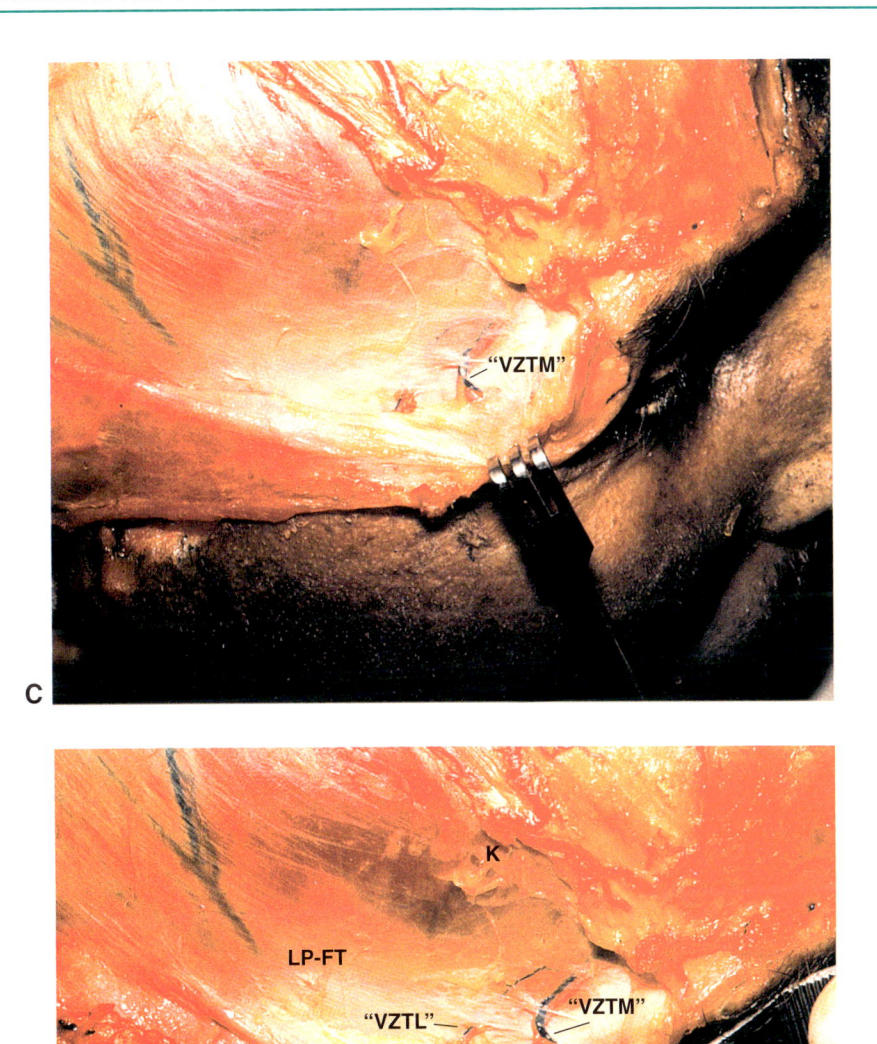

FIGURA 4.15 (*Continuação*) **C:** A extremidade medial do "ligamento orbicular-temporal" foi enfiada para dentro para expor uma linha de vasos e nervos sensitivos, que passam perpendicularmente pelo espaço, entre os planos das lâminas superficial e profunda da fáscia temporal (veja Figura 5.7F). A veia mais medial, a "veia zigomaticotemporal medial" (*VZTM*), está exposta aqui em companhia de sua artéria (veja Figuras 3.1B e 5.7). Essa veia foi chamada de "veia sentinela" porque sinaliza a proximidade do ramo temporal do nervo facial. **D:** O "ligamento orbicular-temporal" foi aberto mais aqui para expor as "veias zigomaticotemporais medial (*VZTM*) e lateral (*VZTL*)" e suas artérias acompanhantes. No interior da face inferior da lâmina superficial da fáscia temporal (*LS-FT*) sobre esses vasos, passam os ramos do ramo temporal do nervo facial (*NF VII*) (veja Figuras 3.1B, 3.16, 3.18 e 5.7E), como mostrado aqui. Uma dissecação cuidadosa diretamente sobre o plano da lâmina profunda da fáscia temporal (*LP-FT*) passará com segurança abaixo desses ramos do ramo temporal.

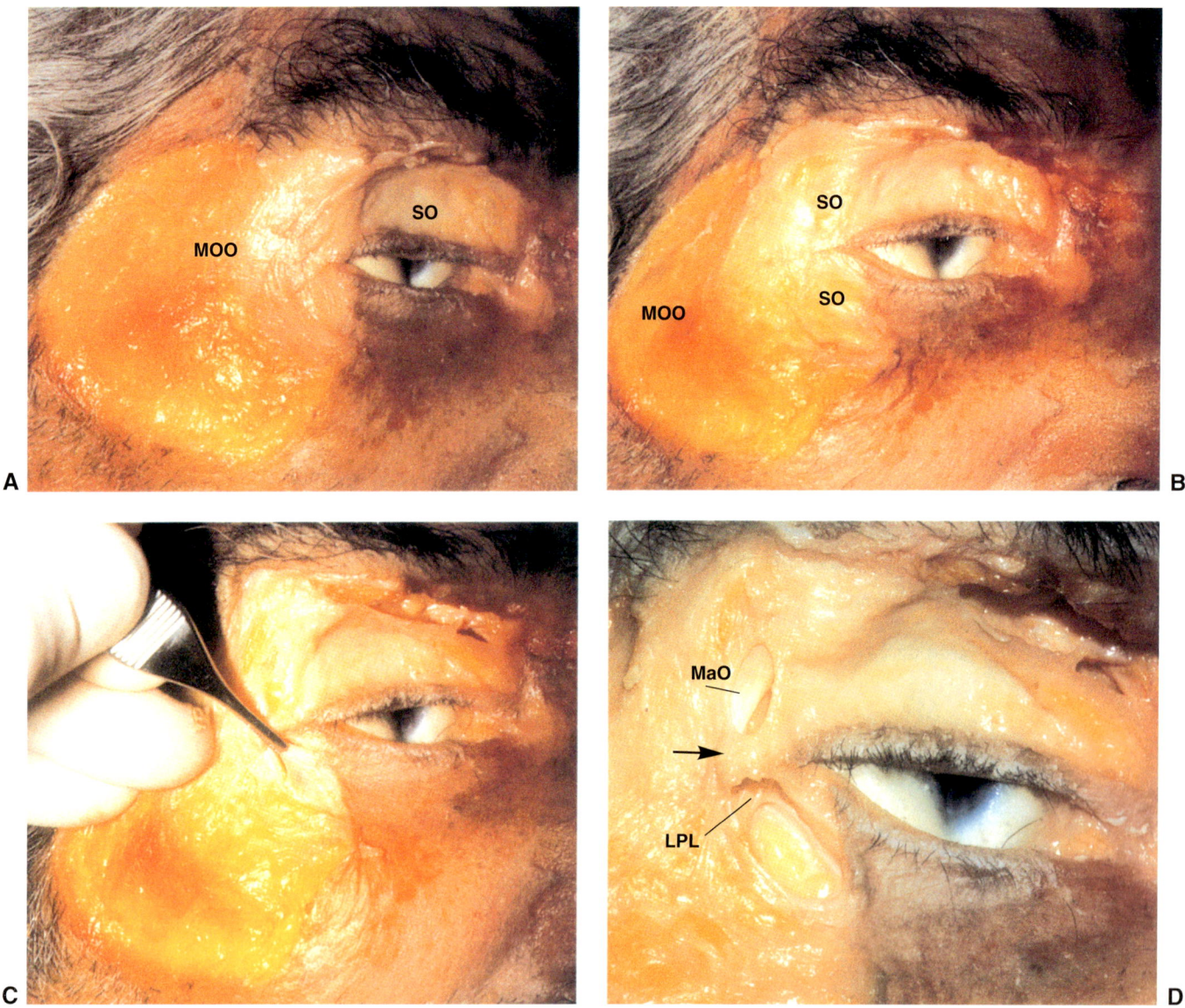

FIGURA 4.16 Relações da aponeurose epicrânica com o ângulo lateral do olho. **A:** As "partes pré-tarsal e pré-septal" do músculo orbicular do olho foram removidas para expor o septo orbital (*SO*) da pálpebra superior direita deste cadáver. O septo orbital é uma estrutura com múltiplas camadas, formado a partir das camadas do plano profundo da aponeurose epicrânica, que tornam a se unir na margem orbital superior e fluem para a órbita (veja Figura 4.1). O músculo orbicular do olho (*MOO*), lateral ao ângulo lateral do olho, foi deixado intacto. **B:** Os dois terços mediais do fino músculo orbicular do olho (*MOO*), laterais ao ângulo lateral do olho, foram removidos para expor um plano da fáscia contínuo com o septo orbital (*SO*) das pálpebras superior e inferior, e fixado à face anterior da margem orbital. **C:** A pinça está agarrando o plano da fáscia exposto na Figura 4.16B, no qual parece haver uma condensação no plano lateral ao ângulo lateral do olho. A tração no plano da fáscia produz um efeito de "cantopexia lateral", como mostrado, porque esse plano da fáscia é contínuo com o septo orbital da pálpebra inferior, e o septo orbital é fundido com o tarso. **D:** A condensação no plano da fáscia lateral ao ângulo lateral do olho (*seta*) foi removida do plano e pode ser vista conectando o ângulo lateral do olho à face anterior da margem orbital (*MaO*). A margem inferior do ligamento palpebral lateral (*LPL*) pode ser vista unindo-se à margem orbital em um plano distintamente mais profundo.

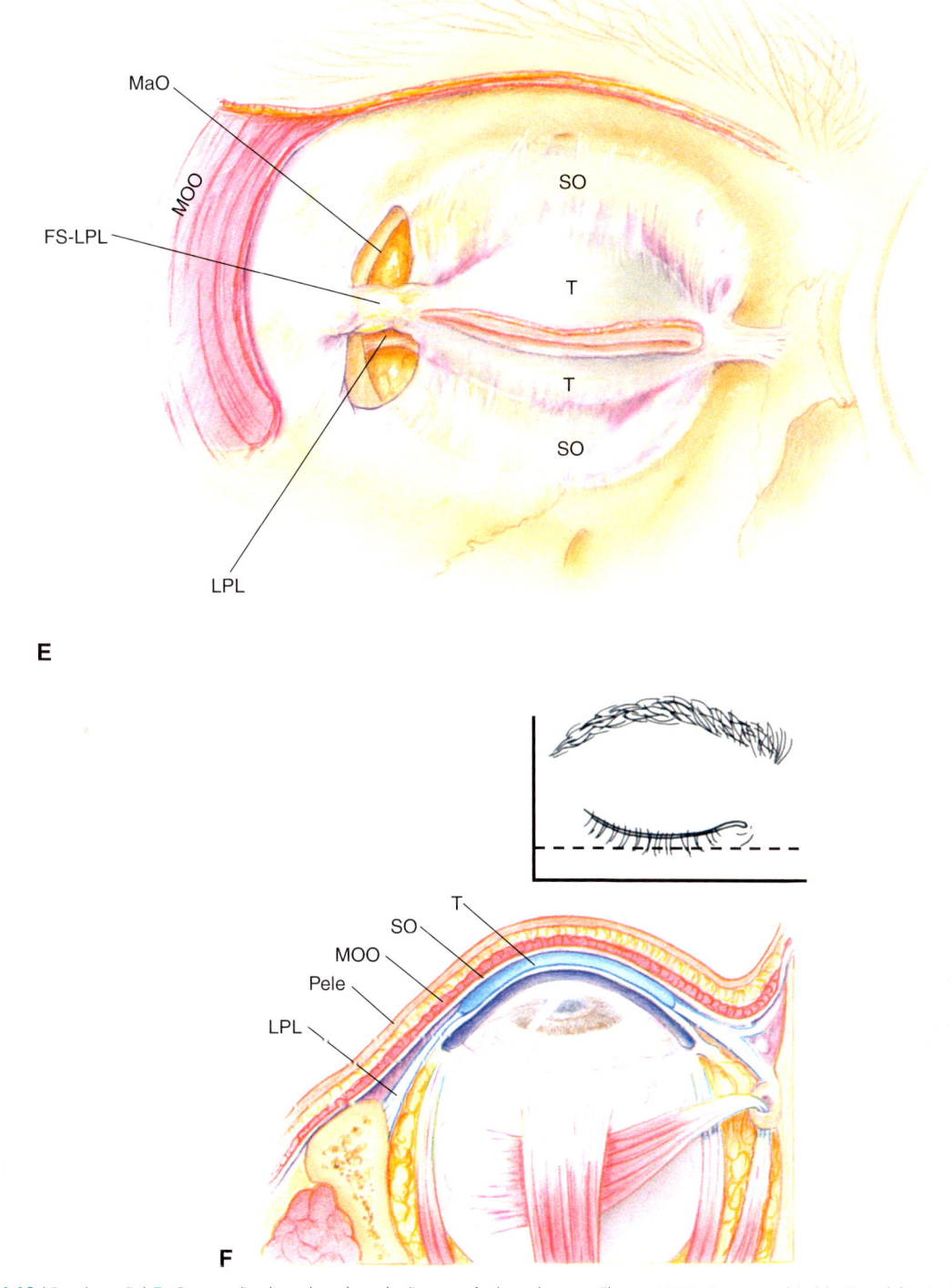

FIGURA 4.16 (*Continuação*) **E:** Concepção do artista das relações anatômicas vistas na Figura 4.16D. O septo orbital (*SO*) está fixado à face anterior da margem orbital (*MaO*) e possui conexões fasciais com o tarso (*T*). Lateral à órbita, o plano do septo orbital se situa abaixo do plano do músculo orbicular do olho (*MOO*), no qual ele continua como lâmina superficial da fáscia temporal. O ligamento palpebral lateral (*LPL*) une o tarso à margem orbital em um nível mais profundo do que o faz a condensação do septo orbital no plano da fáscia. Portanto, podemos chamá-lo de "folheto superficial" do ligamento palpebral lateral (*FS-LPL*). **F:** Relações sob o ângulo lateral do olho como vistas ao nível de uma incisão transversal pela pálpebra inferior. O ligamento palpebral lateral (*LPL*) é mostrado conectando a face interna da margem lateral orbital ao tarso (*T*). O septo orbital (*SO*) também é ligado ao tarso e adere à face inferior do músculo orbicular do olho (*MOO*). O septo orbital é fundido ao longo da face anterior da margem orbital lateral e continua lateral à margem orbital como a parte superficial do ligamento palpebral lateral, mostrado na Figura 4.16E. (Modificado de Codner, MA, McCord, CD e Hester, TR. The lateral canthal tendon. *Operative Techniques in Plastic and Reconstructive Surgery.* 1998;5:90.) (*Continua.*)

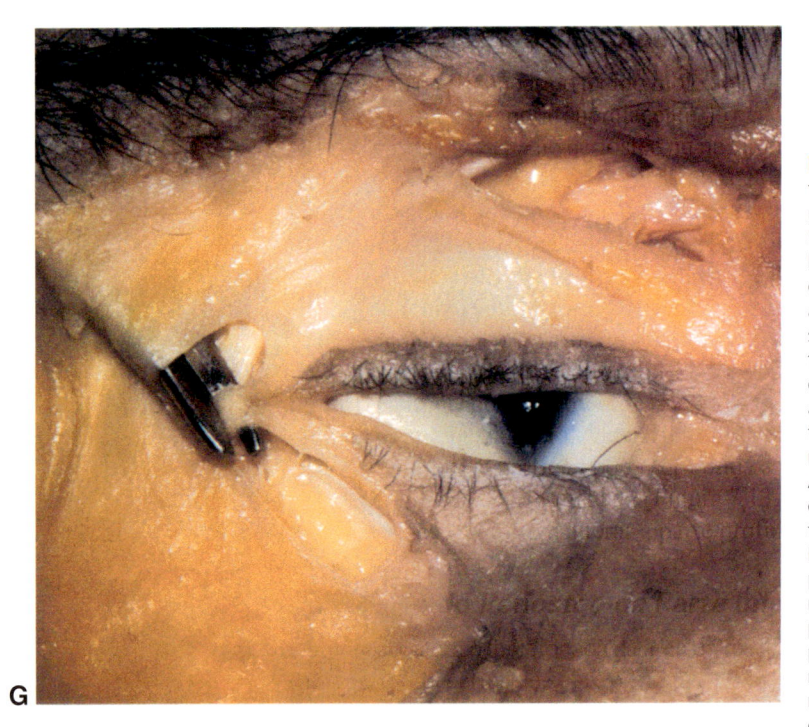

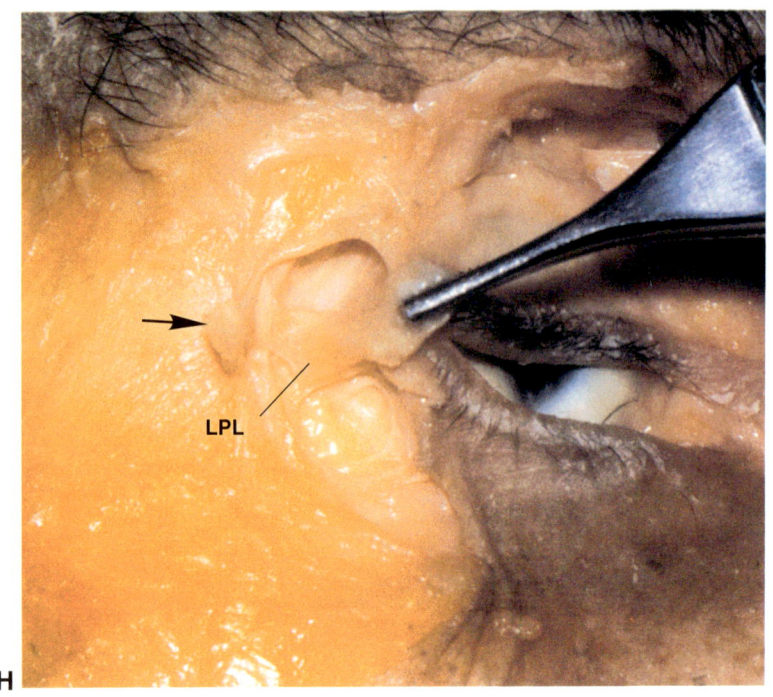

FIGURA 4.16 (*Continuação*) **G:** A lâmina superficial da fáscia temporal da fossa temporal é uma continuação do plano profundo da aponeurose epicrânica da fronte (veja Figura 4.10). A aponeurose epicrânica e os planos da lâmina superficial da fáscia temporal passam para baixo em direção à órbita. As camadas do plano profundo da aponeurose epicrânica passam para a órbita e formam o septo orbital (veja Figura 4.1), e a lâmina superficial da fáscia temporal forma um plano fascial lateral à órbita, que é contínuo com o plano do septo orbital e está fixado à face anterior da margem lateral da órbita. O plano da fáscia lateral à margem orbital se situa logo abaixo do músculo orbicular do olho com pouca gordura interposta. A tesoura foi passada de uma incisão no temporal direito do escalpo diretamente sobre a lâmina profunda da fáscia temporal e sob a lâmina profunda da fáscia temporal. Esse plano de dissecação permitiu que a tesoura passasse para essa posição orbital lateral, em um plano abaixo do ramo temporal do nervo facial (veja Figura 3.16). Nessa posição, a tesoura foi usada para cortar a face inferior do plano fascial superior e inferior à condensação horizontal na fáscia, lateral ao ângulo lateral do olho, como mostrado. A tesoura está prestes a cortar essa condensação, chamada folheto superficial do ligamento palpebral lateral. O ligamento é fundido à face anterior da margem orbital lateral e une-se ao ângulo lateral do olho. A tração cranial na parte superficial do ligamento palpebral lateral, neste caso, suspende o músculo orbicular do olho e o ângulo lateral do olho. O plano fascial contendo o ligamento palpebral lateral do ângulo lateral do olho pode ser cortado a partir da abordagem da incisão temporal, como mostrado, ou a partir de uma incisão superior de blefaroplastia. **H:** O plano fascial contendo o folheto superficial do ligamento palpebral lateral do ângulo lateral do olho foi cortado. A seta indica a extremidade lateral cortada e a pinça segura a extremidade medial do folheto superficial do ligamento palpebral lateral. O ligamento palpebral lateral (*LPL*), que ocupa um plano mais profundo, está agora completamente exposto. Se a fixação do folheto superficial do ligamento palpebral, lateral à margem orbital lateral é liberada com uma dissecação cortante, o ângulo lateral do olho pode ser suspenso cranialmente sem perturbar o ligamento palpebral lateral, mais profundo. Uma sutura realizada na fáscia presa pela pinça e ancorada no periósteo na parte súpero-medial da margem orbital suporta, com eficiência, a pálpebra inferior. Se uma elevação mais agressiva da parte lateral da pálpebra inferior é necessária, o ligamento palpebral lateral ou seu ramo inferior podem ser cortados transversalmente e transpostos para uma posição mais cranial na margem orbital.

Capítulo 4 ◆ APONEUROSE EPICRÂNICA E FÁSCIAS TEMPORAIS

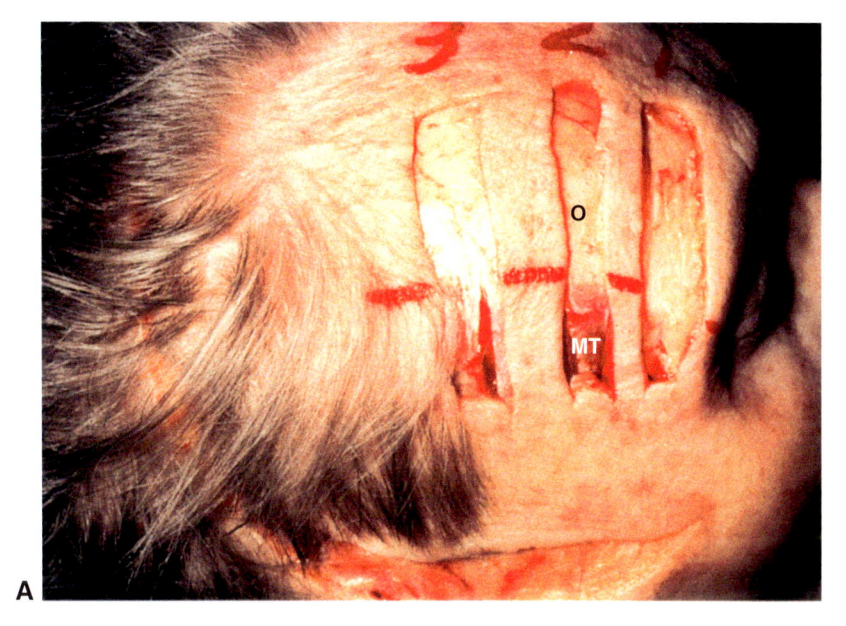

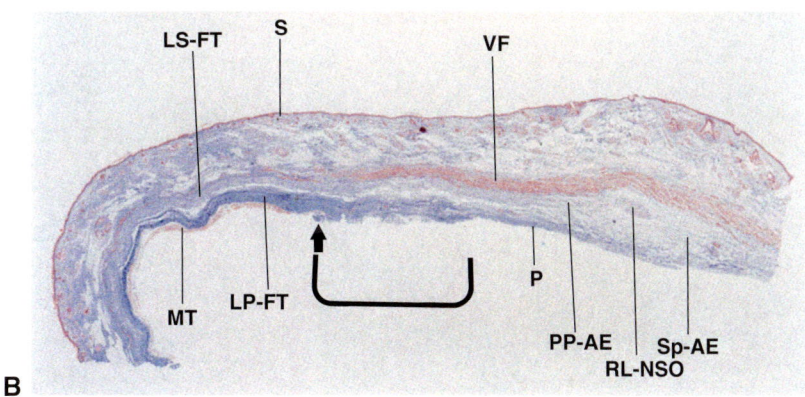

FIGURA 4.17 Cortes microscópicos das áreas da fronte e da fossa temporal. **A:** Cadáver fresco com três faixas transversas de tecidos moles da parte direita da fronte e da fossa temporal removidas. A linha vermelha traçada perpendicularmente às áreas removidas marca a linha temporal superior palpável. Medial à linha temporal superior, o periósteo foi removido com o espécime para expor o osso (O). Lateral à linha temporal superior, cada área incluiu a lâmina profunda da fáscia temporal, que expôs o músculo temporal (MT). **B:** Fotomicrografia de um corte histológico transversal obtido de um cadáver na faixa média de tecido mole, marcada com o nº 2 no cadáver, um nível logo acima do coxim adiposo da aponeurose epicrânica. O corte histológico foi preparado com a coloração tricrômica de Masson (o músculo cora-se em vermelho e o tecido conectivo em azul; a gordura não se cora). A parte do corte à *esquerda do colchete* origina-se da fossa temporal e a parte do corte à *direita do colchete* origina-se superior ao frontal. O colchete indica a extensão da zona de fixação (aproximadamente 6 mm de largura no espécime macroscópico) sobre o qual o periósteo (P) está firmemente fixado ao osso, imediatamente medial ao nível da linha temporal superior (seta). A face profunda enrugada do periósteo, dentro do *colchete*, foi produzida pela dissecação cortante, necessária para levantar o periosteo que está firmemente aderente ao osso, dentro da zona de fixação (veja Figura 1.4). Mais medialmente (à *direita do colchete*), o periósteo foi facilmente levantado do osso sem danos, porque é frouxamente aderente nessa área. O plano da lâmina superficial da fáscia temporal (LS-FT) torna-se confluente com o plano profundo da aponeurose epicrânica (PP-AE) sobre a zona de fixação. As adesões fibrosas estão presentes entre essa confluência e o periósteo. O periósteo é confluente com a lâmina profunda da fáscia temporal (LP-FT). No nível da parte média da fronte, no qual esse corte microscópico transversal foi feito, o ramo lateral (profundo) do nervo supra-orbital (RL-NSO) corre no interior das camadas mais profundas do plano profundo da aponeurose epicrânica e sobre o subplano da aponeurose epicrânica e o periósteo. Uma dissecação do subplano da aponeurose epicrânica para levantamento de um retalho da fronte pode colocar o ramo lateral (profundo) do nervo supra-orbital em grande risco de lesão em comparação com a dissecação em um plano subperiosteal. A dissecação do plano subaponeurose epicrânica também separa a fáscia do plano subaponeurose epicrânica (veja Figuras 4.1, 4.6 e 4.7) e seu suprimento sanguíneo incluído (veja Figura 4.8) a partir do retalho levantado da fronte. Uma dissecação do plano subperiosteal para levantamento de um retalho da fronte preservaria ao máximo o suprimento sanguíneo para um retalho levantado da fronte. A pele (S), o ventre frontal do músculo occipitofrontal (VF) e os fragmentos do músculo temporal (MT) estão identificados. (Com permissão de Knize DM. Reassessment of the coronal incision and subgaleal dissection for foreheadplasty. *Plast Reconstr Surg* 1998;102:478.)

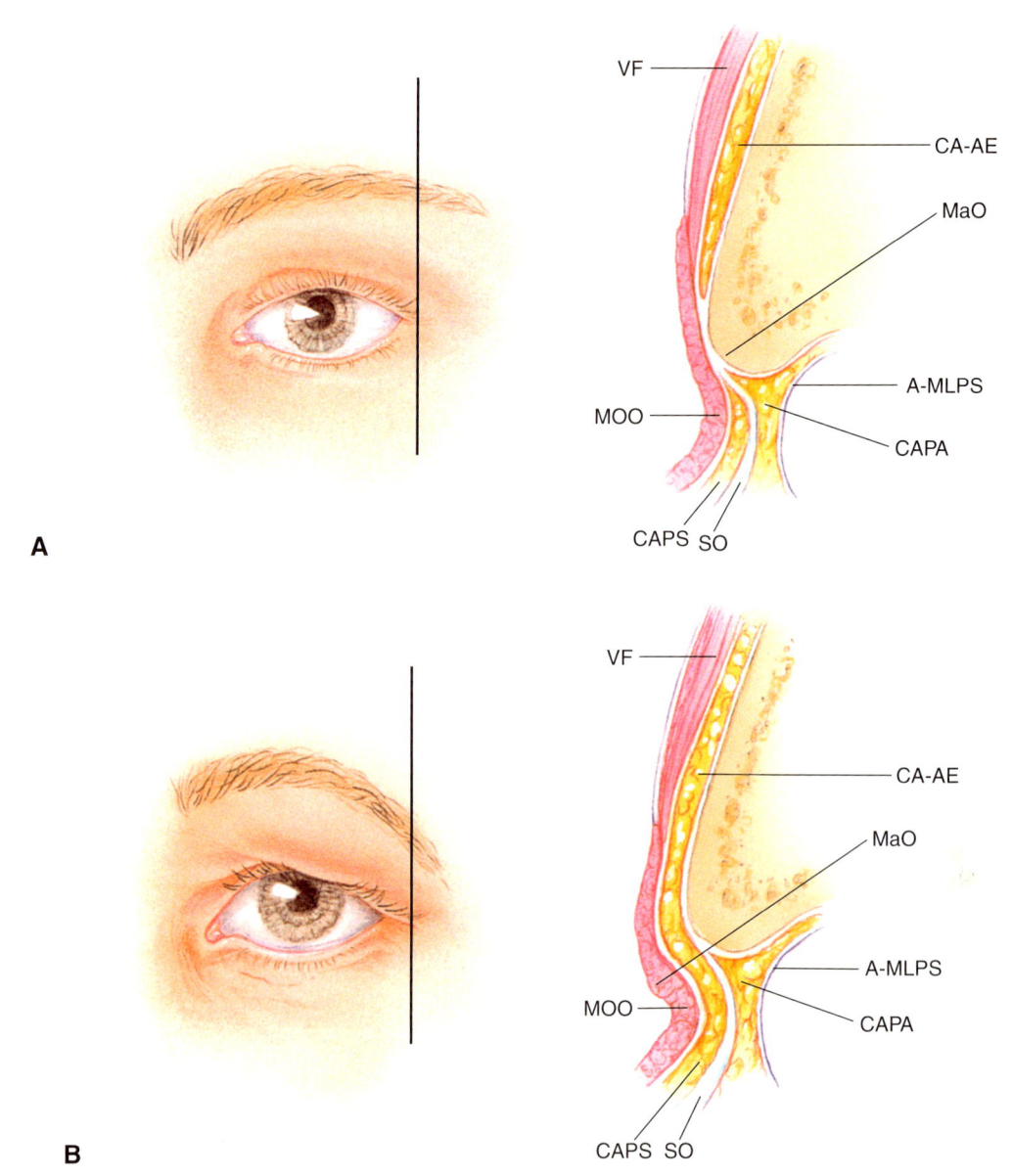

FIGURA 4.18 Ptose lateral do supercílio. **A** e **B:** Se as camadas do plano profundo da aponeurose epicrânica envolvem completamente o coxim adiposo da aponeurose epicrânica (*CA-AE*), rejeitando ao longo de toda a parte superior da margem orbital (*MaO*), como mostrado no diagrama (**A**), a posição lateral do supercílio será mais estável durante o processo de envelhecimento. Uma parede de apoio intacta da aponeurose epicrânica estabiliza a posição do coxim adiposo da aponeurose epicrânica e os outros planos de tecido adiposo profundamente à parte lateral do supercílio. Contudo, se o envoltório do coxim adiposo da aponeurose epicrânica pelo plano profundo da aponeurose epicrânica está incompleto lateralmente, como mostrado no diagrama (**B**), seria esperado que a ptose lateral do supercílio aparecesse mais cedo no processo de envelhecimento. Sem a parede de retenção da aponeurose, o coxim adiposo da aponeurose epicrânica move-se para baixo em conseqüência das forças gravitacionais e desestabilizará a posição lateral do supercílio. A integridade dessa parede aponeurótica ao longo da parte lateral da margem orbital pode ser um dos determinantes da relação com que a ptose lateral do supercílio ocorre conforme envelhecemos. Esse conceito é demonstrado nas Figuras 4.19 e 4.20 com dois cadáveres que têm estruturas de suporte aponeuróticas diferentes para o coxim adiposo da aponeurose epicrânica. O ventre frontal do músculo occipitofrontal (*VF*), o músculo orbicular do olho (*MOO*), o coxim adiposo pré-septal (*CAPS*), o septo orbital (*SO*), o coxim adiposo pré-aponeurótico (*CAPA*) e a aponeurose do músculo levantador da pálpebra superior (A-*MLPS*) estão identificados.

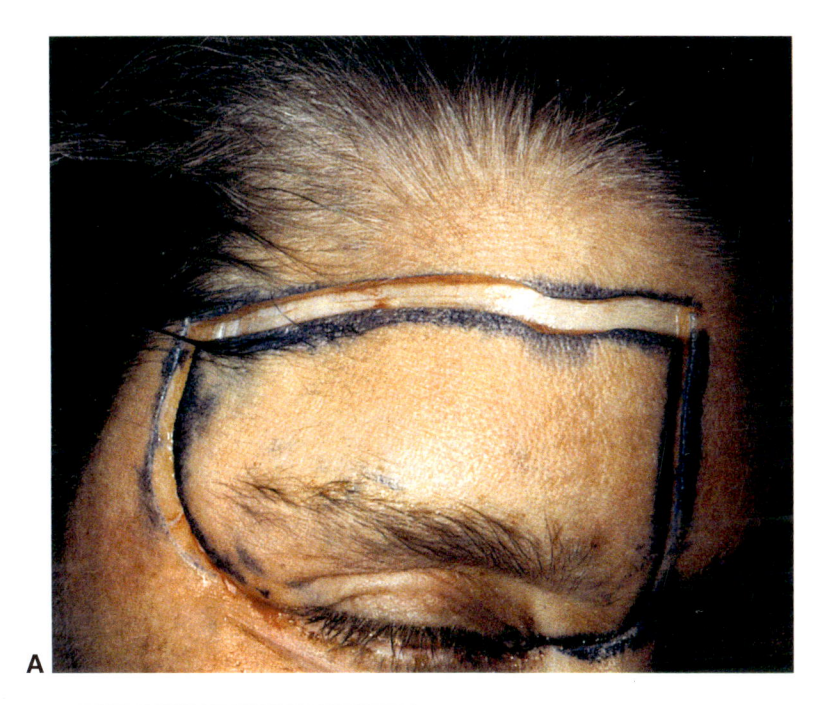

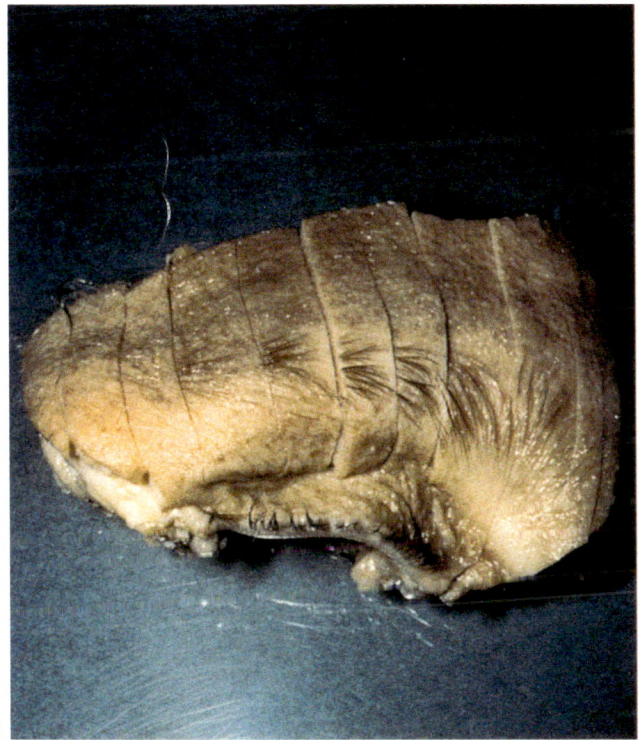

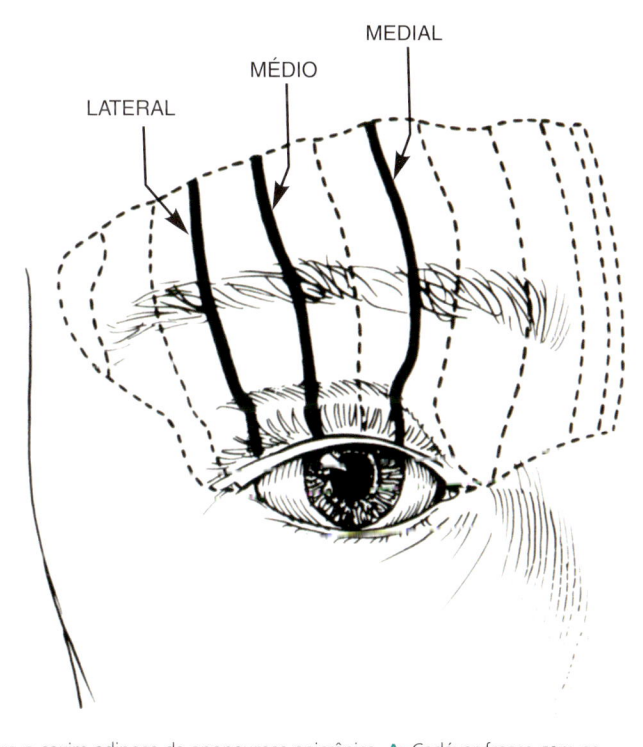

FIGURA 4.19 Exemplo da parede aponeurótica de sustentação incompleta para o coxim adiposo da aponeurose epicrânica. **A:** Cadáver fresco com os supercílios em uma posição relativamente ptótica. (Esta fotografia foi tirada com a cabeça na posição supina). Este indivíduo demonstra a condição de posição instável do supercílio, em conseqüência do suporte incompleto do plano profundo da aponeurose epicrânica do coxim adiposo lateral da aponeurose epicrânica. A incisão na pele do lado direito da fronte delineia a área para remoção do tecido mole junto com o frontal subjacente.
B: O espécime removido, que inclui a pálpebra superior, foi descalcificado e cortado em múltiplas secções sagitais, como mostrado, para estudos histológicos (*esquerda*). Orientação do espécime para o lado direito da fronte. Os estudos histológicos foram feitos nos cortes obtidos dos planos medial, médio e lateral, como indicado (*à direita*). (*Continua.*)

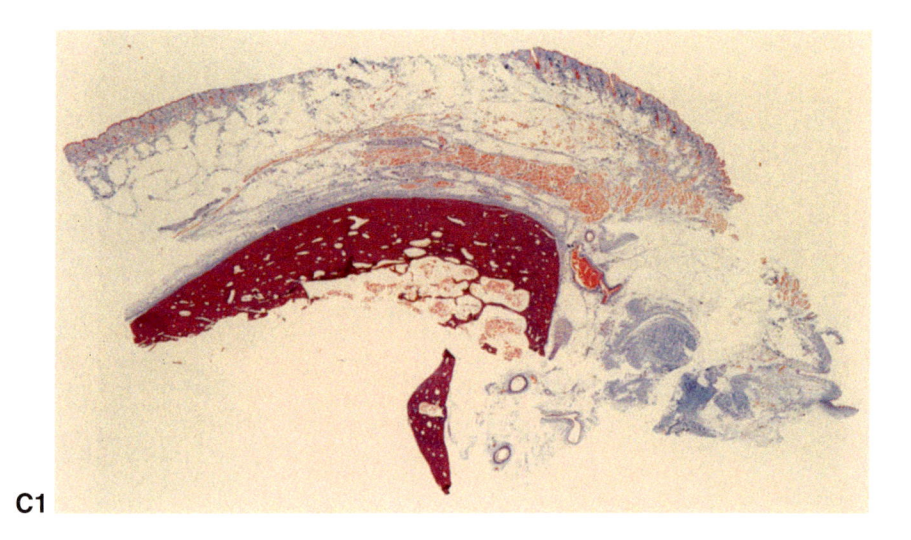

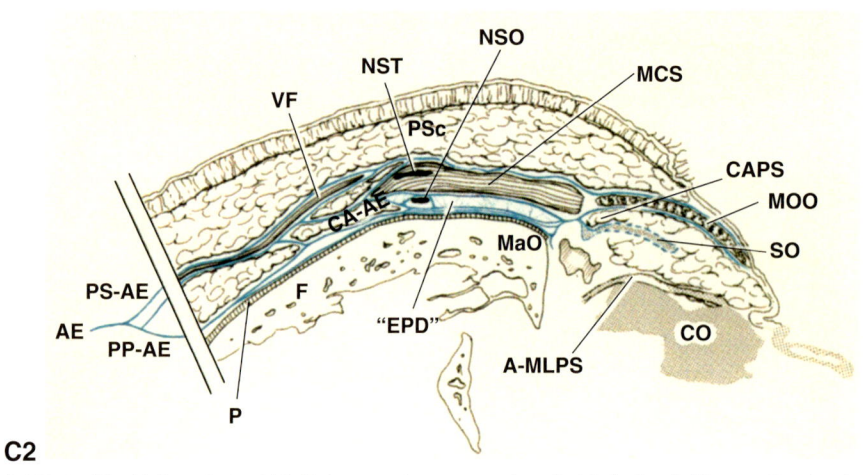

FIGURA 4.19 (*Continuação*) Cortes histológicos. Cortes histológicos corados com a coloração tricrômica de Masson. O músculo cora-se de vermelho; o tecido conectivo de azul. A gordura não se cora. **C1:** Fotomicrografia do plano sagital da parte medial da fronte. **C2:** Diagrama da fotomicrografia do plano sagital da parte medial da fronte. A aponeurose epicrânica (*AE*) (não mostrada na fotomicrografia) divide-se cranialmente à margem orbital do ventre frontal do músculo occipitofrontal (*VF*) para formar os planos superficial (*PS-AE*) e profundo (*PP-AE*) da aponeurose epicrânica. O plano superficial da aponeurose epicrânica corre superficial ao ventre frontal do músculo occipitofrontal e ao músculo orbicular do olho (*MOO*) como uma camada membranácea simples. O plano profundo da aponeurose epicrânica se subdivide em múltiplas camadas. Uma camada reveste as faces profundas do ventre frontal do músculo occipitofrontal e o músculo orbicular do olho, e uma outra é fundida ao periósteo (*P*) e recobre o frontal (*F*) incluído neste espécime. Entre essas camadas, o plano profundo da aponeurose epicrânica se divide mais (Figura 4.1) para envolver o compartimento do coxim adiposo da aponeurose epicrânica (*CA-AE*) e formar as paredes do "espaço do plano de deslizamento" (EPD). O músculo corrugador do supercílio (*MCS*) ocupa grande parte do compartimento do coxim adiposo da aponeurose epicrânica nesse nível medial. O septo orbital (*SO*), com múltiplas camadas, forma-se a partir do reencontro dos planos do plano profundo da aponeurose epicrânica ao longo da margem orbital (*MaO*) e separa o coxim adiposo pré-septal (*CAPS*) do coxim adiposo pré-aponeurótico. Os conteúdos residuais da órbita (*CO*) remanescentes após a enucleação do bulbo do olho, a aponeurose do músculo levantador da pálpebra superior (*A-MLPS*), o plano subcutâneo (*PSc*), os nervos supratrocleares (*NST*) e o tronco do nervo supra-orbital (*NSO*) estão também identificados.

Capítulo 4 • APONEUROSE EPICRÂNICA E FÁSCIAS TEMPORAIS

C3

C4

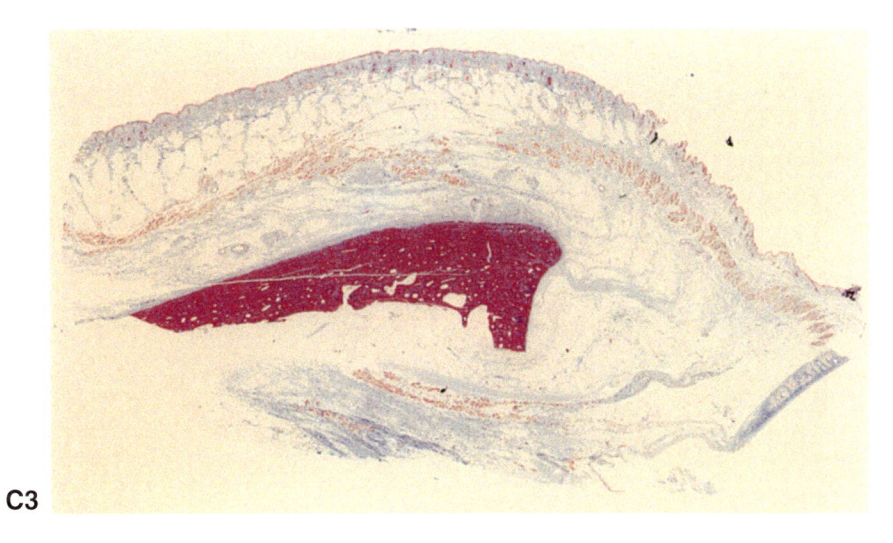

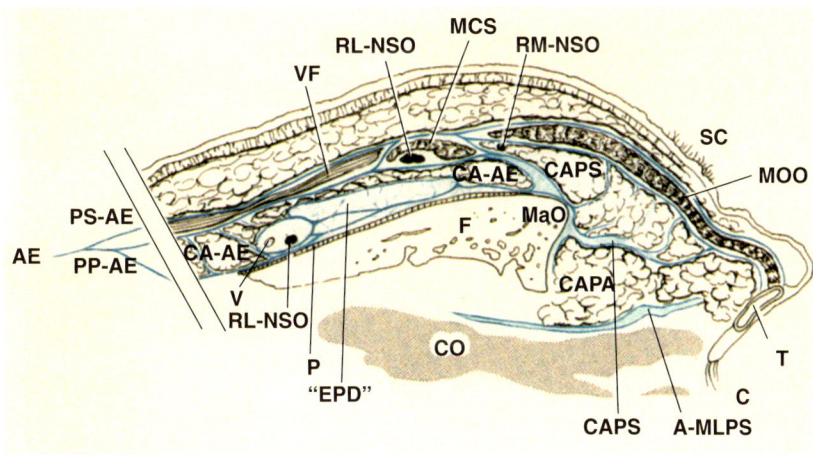

FIGURA 4.19 (*Continuação*) **C3:** Fotomicrografia do plano sagital médio da fronte. **C4:** Diagrama da fotomicrografia do plano sagital médio da fronte. O músculo corrugador do supercílio subiu para um nível mais superficial do compartimento do coxim adiposo da aponeurose epicrânica. O tronco do nervo supra-orbital se dividiu no ramo medial (superficial) (*RM-NSO*) e no ramo lateral (profundo) (*RL-NSO*). As camadas múltiplas do plano profundo da aponeurose epicrânica se reúnem novamente perto da margem orbital para reter a posição do coxim adiposo da aponeurose epicrânica (*CA-AE*) e separar o coxim adiposo da aponeurose epicrânica do coxim adiposo pré-septal (*CAPS*). O septo orbital (*SO*) separa os coxins adiposos pré-septal e pré-aponeurótico. O tarso (*T*), os cílios (*C*), o supercílio (*SC*) e o vaso (*V*) estão identificados. (*Continua.*)

C5

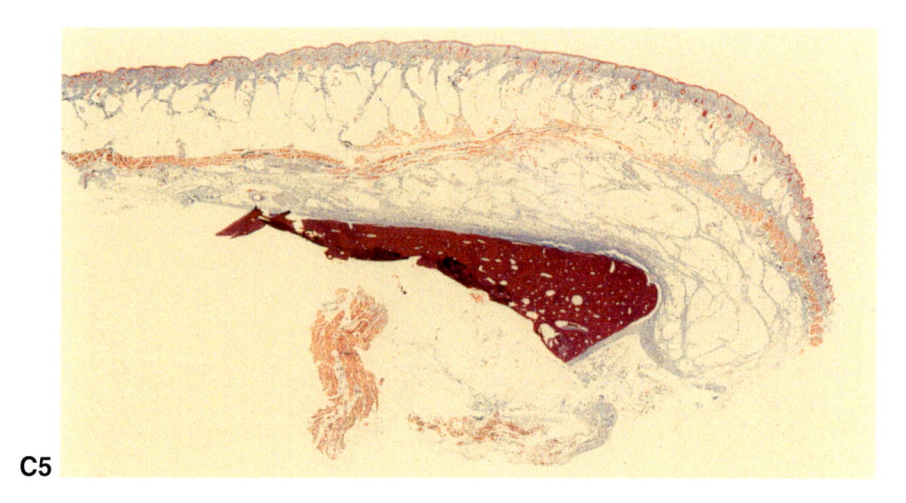

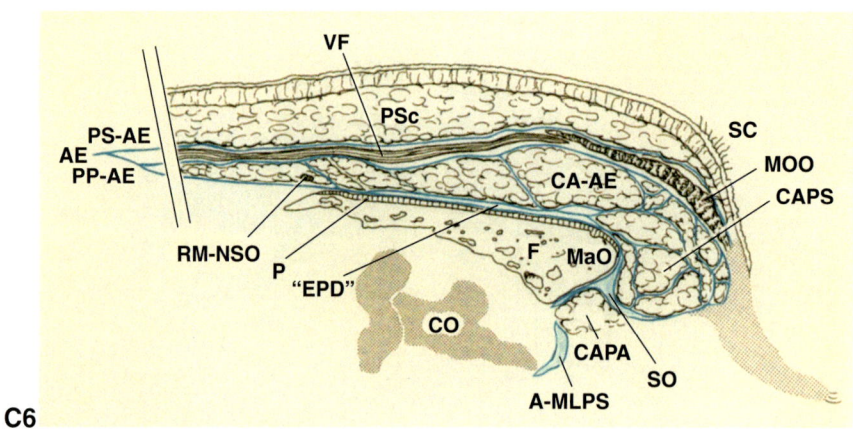

C6

FIGURA 4.19 (*Continuação*) **C5:** Fotomicrografia do plano lateral da fronte. **C6:** Diagrama da fotomicrografia do plano lateral da fronte. Os planos profundos da aponeurose epicrânica formam uma parede de retenção menos distinta para o coxim adiposo da aponeurose epicrânica. Aqui os compartimentos do coxim adiposo da aponeurose epicrânica e do coxim adiposo pré-septal parecem se fundir e passam juntos sobre a margem orbital. Este corte lateral demonstra uma condição anatômica que predispõe o supercílio à ptose. Nas pessoas com essa configuração anatômica, basicamente nenhuma parede aponeurótica separa os compartimentos dos coxins adiposos da aponeurose epicrânica e pré-septal. Existe a ausência de um efeito de divisão proporcionado pelo plano profundo da aponeurose epicrânica para incluir o coxim adiposo da aponeurose epicrânica. Compare a anatomia deste cadáver com aquela mostrada na Figura 4.20. (Com permissão de Knize DM. An anatomically based study of the mechanism of eyebrow ptosis. *Plast Reconstr Surg* 1996;97:1321.)

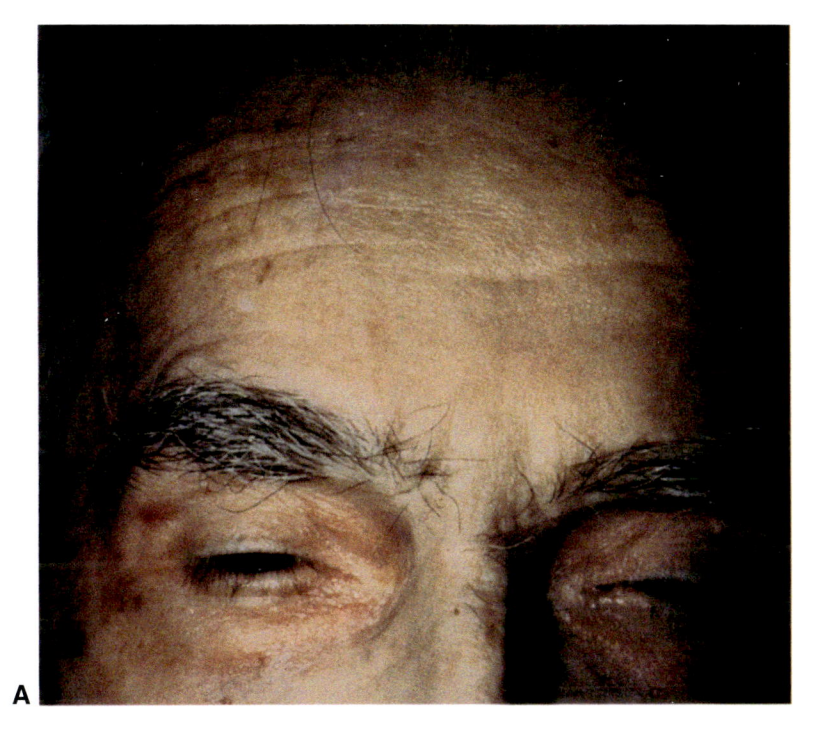

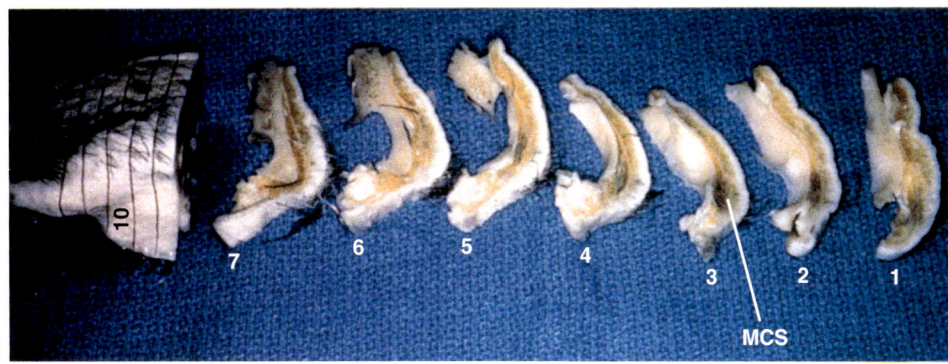

FIGURA 4.20 Exemplo da parede de suporte aponeurótica para o coxim adiposo da aponeurose epicrânica. **A:** Cadáver fresco sem ptose perceptível das partes laterais dos supercílios. (Esta fotomicrografia foi tirada com a cabeça ereta). O lado direito da fronte, incluindo a pálpebra superior direita e o frontal, foi removido para estudo histológico da forma descrita para o espécime na Figura 4.19. **B:** Os tecidos moles provenientes do lado direito da fronte, removidos com o frontal subjacente, foram descalcificados e cortados sagitalmente. Os cortes são numerados em série, começando a partir do nível medial do supercílio. Examinamos o corte marcado com o nº 10, que ainda vai ser cortado a partir da extremidade lateral da parte direita da fronte do espécime (observe os cílios laterais abaixo do corte 10). O corte 10 foi escolhido porque cruza a parte lateral do supercílio e permite comparação com o corte lateral do estudo do cadáver mostrado na Figura 4.19C5. O músculo corrugador do supercílio (*MCS*), aparecendo mais escuro, pode ser visto nos cortes *1* até *5*. Lateral ao corte *5*, em comparação com o corte do plano mediano na Figura 4.19C3, o músculo corrugador do supercílio não é mais visto, porque se inseriu na derme. (*Continua.*)

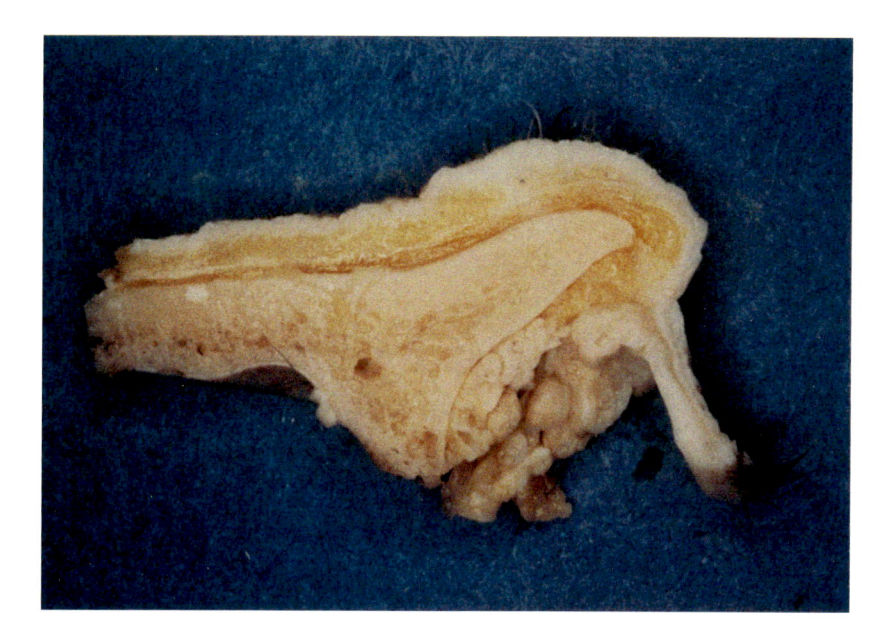

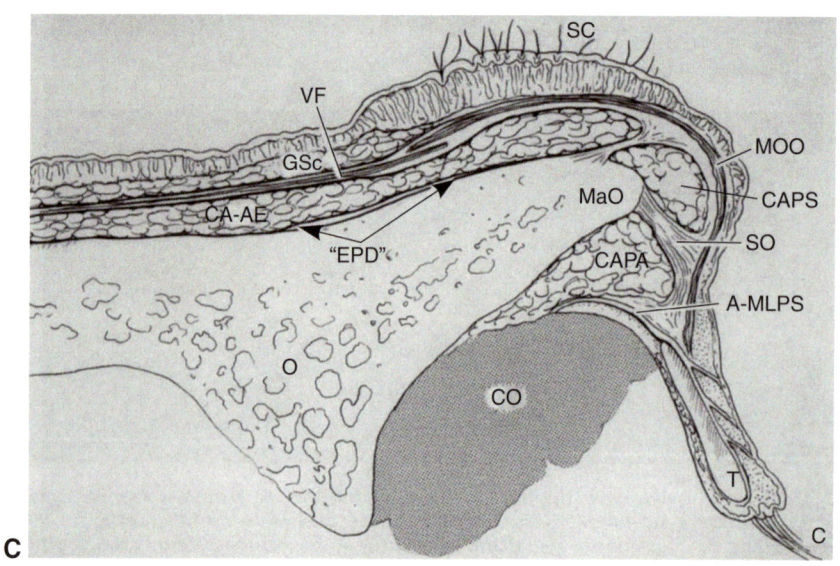

FIGURA 4.20 (*Continuação*) **C:** (*Acima*) Vista em *close-up* do corte *10* descalcificado visto macroscopicamente (*abaixo*). Diagrama das estruturas e planos do corte *10* observados no espécime macroscópico, usando ampliação. Em contraste com o corte lateral do plano sagital do cadáver mostrado na Figura 4.19C5, este corte lateral possui uma parede aponeurótica intacta que retém o coxim adiposo da aponeurose epicrânica e mantém sua posição sobre a parte inferior da fronte. Não se esperaria que a parte lateral do supercílio deste indivíduo se tornasse ptótica logo no início no processo de envelhecimento como a parte lateral do supercílio do indivíduo mostrado na Figura 4.19. A parede aponeurótica deste indivíduo é examinada nas ilustrações subseqüentes. O osso (*O*), o supercílio (*SC*), a gordura subcutânea (*GSc*), o ventre frontal do músculo occipitofrontal (*VF*), o músculo orbicular do olho (*MOO*), o coxim adiposo pré-septal (*CAPS*), o coxim adiposo pré-aponeurótico (*CAPA*), o septo orbital (*SO*), a aponeurose do músculo levantador da pálpebra superior (*A-MLPS*), a margem orbital (*MaO*), os conteúdos orbitais (*CO*) remanescentes após a enucleação do bulbo do olho, o coxim adiposo da aponeurose epicrânica (*CA-AE*), o "espaço do plano de deslizamento" (*EPD*), o tarso (*T*) e os cílios (*C*) estão identificados.

Capítulo 4 ♦ APONEUROSE EPICRÂNICA E FÁSCIAS TEMPORAIS

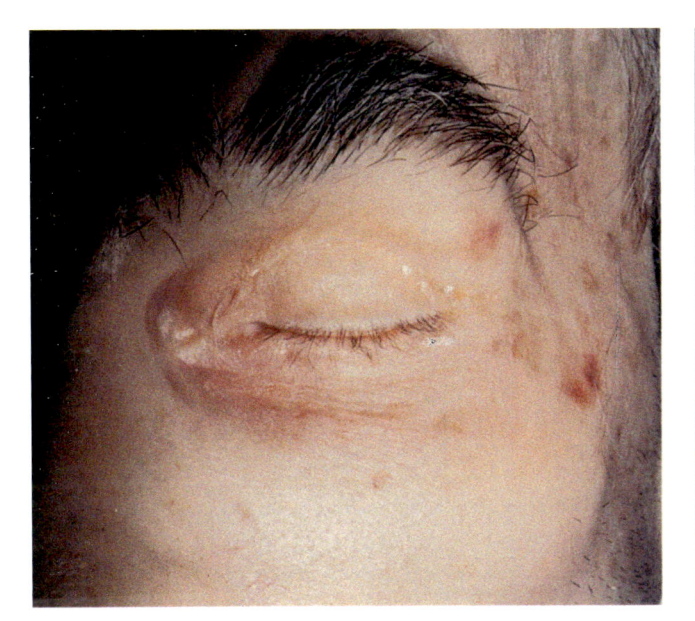

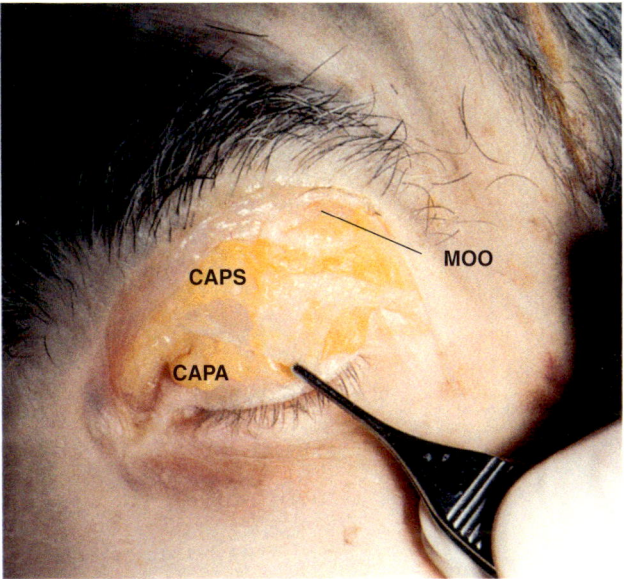

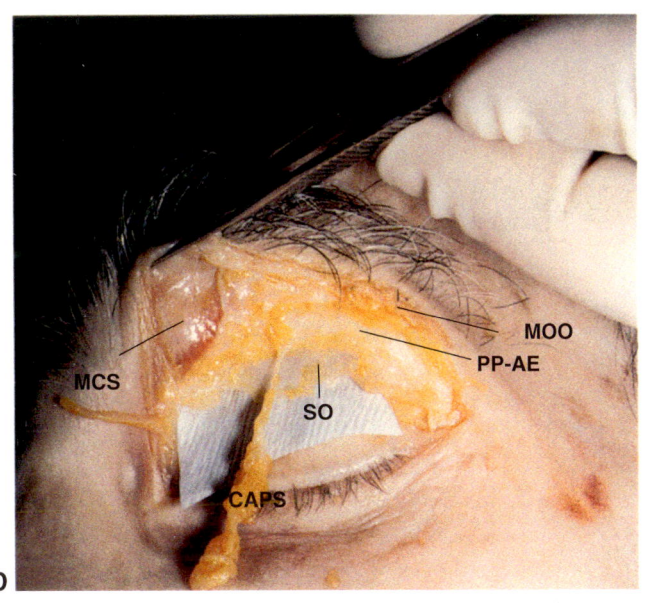

FIGURA 4.20 (*Continuação*) **D:** (*Acima à esquerda*) Vista da área da órbita esquerda do cadáver mostrado na Figura 4.20A, a partir da qual o lado direito da parte Inferior da fronte foi removido para obter cortes sagitais. Fez-se uma incisão transversal na palpebra superior esquerda. (*Acima à direita*) A pele e o músculo orbicular do olho foram removidos. A margem cortada do músculo orbicular do olho (*MOO*) pode ser vista. O septo orbital está agarrado pela pinça. Abaixo do septo orbital está o coxim adiposo pré aponeurótico (*CAPA*) e superficial ao septo orbital está o coxim adiposo pré-septal (*CAPS*). (*Abaixo*) O coxim adiposo pré-septal (*CAPS*) foi removido a partir da face do septo orbital (*SO*) e colocado sobre a *tirinha azul de fundo* para expor a parede do plano profundo da aponeurose epicrânica (*PP-AE*), que está claramente intacto ao longo da margem orbital lateral abaixo do músculo orbicular do olho (*MOO*). A origem do músculo corrugador do supercílio (*MCS*) pode ser vista sob o músculo orbicular do olho retraído antes que o músculo corrugado passe lateralmente em direção ao coxim adiposo da aponeurose epicrânica. Uma pessoa com uma parede aponeurótica intacta ao longo da margem orbital, como este espécime demonstra, terá um coxim adiposo da aponeurose epicrânica sustentado. Isto proporciona estabilidade aos tecidos moles abaixo da parte lateral do supercílio. Esta condição anatômica retarda a ptose da parte lateral do supercílio como um evento do processo de envelhecimento. Quando o substrato sob a parte lateral do supercílio é instável, como no espécime mostrado na Figura 4.19, a ptose da parte lateral do supercílio é um evento mais precoce e proeminente no processo de envelhecimento facial daquela pessoa.

BIBLIOGRAFIA

Carstens MH, Greco RJ, Hurwitz DJ, et al. Clinical applications of the subgaleal fascia. *Plast Reconstr Surg* 1991;87:615.

Knize DM. An anatomically based study of the mechanism of eyebrow ptosis. *Plast Reconstr Surg* 1996;97:1321.

Knize DM. Reassessment of the coronal incision and subgaleal dissection for foreheadplasty. *Plast Reconstr Surg* 1998;102:478.

Lemke BN, Stasior OG. The anatomy of eyebrow ptosis. *Arch Ophthalmol* 1982;100:981.

Meyer DR, Linberg JV, Wobig JL, et al. Anatomy of the orbital septum and associated eyelid connective tissues. *Ophthalmic Plast Reconst Surg* 1991;7:104.

Tolhurst DE, Carstens MH, Greco RJ, et al. The surgical anatomy of the scalp. *Plast Reconstr Surg* 1991;87:603.

Tremolada C, Candiani P, Signorini M, et al. The surgical anatomy of the subcutaneous fascial system of the scalp. *Ann Plast Surg* 1994;32:8.

Trinei FA, Januszkiewicz J, Nahai F. The sentinel vein: an important reference point for surgery in the temporal region. *Plast Reconstr Surg* 1998;101:27.

5

ANATOMIA ENDOSCÓPICA DA FRONTE E DA FOSSA TEMPORAL

NICANOR ISSE

A introdução do uso do endoscópio na frontoplastia, em 1994, estimulou a renovação do interesse na anatomia das áreas da fronte e da fossa temporal (1). As vistas microscópicas fornecidas pelo instrumento foram ferramentas didáticas extraordinárias para a descoberta de detalhes estruturais pouco conhecidos e clinicamente desconhecidos da parte superior da face. Um bom exemplo dessa descoberta, auxiliada pelo endoscópio, e que contribuiu para o nosso conhecimento da anatomia da fronte foi a observação endoscópica, feita pelo Dr. Nicanor Isse, com relação ao músculo abaixador do supercílio. Com base em suas observações, ele descreveu essa estrutura como um músculo independente que atua para abaixar a "cabeça medial" do supercílio. Anteriormente, a maioria dos cirurgiões atribuía essa função do músculo abaixador do supercílio ao músculo corrugador do supercílio ou às fibras mediais do músculo orbicular do olho. As observações do Dr. Isse foram confirmadas por estudos macroanatômicos subseqüentes (Figura 2.7).

Neste capítulo, o Dr. Isse nos apresenta uma série de fotografias tiradas durante o curso de dissecação, no decorrer de um procedimento de levantamento endoscópico da fronte. O leitor receberá orientações direcionadas sobre a anatomia da fronte e da fossa temporal conforme observadas por meio do endoscópio do Dr. Isse. Cada vista endoscópica é mostrada ao leitor por meio do suplemento de uma pequena fotografia da face da paciente, para mostrar a posição do instrumento. A ponta iluminada do endoscópio pode ser localizada por meio da passagem da luz através da pele da fronte. Um conjunto padrão de linhas cutâneas da face, descritas na Figura 5.1, ajuda também com a orientação. Essas linhas cutâneas podem ser observadas na vista suplementar da face do paciente, que acompanha cada fotografia endoscópica, e no desenho da face, que acompanha cada ilustração da fotografia.

A terminologia usada neste capítulo permanece consistente com os termos usados anteriormente neste atlas. Os termos comumente usados pelos endoscopistas também foram fornecidos entre parênteses para maior objetividade.

David M. Knize

Capítulo 5 ♦ ANATOMIA ENDOSCÓPICA DA FRONTE E DA FOSSA TEMPORAL

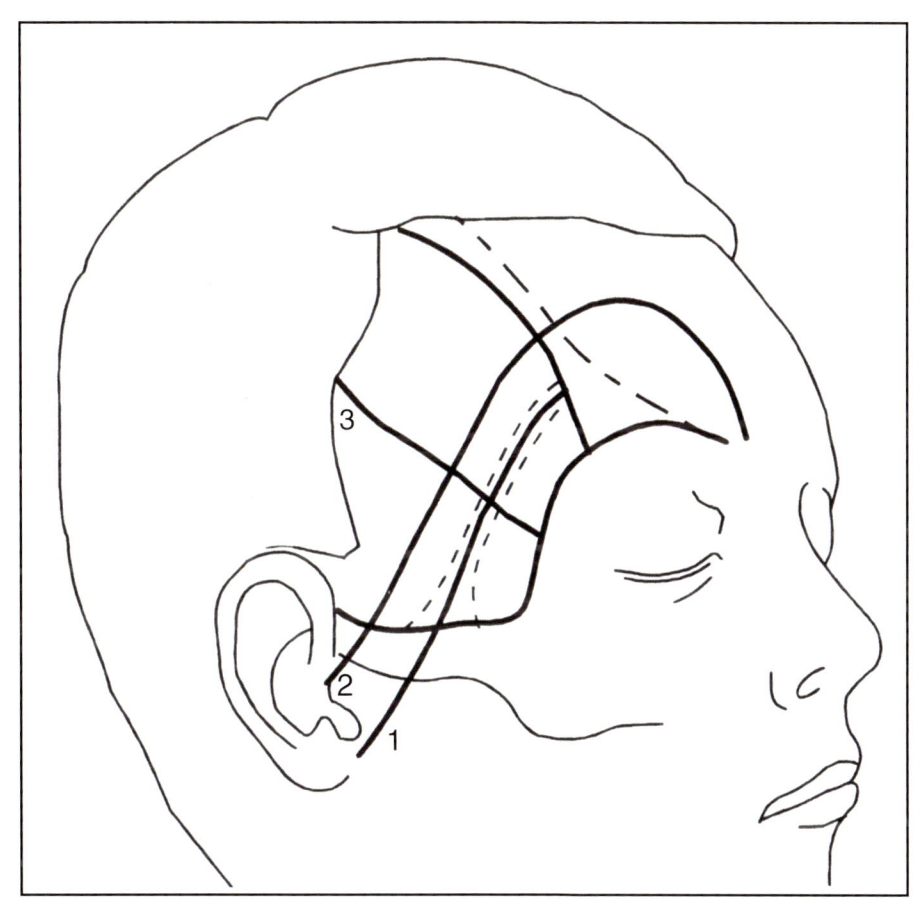

FIGURA 5.1 Linhas cutâneas superficiais. Uma linha indicando a margem superior do arco zigomático continua como uma linha curva ao longo das partes superior e lateral da margem orbital. A linha temporal e sua extensão, como a linha temporal superior, também estão marcadas.
A *Linha 1* começa na área pré-auricular inferior e estende-se pela fossa temporal até a linha temporal para indicar a zona aproximada de passagem dos ramos do ramo temporal do nervo facial. As *linhas tracejadas* paralelas à *linha 1* indicam a área de fusão entre os planos das lâminas superficial e profunda da fáscia temporal. Dr. Isse chama essas áreas de fusão entre os dois planos da fáscia, que se estendem a partir da parte superior da margem orbital sobre a fossa temporal até o arco zigomático, de "ligamento orbicular temporal". O "ligamento orbicular temporal" contém os ramos do ramo temporal do nervo facial e suas estruturas relacionadas, incluindo a "veia sentinela". Na técnica a ser demonstrada, a *linha 2* é o nível no qual a dissecação não-endoscópica preliminar do Dr. Isse sobre a fossa temporal e a fronte pára e a dissecação auxiliada por endoscópio começa. O endoscópio é usado para examinar a área abaixo do ramo temporal do nervo facial, na fossa temporal, e abaixo da área do nervo supra-orbital, na parte inferior da fronte.
A *linha 3*, desenhada a partir do ângulo lateral do olho passando pela fossa temporal, cruza a *linha 1* aproximadamente no local da "veia zigomaticotemporal medial" (veia sentinela) e a *linha tracejada* (traços longos e curtos) marca o trajeto estimado do ramo lateral do nervo supra-orbital.

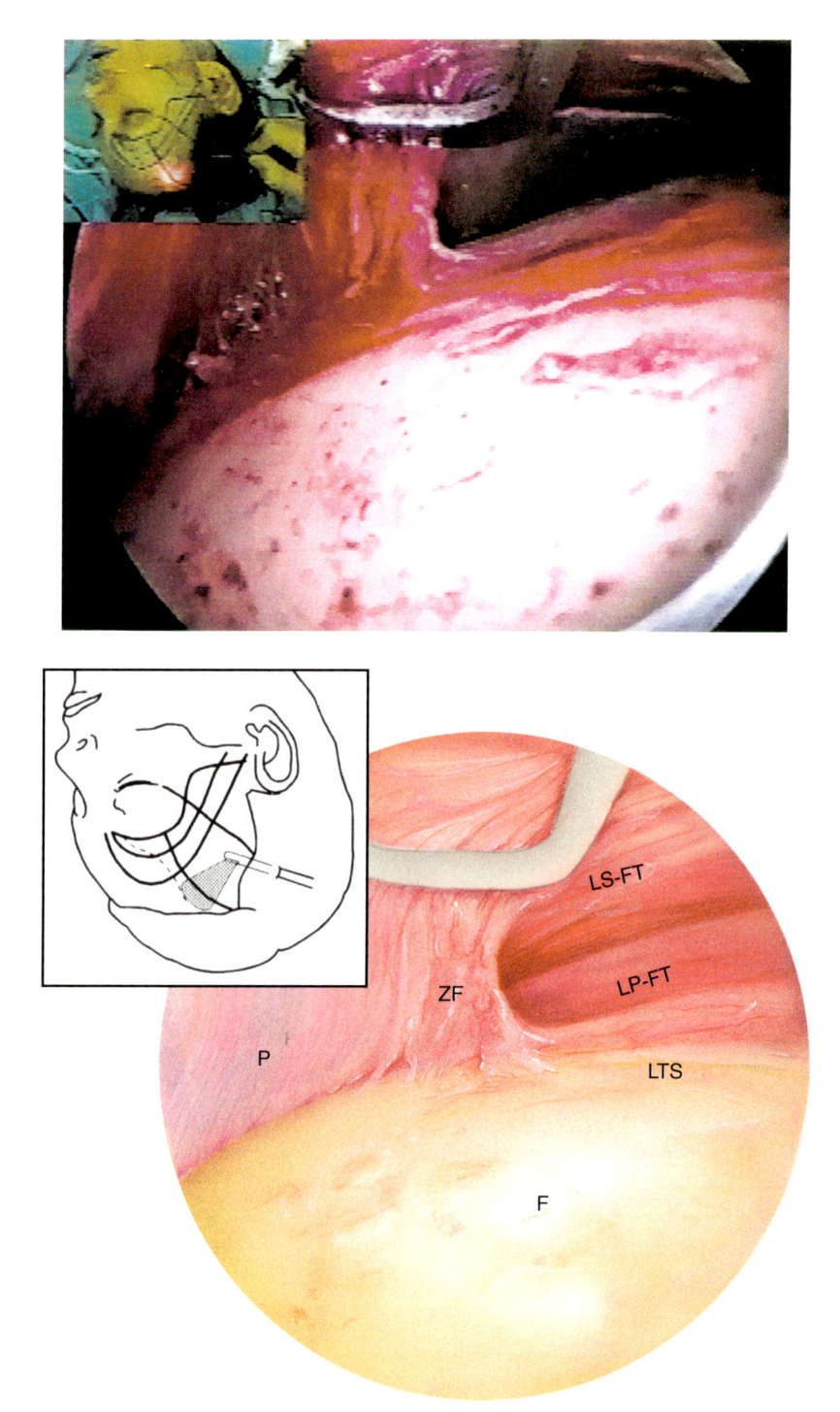

FIGURA 5.2 A dissecção não-endoscópica preliminar foi feita sobre as áreas da fronte e da fossa temporal, abaixo da linha cutânea pré-cirúrgica indicada como *linha 2* (veja Figura 5.1). Esta vista endoscópica demonstra um plano inferior de dissecção do periósteo sobre o frontal que se comunica com um plano de dissecção entre as lâminas superficial e profunda da fáscia temporal. O periósteo sobre a zona de fixação (veja Figuras 1.1, 1.4, 4.10, 4.11 e 4.13) foi levantado. *LP-FT*, lâmina profunda da fáscia temporal; *F*, frontal; *P*, face inferior do periósteo levantado do frontal; *LS-FT*, lâmina superficial da fáscia temporal; *LTS*, linha temporal superior (crista temporal); *ZF*, periósteo levantado a partir da parte superior da zona de fixação.

Capítulo 5 ◆ ANATOMIA ENDOSCÓPICA DA FRONTE E DA FOSSA TEMPORAL

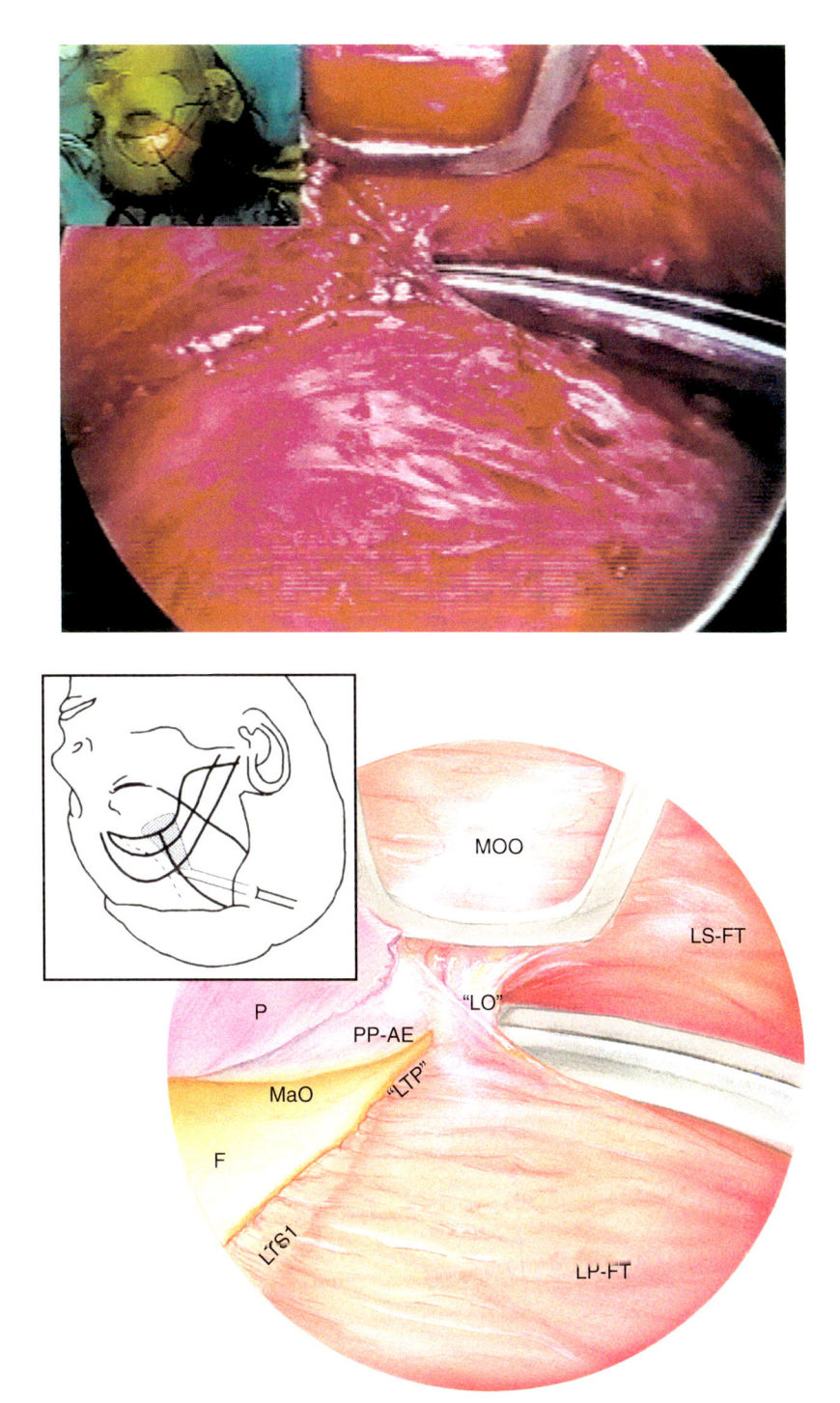

FIGURA 5.3. O endoscópio foi agora virado para observar a área da parte superior lateral direita da margem orbital, depois que o plano de dissecção pela fronte e fossa temporal vista na Figura 5.2 foi avançado inferiormente. Esta é uma vista em *close-up* das estruturas no nível em que a linha temporal (veja Figura 1.1) se une à extremidade lateral da parte superior direita da margem orbital. As pontas da tesoura estão logo atrás do "ligamento orbital" (veja Figuras 1.2, 4.10 e 4.14). O periósteo, aderente à parte inferior do frontal, foi levantado e a face profunda do plano deste periósteo foi cortada ao longo da parte superior da margem orbital para expor a camada suprajacente do plano profundo da aponeurose epicrânica (veja Figuras 3.6, 3.8, 4.1, 4.18 e 4.19), que é fundida com a margem orbital. *PP-AE,* face profunda do plano profundo da aponeurose epicrânica fundida ao longo da parte superior da margem orbital; *LP-FT,* superfície da lâmina profunda da fáscia temporal (camada superficial da lâmina profunda da fáscia temporal); *F,* frontal; *"LO,* ligamento orbital"; *MOO,* face inferior do músculo orbicular do olho revestida pela "fáscia suborbicular", uma camada do plano profundo da aponeurose epicrânica (veja Figura 4.1); *MaO,* extremidade lateral da parte superior da margem orbital; *P,* face inferior do periósteo recém-liberado da parte superior da margem orbital; *LS-FT,* face inferior da lâmina superficial da fáscia temporal (fáscia temporoparietal); *LTS,* linha temporal superior (parte superior da crista temporal) (veja Figura 1.1); *LTP,* "linha temporoparietal" (parte inferior da crista temporal) (veja Figura 1.1).

A

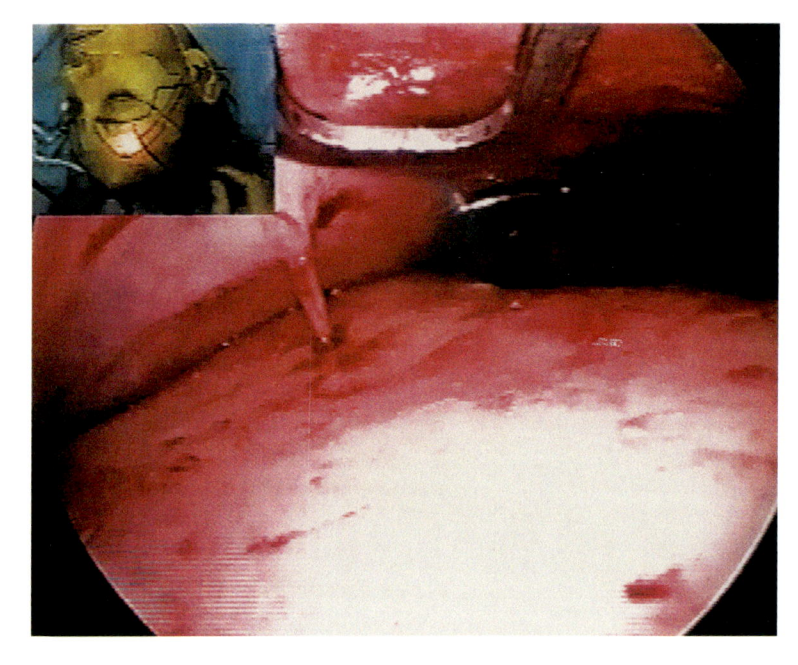

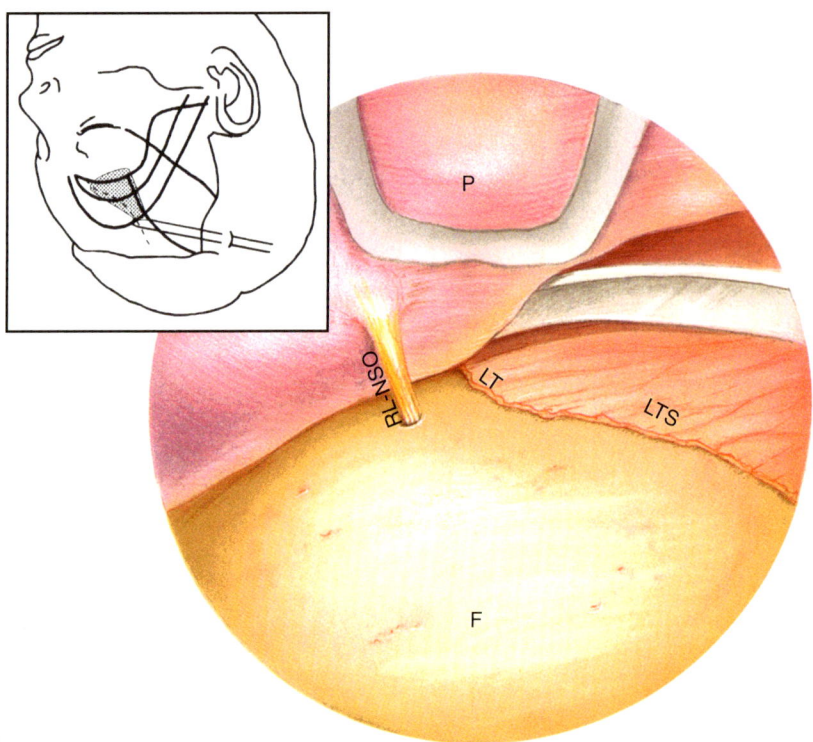

FIGURA 5.4 A: O endoscópio foi movido medialmente ao longo da parte superior da margem orbital. Este paciente tem uma apresentação atípica do ramo lateral (profundo) do nervo supra-orbital (veja Figura 3.12). Em aproximadamente 90% dos pacientes, todo o ramo lateral (profundo) do nervo supra-orbital deixa o osso no forame supra-orbital com o ramo medial (superficial) (veja Figuras 3.2, 3.5, 3.6, 3.8, 3.9, 3.11, 4.10 e 4.12). Neste caso, uma parte do ramo lateral (profundo) sai a partir da face lateral do frontal. O nervo deixa o osso aqui, 1,5 cm cranialmente à parte superior da margem orbital e 1,5 cm lateral à incisura supra-orbital. O corte dessa parte do ramo lateral (profundo) deixaria este paciente com algum déficit sensitivo a longo prazo ou permanente na parte frontoparietal do escalpo. O cirurgião deve estar consciente da possibilidade de uma apresentação aberrante do ramo lateral (profundo) do nervo supra-orbital e deve abordar cuidadosamente a área supra-orhital quando levantar o periósteo sobre o frontal, como feito aqui.
F, frontal; *P,* face inferior do periósteo levantado do frontal; *RL-NSO,* parte profunda do ramo lateral (profundo) do nervo supra-orbital; *LTS,* linha temporal superior (parte superior da crista temporal) (veja Figura 1.1); *LT,* linha temporal (veja Figura 1.1).

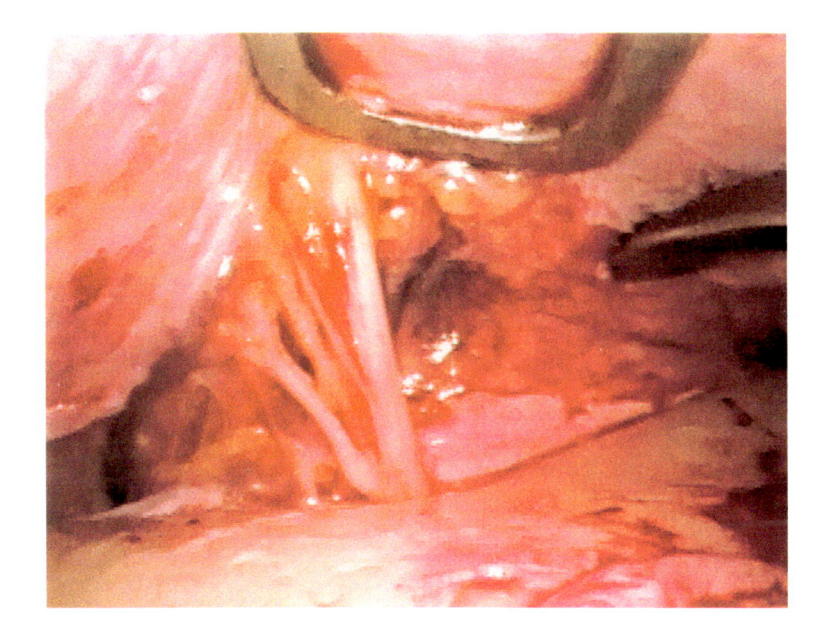

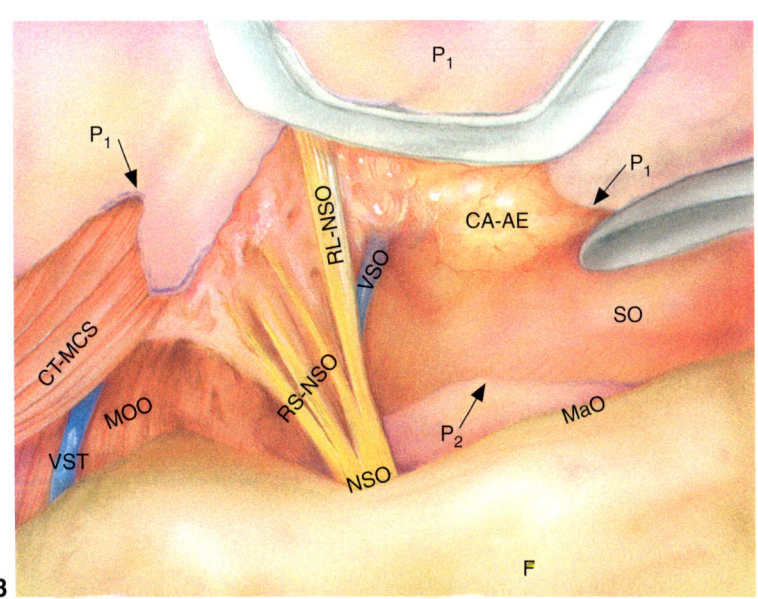

Capítulo 5 ◆ ANATOMIA ENDOSCÓPICA DA FRONTE E DA FOSSA TEMPORAL

FIGURA 5.4 B: (*Continuação*) O endoscópio foi agora movido mais medialmente ao longo da parte supra-orbital da margem orbital, a partir da posição mostrada na Figura 5.4A, até o nível da parte direita da incisura supra-orbital. Podemos observar o tronco do nervo supra-orbital direito (veja Figuras 3.2 a 3.6, 3.11, 4.10 e 4.12) deixando o osso na incisura supra-orbital para formar seus ramos medial (superficial) (veja Figuras 3.2 a 3.7, 3.9, 3.11, 4.3, 4.10 e 4.12) e lateral (profundo) (veja Figuras 3.2 a 3.11, 4.10, 4.12 e 4.17). As relações das estruturas que circundam o tronco nervoso estão mostradas. O plano profundo da aponeurose epicrânica que retém o coxim adiposo da aponeurose (veja Figuras 3.6, 4.1, 4.4, 4.19 e 4.20), foi cortado com a liberação do periósteo mostrado aqui e a margem inferior do coxim adiposo da aponeurose epicrânica (veja Figuras 2.4, 2.7, 3.6, 3.8, 4.1, 4.3, 4.4. e 4.18) pode agora ser vista. Esse coxim adiposo é uma estrutura separada do coxim adiposo pré-septal (veja Figuras 4.1, 4.18, 4.19 e 4.20) também chamado de "gordura ocular retroorbicular" (*GORO*). *CT-MCS*, "cabeça transversa" do músculo corrugador do supercílio direito (veja Figuras 2.1, 2.4 a 2.8, 3.6, 3.8, 3.11, 3.13, 4.1, 4.3 e 4.4); *F,* frontal cranial à margem orbital no nível da incisura supra-orbital; *CA-AE,* a margem inferior do coxim adiposo da aponeurose epicrânica; *MOO,* uma parte do músculo orbicular do olho pode ser vista em um plano superficial à "cabeça transversa" do músculo corrugador do supercílio (veja Figuras 2.1, 2.3 a 2.5, 2.7, 3.6, 3.13, 4.1 a 4.4, 4.6, 4.16 e 4.18 a 4.20); *MaO,* parte superior da margem orbital imediatamente lateral ao nível da incisura supra-orbital; *P₁,* face inferior do periósteo levantado do frontal e cortado ao longo da margem orbital. As *setas* indicam as margens cortadas do periósteo; *P₂,* margem residual do periósteo deixada presa à parte superior da margem orbital, com a *seta* indicando a margem cortada do periósteo; *SO,* face profunda do septo orbital (veja Figuras 3.6, 4.1, 4.4, 4.16 e 4.18 a 4.20); *NSO,* tronco do nervo supra-orbital direito; *RL-NSO,* o ramo principal do ramo lateral (profundo) do nervo supra-orbital deixando o osso na incisura supra-orbital, após emitir a parte aberrante observada na Figura 5.4A (o ramo lateral [profundo] dos ramos do nervo supra-orbital corre entre o periósteo e os planos profundos da aponeurose epicrânica neste nível e, finalmente, fornece sensibilidade à parte frontoparietal do escalpo); *RS-NSO,* os ramos mediais (superficiais) do nervo supra-orbital, que passam pelo músculo suprajacente para correrem cranialmente sobre a face do ventre frontal do músculo occipitofrontal; *VST,* veia supratroclear (veja Figura 3.1B); *VSO,* veia supra-orbital (veja Figura 3.1B).

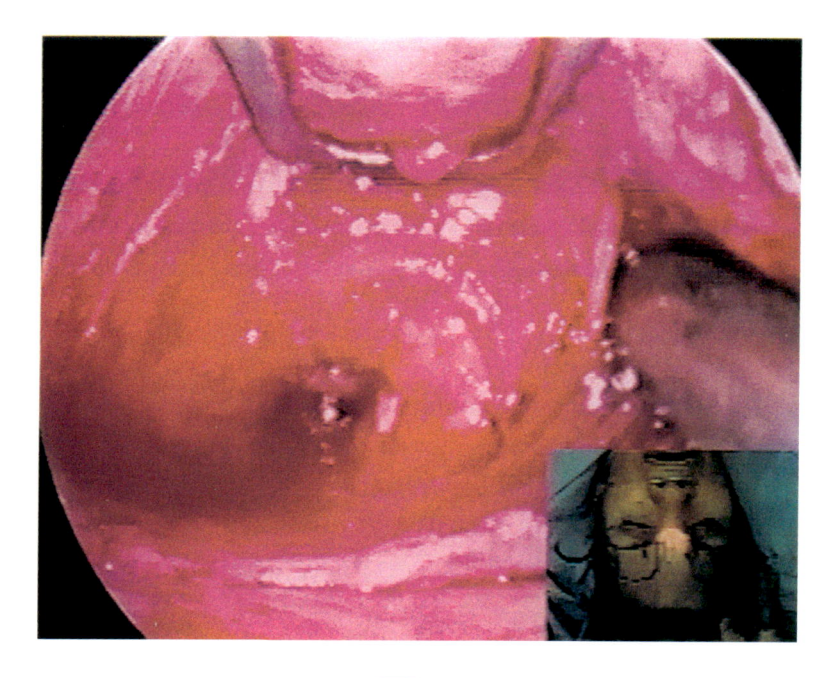

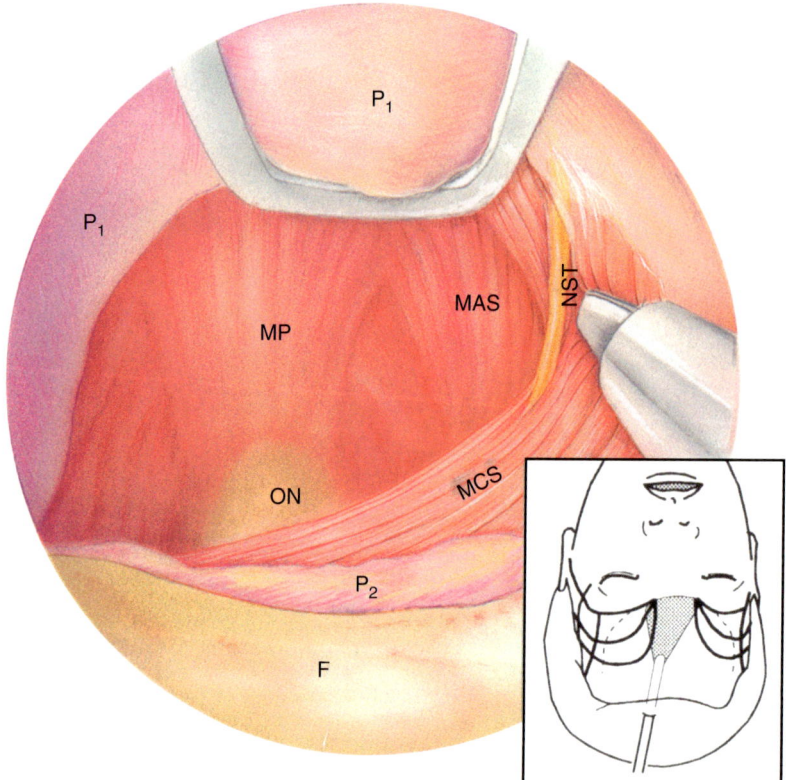

FIGURA 5.5 O endoscópio está agora posicionado na área da glabela. O periósteo foi levantado e sua face profunda foi cortada transversalmente na margem inferior do frontal para expor os tecidos moles sobre a raiz do nariz. As relações dessas estruturas são demonstradas aqui. Um instrumento à direita está prendendo o músculo corrugador do supercílio (veja Figuras 2.1, 2.4 a 2.8, 3.6, 3.8, 3.11, 3.13, 4.1, 4.3 e 4.4) enquanto preserva um ramo do nervo supratroclear (veja Figuras 3.2 e 3.11). *MCS,* músculo corrugador do supercílio direito perto do nível de sua origem (Figura 1.2), a partir da margem orbital e da glabela do frontal; *MAS,* músculo abaixador do supercílio (veja Figuras 1.2, 2.1, 2.4, 2.5, 2.7, 2.8, 3.13, 4.3 e 4.4) no seu plano, superficial àquele do músculo corrugador do supercílio; *F,* frontal na área da glabela; *ON,* face do osso nasal recoberta com sangue; P_1, face inferior do periósteo levantado a do frontal; P_2, periósteo residual deixado incorporado ao longo da parte superior da margem orbital e da glabela do frontal; *MP,* face inferior do músculo prócero (veja Figuras 2.1, 2.3 a 2.5, 2.7, 3.13, 4,3 e 4.4) levantada desde sua origem (veja Figura 1.2) a partir do osso nasal e cartilagens nasais; *NST,* ramo do nervo supratroclear penetrando na extremidade medial do músculo corrugador do supercílio direito.

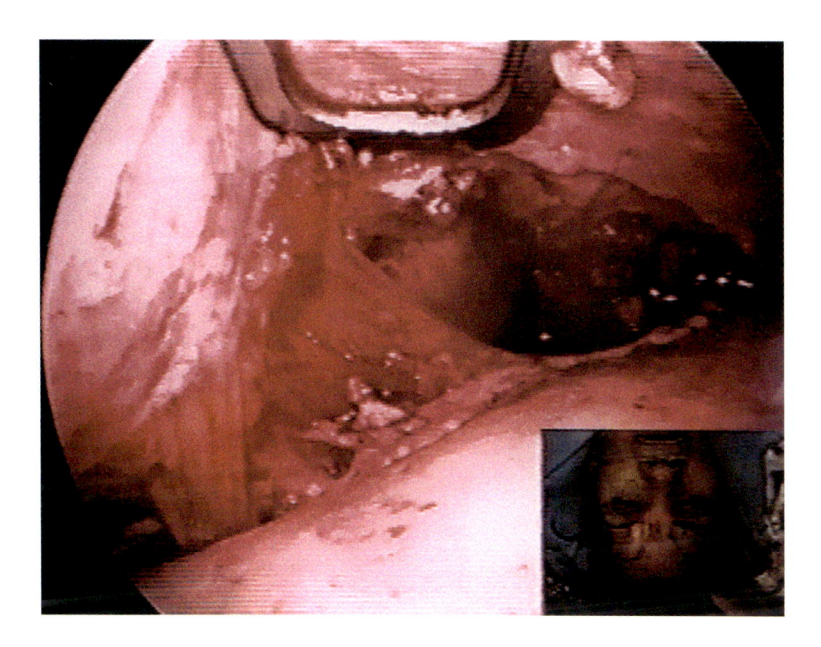

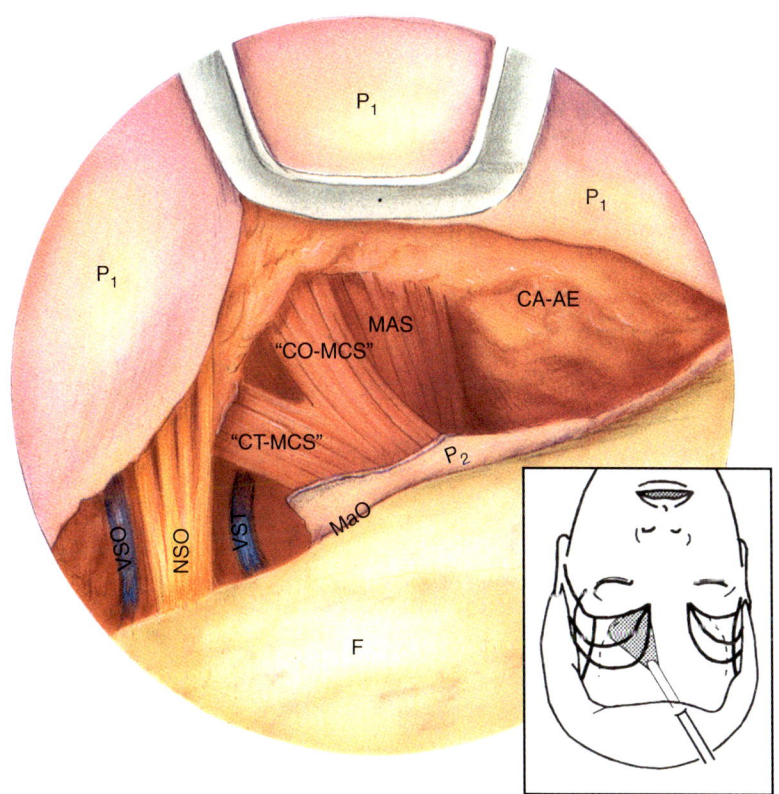

FIGURA 5.6 O endoscópio foi mudado para a esquerda do nariz e abaixo da extremidade medial do supercílio esquerdo. O periósteo e o plano profundo da aponeurose epicrânica foram cortados para mostrar a sobreposição dos músculos e das estruturas neurovasculares. *CO-MCS*, "cabeça oblíqua" do músculo corrugador do supercílio esquerdo (veja Figuras 2.1, 2.4, 2.6 a 2.8, 3.13 e 4.3); *CT-MCS*, "cabeça transversa" do músculo corrugador do supercílio esquerdo (veja Figuras 2.1, 2.3 a 2.5, 2.7, 3.6, 3.13, 4.1 a 4.4, 4.6, 4.16 e 4.18 a 4.20); *MAS*, músculo abaixador do supercílio (veja Figuras 1.2, 2.1, 2.4, 2.5, 2.7, 2.8, 3.13, 4.3 e 4.4); *F*, parte inferior do frontal; *CA-AE*, coxim adiposo da aponeurose epicrânica (veja Figuras 2.4, 2.7, 3.6, 3.8, 4.1, 4.3, 4.4 e 4.18); *MaO*, parte superior da margem orbital esquerda; P_2, periósteo residual deixado incorporado à parte superior da margem orbital esquerda; P_1, face inferior do periósteo levantada do frontal; *NSO*, tronco do nervo supra-orbital formando seus ramos lateral (profundo) (Figuras 3.2 a 3.11, 4.10, 4.12 e 4.17) e medial (superficial) (veja Figuras 3.2 a 3.7, 3.9, 3.11, 4.3, 4.10 e 4.12); *VSO*, veia supra-orbital (veja Figura 3.1B); *VST*, veia supratroclear (veja Figura 3.1B).

A

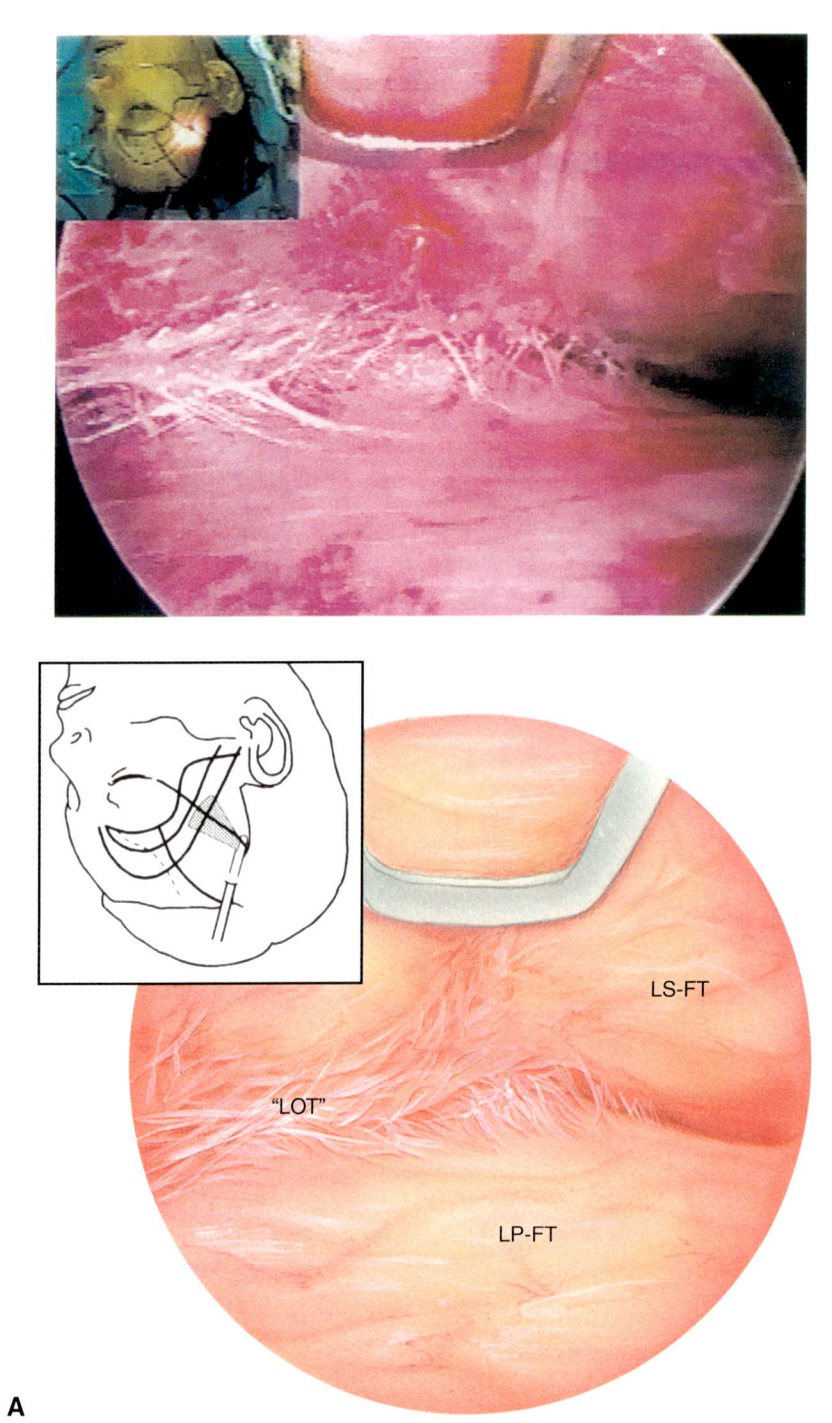

FIGURA 5.7 A: O endoscópio voltou à parte direita da fossa temporal. A lâmina superficial da fáscia temporal foi separada da lâmina profunda abaixo de sua linha de fusão. A decussação das fibras entre os dois planos é claramente visível nesta vista em *close-up*. Dr. Isse chama essa linha de "linha de fusão do ligamento orbicular-temporal" (veja Figuras 5.1 e 4.15). Estende-se da margem orbital lateral pela fossa temporal. *LP-FT*, lâmina profunda da fáscia temporal (camada superficial da lâmina profunda da fáscia temporal); *LOT*, "ligamento orbicular temporal"; *LS-FT*, lâmina superficial da fáscia temporal (fáscia temporoparietal).

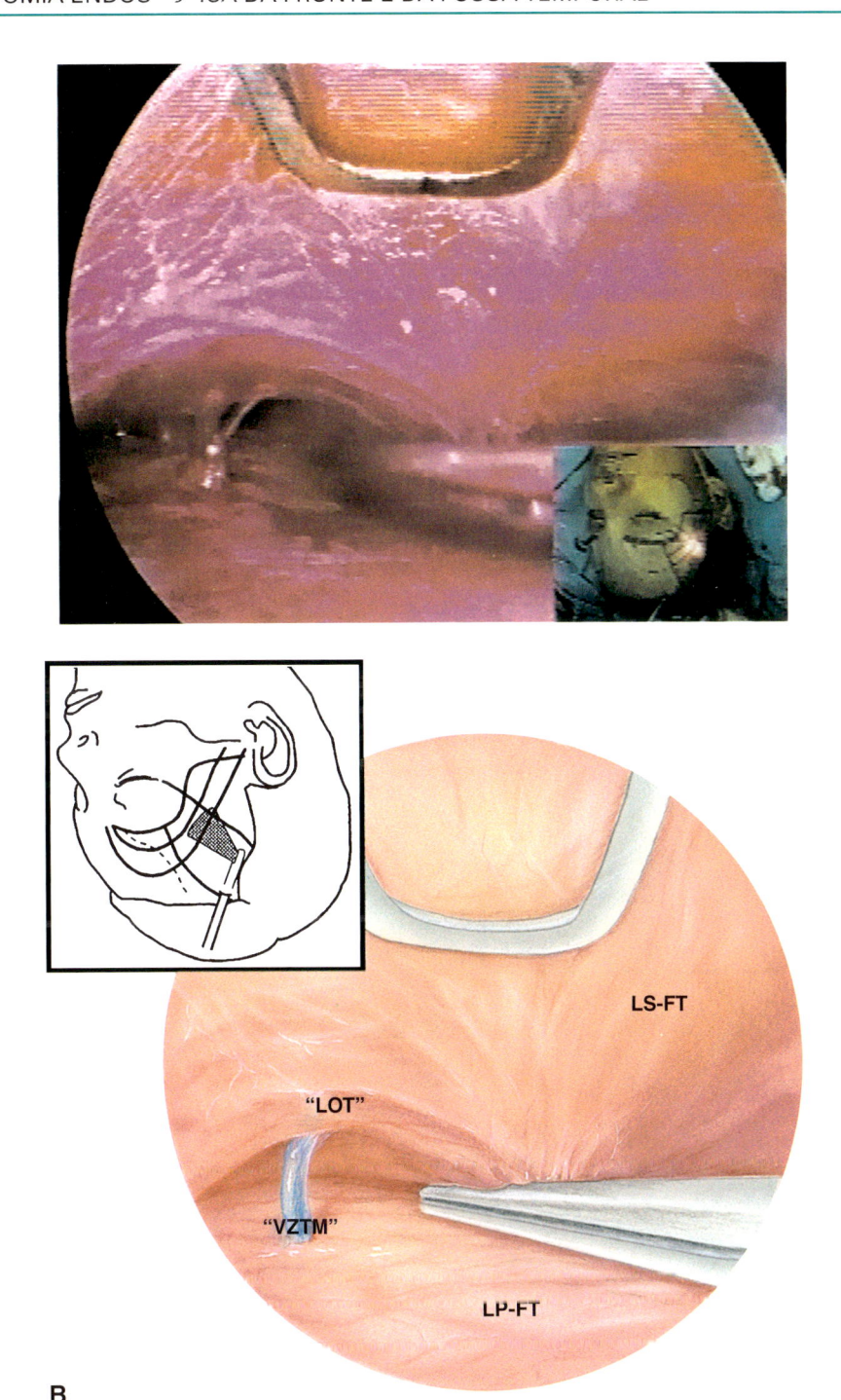

FIGURA 5.7 (*Continuação*) **B:** A extremidade medial do "ligamento orbicular temporal", visto na Figura 5.7A, foi cortado. No interior da extremidade medial do ligamento encontra-se a "veia zigomaticotemporal medial" (veia sentinela) (veja Figuras 3.1B e 4.15). Essa veia se une à raiz frontal (anterior) da veia temporal superficial (veja Figura 3.1B), que corre na superfície da lâmina superficial da fáscia temporal com a veia temporal média (veja Figura 3.1B), que corre sob a camada superficial da lâmina profunda da fáscia temporal. *LP-FT*, lâmina profunda da fáscia temporal (camada superficial da lâmina profunda da fáscia temporal); "*VZTM*, veia zigomaticotemporal medial" (veia sentinela); *LOT*, "ligamento orbicular temporal" cortado; *LS-FT*, lâmina superficial da fáscia temporal ("fáscia temporoparietal"). (*Continua.*)

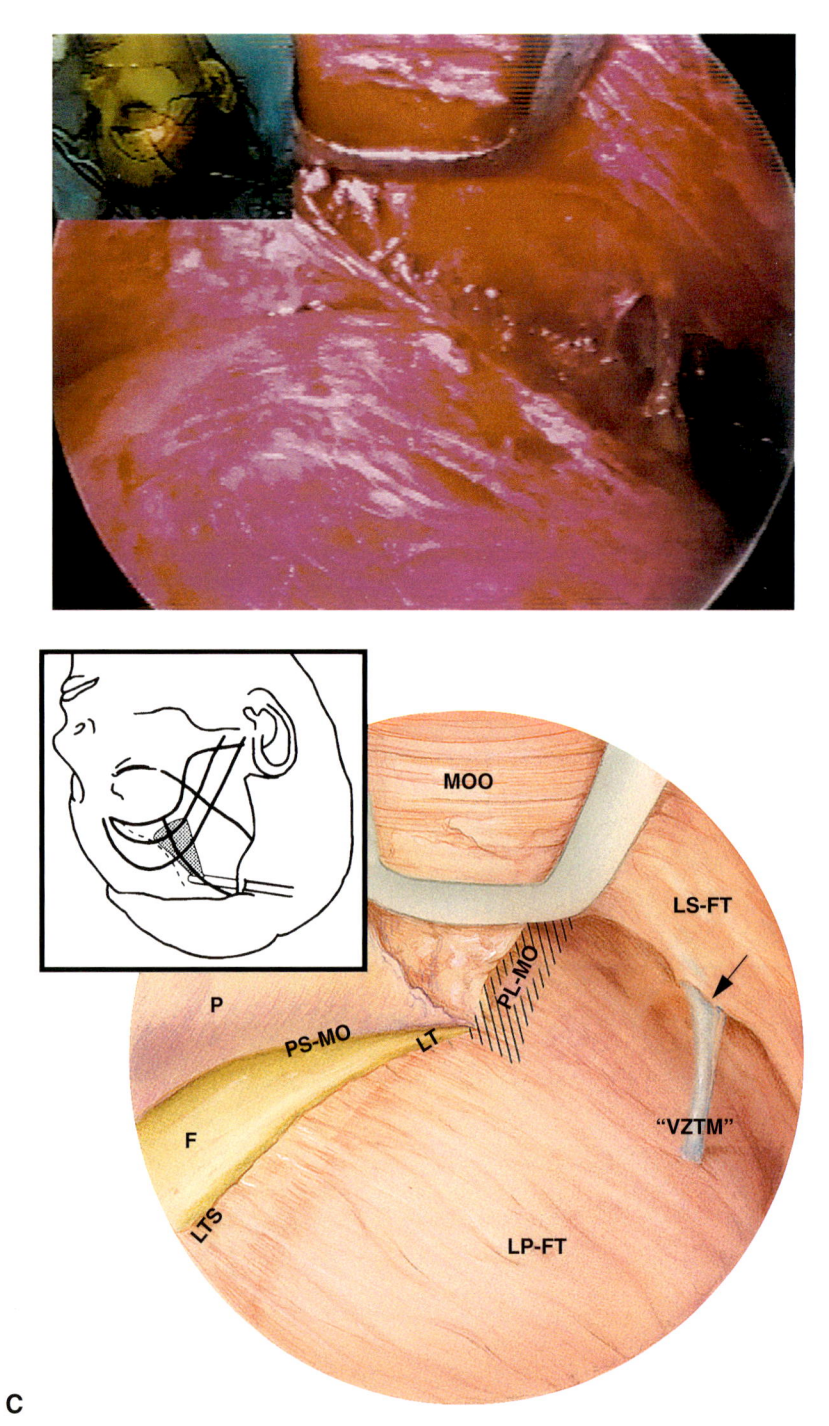

FIGURA 5.7 (*Continuação*) **C:** O endoscópio foi retirado para proporcionar uma vista angular ampla. A dissecção na extremidade medial do "ligamento orbicular temporal", que começou na Figura 5.7B, foi estendida até a órbita e ao longo da parte superior da órbita direita. O afastador suporta o periósteo que foi levantado do frontal imediatamente medial à linha temporal e sua extensão como a linha temporal superior (parte superior da crista temporal) (veja Figura 1.1). *LP-FT*, lâmina profunda da fáscia temporal (camada superficial da lâmina profunda da fáscia temporal); *F*, frontal; *VZTM*, "veia zigomaticotemporal medial" (veia sentinela) (veja Figura 3.1B); *MOO*, face inferior do músculo orbicular do olho, revestida pela "fáscia suborbicular", uma camada do plano profundo da aponeurose epicrânica (veja Figuras 4.1 e 4.4); *PL-MO*, localização da parte lateral da margem orbital (não visível); *PS-MO*, parte superior da margem orbital; *P*, face inferior do periósteo levantado do frontal; *LS-FT*, lâmina superficial da fáscia temporal ("fáscia temporoparietal") com a *seta* indicando a margem cortada do "ligamento orbicular temporal"; *LTS*, linha temporal superior ; *LT*, linha temporal.

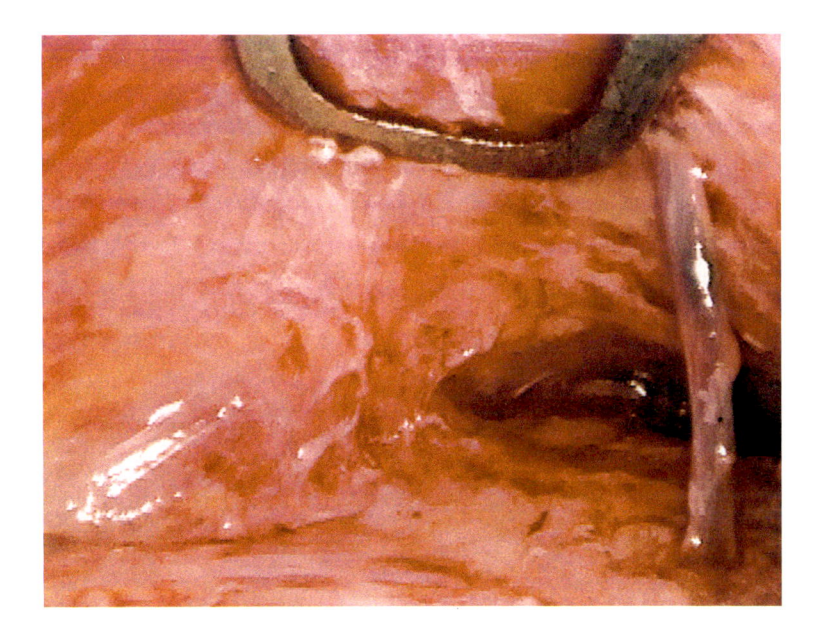

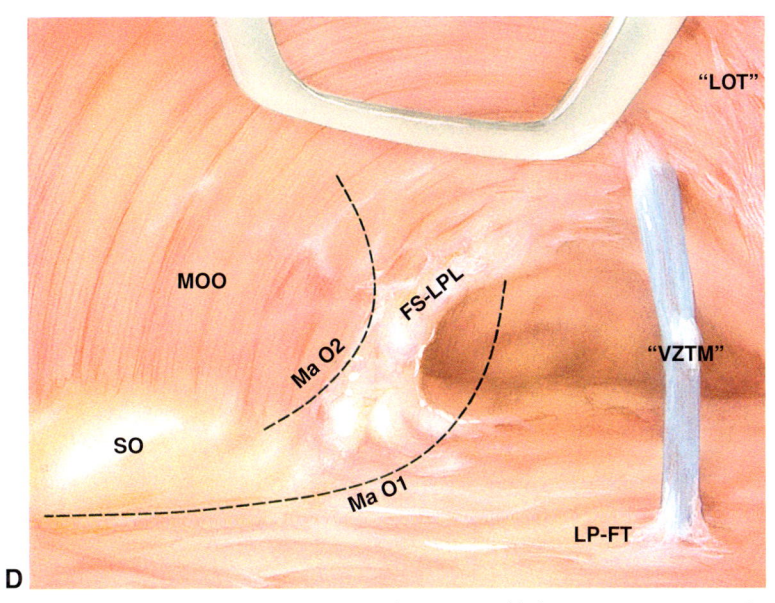

Capítulo 5 ♦ ANATOMIA ENDOSCÓPICA DA FRONTE E DA FOSSA TEMPORAL

FIGURA 5.7 (*Continuação*) **D:** O endoscópio foi movido lateralmente à área da margem orbital, novamente para uma vista mais precisa das estruturas. *LP-FT*, lâmina profunda da fáscia temporal (camada superficial da lâmina profunda da fáscia temporal); *FS-LPL*, folheto superficial do ligamento palpebral lateral (veja Figura 4.16); *VZTM*, "veia zigomaticotemporal medial" (veia sentinela) (veja Figuras 3.1B e 4.15); *MOO*, face profunda do músculo orbicular do olho recoberta pela "fáscia suborbicular" (veja Figuras 4.1 e 4.4); *MaO1*, nível da margem lateral (externa) da parte lateral da margem orbital; *MaO2* nível da margem medial (interna) da parte lateral da margem orbital; *LOT*, "ligamento orbicular temporal"; *SO*, septo orbital (veja Figuras 3.6, 4.1, 4.4, 4.16 e 4.18 a 4.20). (*Continua.*)

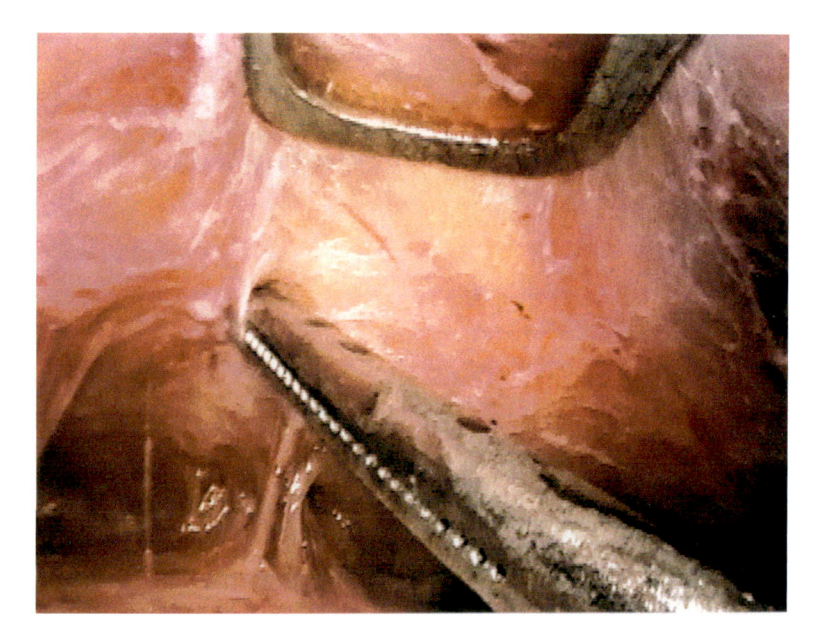

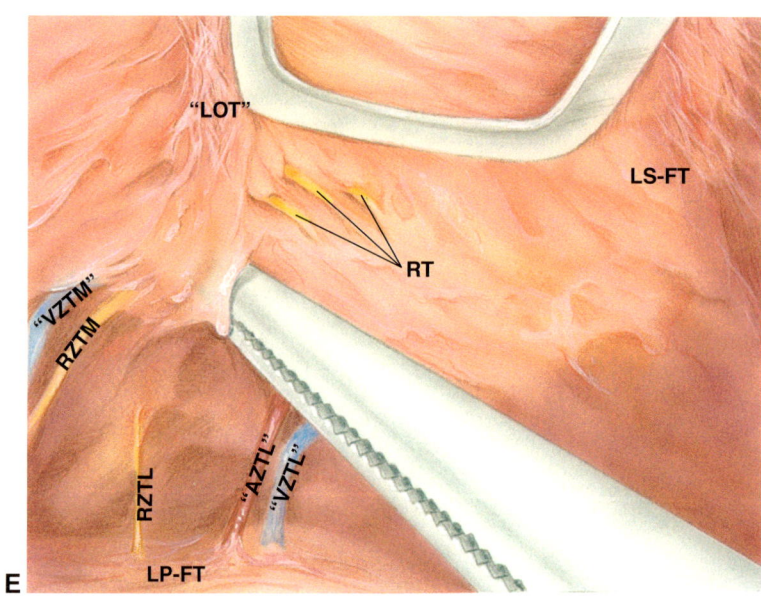

FIGURA 5.7 (*Continuação*) **E:** O endoscópio foi movido lateralmente para observação da área lateral à "veia zigomaticotemporal medial" (veia sentinela) (veja Figuras 3.1 e 4.15). A linha de fusão entre as lâminas superficial e profunda da fáscia temporal foi separada mais lateralmente. Um espaço ampliado foi criado agora entre os planos das lâminas superficial e profunda da fáscia temporal. No interior da face profunda recém-exposta da lâmina superficial da fáscia temporal podem ser vistos os ramos do ramo temporal do nervo facial. Esses ramos estão na proximidade das "artéria e veia zigomaticotemporais laterais" (a "indicadora"), que também estão expostas. A "veia zigomaticotemporal lateral" indica o nível ou os "pontos para" os ramos do ramo temporal do nervo facial, mais adequadamente do que a "veia zigomaticotemporal medial" (veia sentinela). *LP-FT*, lâmina profunda da fáscia temporal (camada superficial da lâmina profunda da fáscia temporal); *AZTL*, "artéria zigomaticotemporal lateral"; *RZTL*, ramo zigomaticotemporal lateral do nervo zigomático; *VZTL*, "veia zigomaticotemporal lateral" (veja Figuras 3.1 e 4.15); *RZTM,* ramo zigomaticotemporal medial do nevo zigomático; "*VZTM,* veia zigomaticotemporal medial" (veia sentinela) (veja Figuras 3.1 e 4.15); *LOT,* "ligamento orbicular temporal" cortado (veja Figura 4.15); *LS-FT,* lâmina superficial da fáscia temporal ("fáscia temporoparietal"); *RT,* ramo temporal do nervo facial (veja Figuras 3.13, 3.16, 3.18, 4.12 e 4.15D).

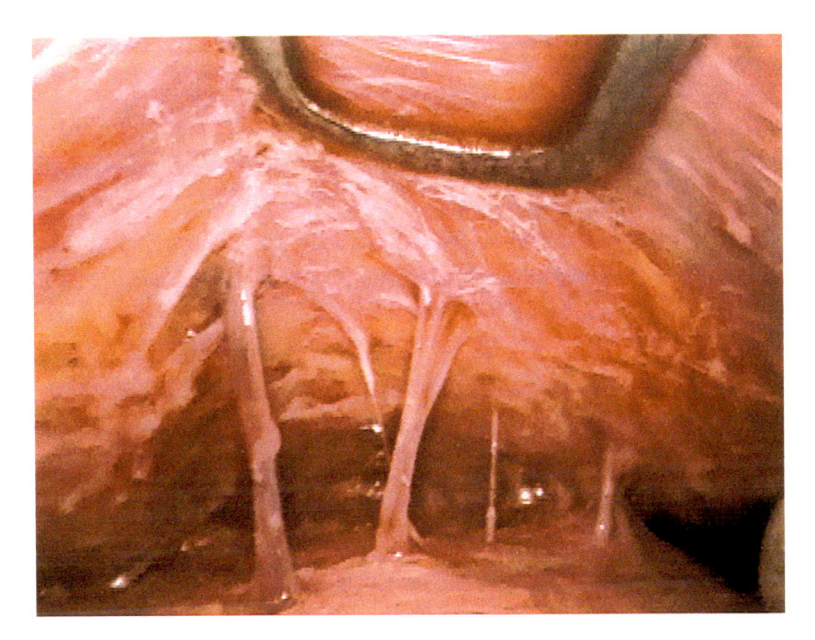

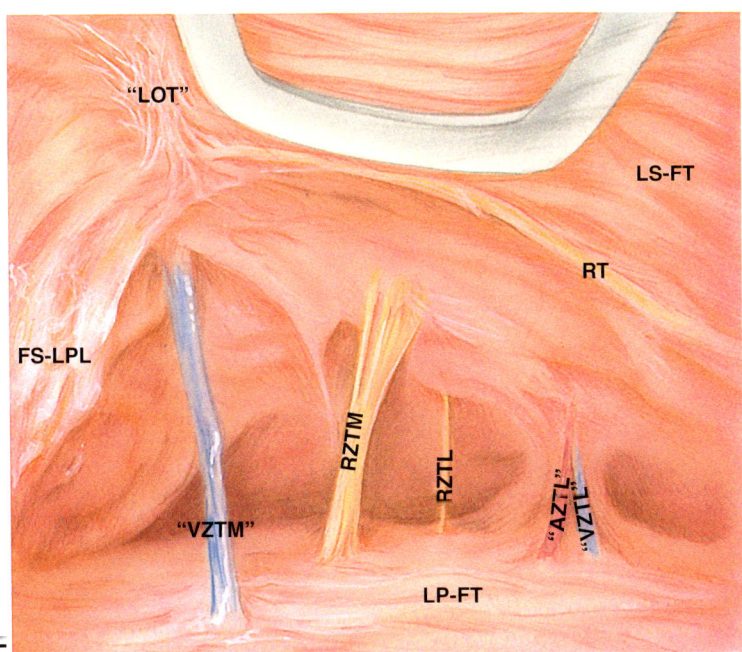

FIGURA 5.7 (*Continuação*) **F:** À medida que o endoscópio é retirado da área lateral à órbita direita, observa-se uma perspectiva mais ampla das estruturas nessa área. Dr. Isse chama esta cena endoscópica de "formação em forma de postes de telefone", com os vasos e nervos sendo os "postes" e os ramos do ramo temporal do nervo facial sendo as "linhas telefônicas". *LP-FT,* lâmina profunda da fáscia temporal (camada superficial da lâmina profunda da fáscia temporal); *FS-LPL,* folheto superficial do ligamento palpebral lateral (veja Figura 4.16); "*AZTL,* artéria zigomaticotemporal lateral"; *RZTL,* ramo zigomaticotemporal lateral do nervo zigomático; *VZTL,* "veia zigomaticotemporal lateral ("indicadora") (veja Figuras 3.1 e 4.15); *RZTM,* ramo zigomaticotemporal medial do nervo zigomático; *VZTM,* "veia zigomaticotemporal medial" (veia sentinela) (veja Figuras 3.1 e 4.15); *LOT,* "ligamento orbicular temporal (veja Figura 4.15); *LS-FT,* lâmina superficial da fáscia temporal ("fáscia temporoparietal"); *RT,* localização da via dos ramos do ramo temporal do nervo facial (veja Figuras 3.13, 3.16, 3.18, 4.12 e 4.15D), no interior da lâmina superficial da fáscia temporal.

REFERÊNCIAS BIBLIOGRÁFICAS

1. Isse NG. Endoscopic forehead lift. *Clin Plast Surg* 1995;22:661.
2. Isse NG. The endoscopic approach to forehead and brow lifting. *Aesth Surg* 1998;18.
3. Vasconez LO, Core GB, Gamboa-Bobadilla M, et al. Endoscopic techniques in coronal brow lifting. *Plast Reconstr Surg* 1994;94:788.

PARTE II

APLICAÇÕES CLÍNICAS

6

AVALIAÇÃO ESTÉTICA PRÉ-OPERATÓRIA DO PACIENTE PARA FRONTOPLASTIA

TIMOTHY J. MARTEN
DAVID M. KNIZE

RECONHECENDO O ENVELHECIMENTO NA PARTE SUPERIOR DA FACE (FRONTE)

Reconhecer as alterações que ocorrem no envelhecimento na parte superior da face é fundamental para o rejuvenescimento da fronte, sendo essencial comunicar ao paciente a necessidade da cirurgia. O termo *brow lift* (levantamento do supercílio) é errôneo e freqüentemente fonte de confusão tanto para pacientes como cirurgiões, porque sugere que o envelhecimento na parte superior da face consiste apenas na ptose do supercílio. Embora ocorra a queda do supercílio, ela é apenas um aspecto em um grupo de alterações normalmente presentes. Muitas vezes, essas outras alterações contribuem mais significativamente para uma aparência desagradável ou envelhecida. Por essa razão, o termo *frontoplastia* é preferível e usado por muitos cirurgiões.

Alterações típicas observadas na fronte em envelhecimento são mostradas na Figura 6.1A. Cada um desses problemas possivelmente pode ser melhorado com uma frontoplastia (Figura 6.1B).

Deve-se suspeitar da presença de ptose da fronte em todos os pacientes que aparentam ter uma redundância da pele da pálpebra superior, mesmo se a posição do supercílio parecer ostensivamente normal. Freqüentemente, os pacientes sem um propósito deliberado, indicam a necessidade de uma cirurgia na fronte durante a consulta, levantando o supercílio com a ponta do dedo enquanto solicitam uma cirurgia de pálpebra (sinal de Flower) (Figura 6.2). Para os pacientes que não apresentam o sinal, o cirurgião deve reposicionar o supercílio do paciente e observar o efeito produzido. Muitas vezes, esse simples procedimento diagnóstico mostra que uma ptose significativa está presente na fronte, e que uma pequena cirurgia da pálpebra, provavelmente nenhuma, será necessária. Em outros casos, fica evidente que uma combinação de problemas está presente e que procedimentos cirúrgicos tanto para a pálpebra como para a fronte são indicados. Se o reposicionamento do supercílio resultar em melhora limitada da pálpebra superior e poucos benefícios evidentes na aparência geral do paciente, apenas a cirurgia da pálpebra pode ser apropriada.

Uma prega de pele da pálpebra superior que se projeta para fora e sobre a da região periorbital lateral (sinal de Connell) é a marca registrada de ptose da fronte e é um achado importante na diferenciação dos problemas da fronte e da pálpebra (Figura 6.3). Em muitos casos (1), esse

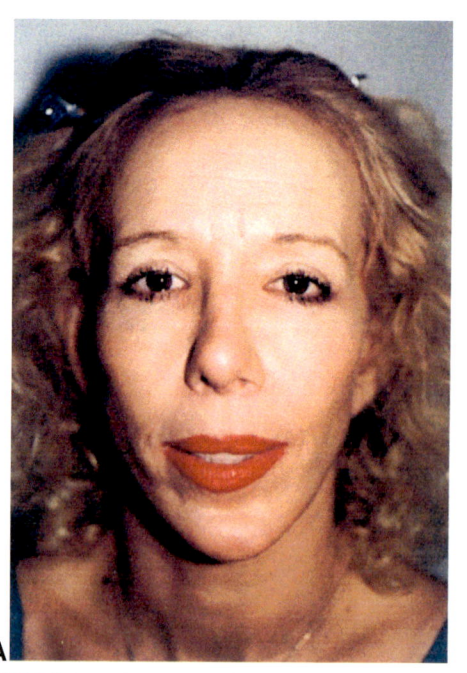

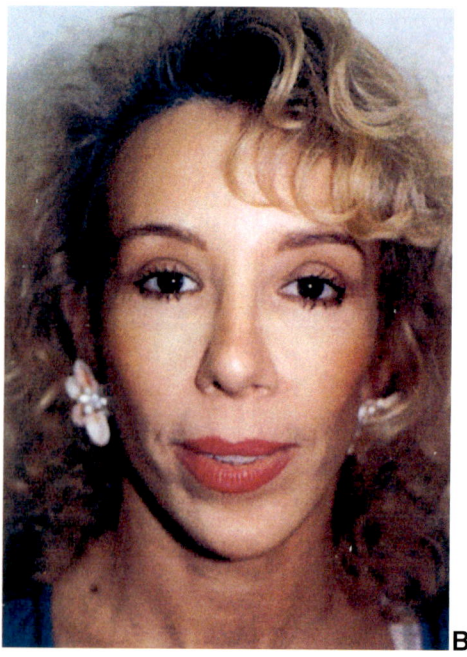

FIGURA 6.1 A: Alterações na fronte em envelhecimento. Alterações típicas vistas na fronte em envelhecimento incluem *(1)* ptose do supercílio, *(2)* ptose da parte lateral da fronte, *(3)* pseudoblefarocalasia, *(4)* linhas ("de franzimento") da glabela, *(5)* pregas transversais na fronte, *(6)* hipertrofia do músculo corrugador do supercílio, *(7)* pregas transversais na parte superior do nariz e *(8)* recessão da linha capilar. **B:** Mesma paciente após uma frontoplastia "aberta" de rebaixamento da linha capilar (veja Capítulo 9). Não foram realizadas cirurgias nas pálpebras ou em outros locais.

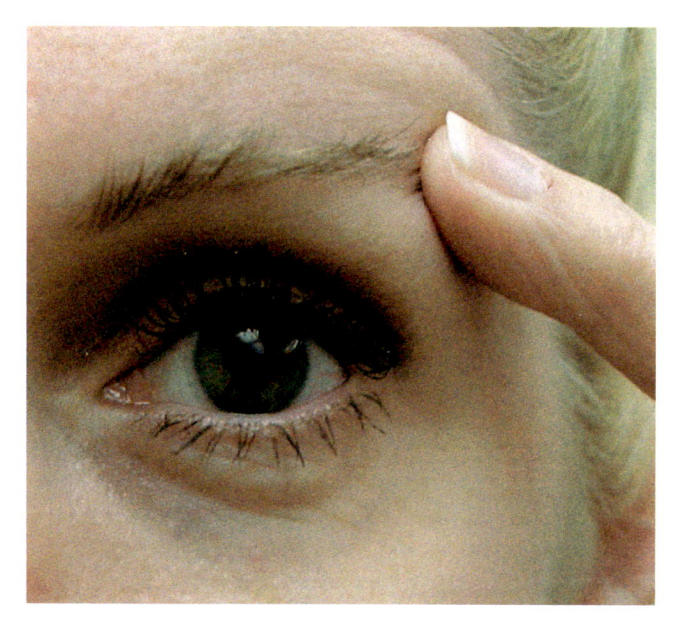

FIGURA 6.2 Sinal de Flower. Freqüentemente, os pacientes inconscientemente indicam a necessidade de cirurgia na fronte durante uma consulta para cirurgia da pálpebra, levantando o supercílio com a ponta do dedo (sinal de Flower).

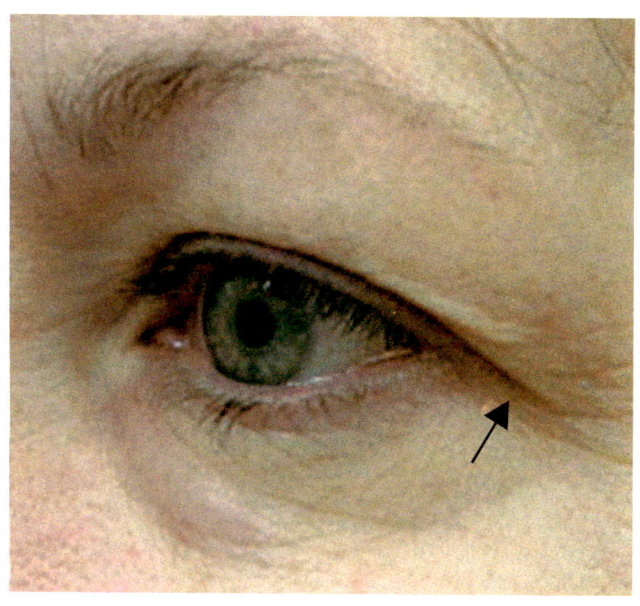

FIGURA 6.3 Sinal de Connell. Uma prega de pele da pálpebra superior que se projeta para fora da pálpebra e sobre a região periorbital lateral (*seta*) é uma marca registrada de ptose da fronte e é um achado importante na diferenciação entre problemas da pálpebra e da fronte.

achado se torna evidente apenas após o relaxamento da fronte e a descida do supercílio para a sua posição de "repouso". Por essa razão, é importante examinar a fronte do paciente durante a resposta com o ventre frontal do músculo occipitofrontal relaxado. Freqüentemente, isso exige muita persuasão porque o paciente com ptose significativa da fronte, comumente desenvolve espasmos compensatórios contínuos e crônicos do ventre frontal do músculo occipitofrontal e inconscientemente ergue os supercílios com a ponta do dedo. Golpes leves na fronte para relaxar o ventre frontal do músculo occipitofrontal ajudam a revelar o grau desses problemas.

Pregas transversais profundas na fronte também são um sinal importante de que o paciente apresenta ptose da fronte. As pregas são resultado da tentativa subconsciente do paciente para remover a obstrução dos campos de visão laterais superiores e erguendo a pele pitótica do supercílio sobre as pálpebras. Freqüentemente, este sinal não fica evidente em um exame superficial, porque os pacientes aprendem a dissimular as pregas da fronte com algum tipo de penteado. Além disso, *espasmos crônicos do ventre frontal do músculo occipitofrontal dão a falsa impressão de que o supercílio está na posição apropriada.* Esta aparência desvia ainda mais a suspeita de ptose presente na fronte do paciente.

Como o tipo de penteado do paciente esconde sinais importantes de envelhecimento da fronte e porque o espasmo compensatório do ventre frontal do músculo occipitofrontal dá a falsa impressão de que os supercílios estão na posição apropriada, é imperativo que a face do paciente seja examinada com o cabelo bem puxado para trás, deixando a fronte livre. Além disso, como os pacientes que usam penteados que escondem a fronte freqüentemente não observam esses problemas em toda a sua extensão, é útil, assim como durante o restante da avaliação, que segurem um espelhinho no decorrer dessa parte do exame. Podem-se mostrar aos pacientes esses achados importantes, explicando-lhes como esses achados são conseqüência e como estão relacionados com a ptose da fronte.

A suposição errônea de que a ptose da fronte não está presente porque o supercílio parece estar na posição normal, talvez seja o único maior obstáculo na avaliação da fronte. Os pacientes estão acostumados a valorizar a aparência da face quando se olham no espelho, erguendo inconscientemente os supercílios. Esse fato ainda é freqüentemente composto pela descoberta de que muitas mulheres arrancam com agressividade a parte ínfero-lateral do supercílio, para dar a ilusão de que está mais alto e mais arqueado. Em muitos casos, todo o terço lateral do supercílio está ausente e foi desenhado em uma posição mais alta com um lápis de sobrancelha. De todas as circunstâncias muito comumente observadas, existe uma na qual o paciente, com espasmo acentuado do ventre frontal do músculo occipitofrontal e pregas transversais profundas na fronte, segura um espelho durante a consulta e observa somente que os supercílios aparecem na posição normal. Nessas situações, é obrigação do cirurgião explicar a dinâmica da cirurgia antes que qualquer decisão seja tomada com relação ao procedimento cirúrgico a ser realizado. Além disso, esses pacientes devem entender que a posição do supercílio pode ser a mesma *após* a realização apropriada da frontoplastia. Isto acontece porque o procedimento é realizado nessas circunstâncias para aliviar o espasmo crônico do ventre frontal do músculo occipitofrontal, para reduzir o enrugamento associado da fronte e para *evitar* o rebaixamento da posição do supercílio, que ocorreria se a fronte não fosse levantada e a hiperatividade do ventre do músculo occipitofrontal não estivesse mais presente.

As pregas da glabela ("linhas de franzimento", "linhas de olhar semicerrado") normalmente o resultado do piscar repetido dos olhos para auxiliar a deficiência de visão ou para proteger o olho do clarão do sol, são outros sinais de envelhecimento na parte superior da face. Essas pregas erroneamente transmitem expressões de dor e tristeza quando estão presentes em conjunto com a ativação do ventre frontal do músculo occipitofrontal ou sugerem raiva e desaprovação quando estão presentes em conjunto com a contração do músculo prócero.

■ ENVELHECIMENTO DA FRONTE E EXPRESSÕES INAPROPRIADAS

No final do século XIX, Duchenne conduziu estudos eletrofisiológicos de pontos de referência da face humana e sugeriu que a contração de determinados músculos produziam expressões faciais características e específicas que eram universalmente compreendidas como representações das expressões das emoções humanas (2). A afirmação de Duchenne foi posteriormente adotada por Darwin (4) e sua identificação dos músculos específicos que produzem as alterações específicas na expressão facial proporcionou o princípio fundamental para aqueles que atualmente estudam o comportamento facial. Apenas recentemente, no entanto, obtivemos evidências com relação à universalidade de que determinados músculos medeiam as expressões faciais (3,5-7). Embora alguns antropólogos ainda rejeitem a idéia de que os músculos faciais existem apenas como um sistema dedicado pelo qual comunicamos emoções (8,9), existe claramente um vínculo neurofisiológico entre nosso estado emocional, a atividade de nossos músculos faciais e nossas expressões faciais.

Artistas, atores, ilustradores, cartunistas e outros que desenham ou comunicam-se com a face estão congenitamente conscientes do papel-chave que movimentos, linhas e pregas produzidas pelos músculos da expressão facial na sobrancelha, nos supercílios, na glabela e na fronte exercem na comunicação de sentimentos. Além disso, a maioria das pessoas reconhece instanta-

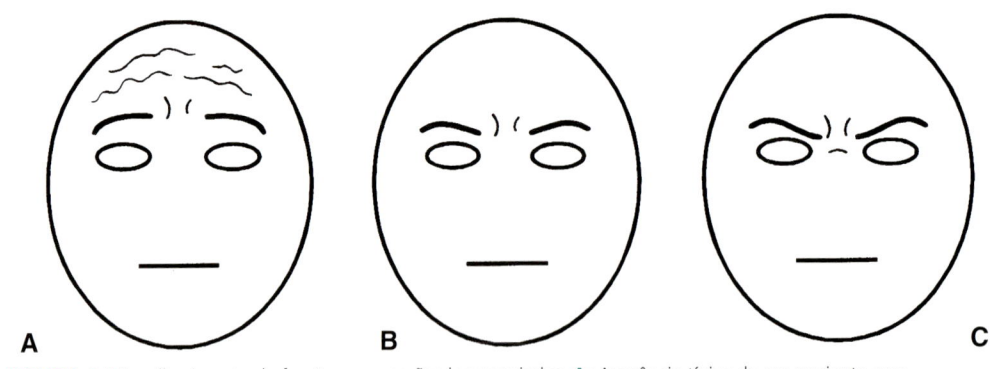

FIGURA 6.4 Envelhecimento da fronte e expressões inapropriadas. **A:** Aparência típica de um paciente com envelhecimento avançado da fronte e blefarocalasia *antes* da cirurgia. Em um esforço para remover a obstrução do campo visual lateral superior, o paciente usa os ventres frontais dos músculos occipitofrontais para manter os supercílios levantados. Como a maior parte do ventre frontal do músculo occipitofrontal está situada medialmente, isso produz uma elevação exagerada da parte medial do supercílio. A elevação do supercílio, em conjunto com a corrugação da fronte, resulta em uma aparência melancólica, triste e cansada (veja também Fig. 6.1A). **B:** Aparência típica de um paciente com ptose de fronte não reconhecida *após* somente uma blefaroplastia. A blefaroplastia superior removeu o estímulo para a ação do ventre frontal do músculo occipitofrontal e toda a extensão da ptose na fronte é agora revelada. Isso resulta em um rebaixamento aparente dos supercílios e uma aparência austera ou zangada.
C: Mesmas circunstâncias de B com o acréscimo de uma prega transversal na parte superior do nariz. A contração crônica do músculo prócero amplifica a aparência zangada e cria uma expressão de agressão e desaprovação.

neamente expressões de medo, raiva, tristeza (3,10), desdém, surpresa e cansaço quando é mostrada apenas a fronte da pessoa que manifesta a emoção. Infelizmente, muitas das alterações que ocorrem naturalmente, com o passar do tempo, na fronte em envelhecimento assemelham-se intimamente com as características dessas expressões. As alterações que ocorrem na fronte com o envelhecimento podem ser, portanto, mal interpretadas por outras pessoas que instintivamente, porém por engano, supõem que nos sentimos da maneira que parecemos. Por essa razão, a face em envelhecimento pode parecer inapropriadamente cansada, desinteressada, zangada, desaprovativa, angustiada ou triste, mesmo que a pessoa não esteja (Figuras 6.1 e 6.4).

As *pseudo-expressões* que aparecem em nossa face à medida que envelhecemos afetam como os outros nos percebem e têm um impacto significativo em nossas interações com eles. Pessoas de negócios podem parecer irritados ou desinteressados com os sócios ou clientes potenciais. Pais e avós podem parecer inapropriadamente zangados ou desaprovadores com seus filhos e netos. Outros podem parecer cansados, adoentados ou com ausência de vitalidade aos olhos de amigos e familiares.

É comum os pacientes mencionarem no momento da consulta que estão conscientes de que sua aparência tem um impacto negativo sobre os outros e que isso não está em consonância com a maneira como se sentem. Embora um paciente possa atribuir essa situação como resultado de alterações nas pálpebras, o cirurgião deve explorar a possibilidade de que essas alterações têm sua origem na fronte e precisa cuidadosamente avaliar a parte superior da face do paciente, aconselhando-o adequadamente.

Para perceber as pseudo-expressões resultantes das alterações na fronte em envelhecimento, o cirurgião precisa considerar a maneira pela qual a aparência do paciente pode fazer com que os outros reajam ou *sintam*. Isto é mais bem realizado durante a consulta, afastando-se a cadeira do paciente para trás e observando a face como um todo e, momentaneamente, submetendo-se à intuição do paciente.

PSEUDOBLEFAROCALASIA

Um dos erros mais freqüentes cometidos pelos cirurgiões plásticos é a realização de uma blefaroplastia superior quando uma frontoplastia é necessária (1,11). Esse erro resulta em parte da ênfase tradicional colocada na técnica e não na análise, e de concepções errôneas com relação à forma de envelhecimento da parte superior da face. Além disso, é o resultado, em parte, de nossas deficiências artísticas quando examinamos os pacientes, os procedimentos do método e os resultados da avaliação cirúrgica.

À medida que a fronte envelhece, o supercílio desce e a pele da parte inferior move-se para o interior da parte superior da órbita para produzir uma ilusão de redundância da pele da pálpebra. Referimos-nos a essa ocorrência como *pseudoblefarocalasia* ou *pseudo-excesso de pele na pálpebra superior*, para enfatizar suas origens ilusórias e atrair a atenção para a necessidade de considerar uma cirurgia na fronte.

Tentativas de tratar a pseudoblefarocalasia apenas com blefaroplastia, na melhor das hipóteses, resultam em um paciente com aparência cansada e triste com menos pele palpebral e uma grande cicatriz que se estende da pálpebra até a pele periorbital lateral. Comumente, no entanto, apenas uma blefaroplastia, realizada quando uma ptose significativa da fronte está presente, resulta na perda do estímulo para a elevação do supercílio, em adição à descida do supercílio com o ventre frontal do músculo occipitofrontal relaxamento e ao reaparecimento do excesso da pseudopele na parte súpero-lateral da órbita e ao longo da pálpebra superior. Essa situação, por sua vez, agrava a aparência "pseudotriste", "pseudocansada" ou desinteressada em vez de melhorá-la (Figuras 6.4B e 6.5A).

Se as linhas de franzimento da glabela também estiverem presentes ou se existir uma ruga transversal sobre a parte superior do nariz, esta aparência "pseudotriste", "pseudocansada" se tornará acentuada e assumirá uma aparência ameaçadora ou irada (Figura 6.4C). Essa seqüência de eventos explica porque pacientes e seus cirurgiões podem ficar desapontados com a aparência geral do paciente após uma blefaroplastia, apesar da competência técnica na excisão fronto tecido da pálpebra superior (Figura 6.5).

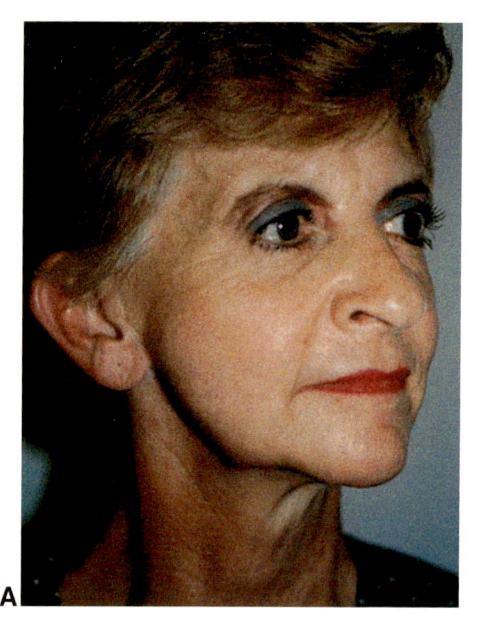

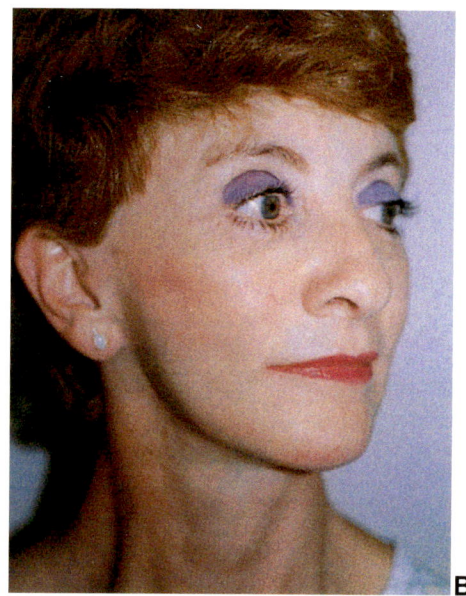

FIGURA 6.5 Pseudoblefarocalasia. **A:** Uma paciente de 57 anos de idade após duas blefaroplastias anteriores e uma cirurgia plástica de levantamento da pele da face (*face lift*) e do pescoço (*neck lift*), mas não uma cirurgia na fronte. A excisão de tecido da pálpebra superior removeu o estímulo para a contração do ventre frontal do músculo occipitofrontal e revelou a ptose na fronte, anteriormente não reconhecida. **B:** Onze meses após a frontoplastia aberta. Enxertos cutâneos na pálpebra superior foram necessários para evitar uma lagoftalmia após o reposicionamento adequado do retalho da fronte. Também foram realizadas uma cirurgia de levantamento da pele da face e do pescoço (ritidectomia, *liftings*) e uma blefaroplastia inferior.

ASSIMETRIA FACIAL

Embora seja verdade que a beleza esteja correlacionada com a simetria das feições e que a maioria das pessoas consideradas como atraentes seja classificada dentro de determinados parâmetros sob esse aspecto (12), a face humana atraente é inerentemente assimétrica (1,13). A assimetria facial não deve ser considerada como uma aberração, porém, mais propriamente como uma característica inerente à beleza que torna uma pessoa interessante, inconfundível e única. Além disso, deve ser aceito tanto pelo paciente como pelo cirurgião, que a simetria precisa da face da direita para a esquerda não é uma meta cirúrgica desejável ou realista, e que forçar a simetria cirurgicamente pode resultar em desequilíbrios estéticos e feições incomuns, desinteressantes e artificiais (14-16).

Todos os pacientes que se submetem à cirurgia para rejuvenescer a fronte apresentam graus variados de assimetria facial e um exame cuidadoso mostra que cada paciente tem um olho "grande" e um "pequeno", uma órbita "baixa" e outra "alta" e diferenças correspondentes da direita para a esquerda na linha capilar, na posição do supercílio, pele pré-tarsal visível, configuração da prega tarsal, rima palpebral, inclinação interangular, e assim por diante. Essas assimetrias é resultado não apenas de diferenças sutis no tamanho do bulbo do olho e estruturas adjacentes, mas também de diferenças na posição das órbitas e da anatomia esquelética da fronte e da maxila. *Em razão dessas diferenças é artisticamente apropriado, em muitos casos, que os supercílios estejam em alturas diferentes após realização de cirurgia adequada, se é para se manter a proporção e o equilíbrio apropriados (15).* Chamar atenção para as assimetrias existentes antes da cirurgia e explicar que os supercílios colocados e situados proporcional e apropriadamente podem não estar na mesma altura, irá evitar confusão por parte do paciente após a cirurgia quando sua face será inevitavelmente submetida a um exame mais detalhado.

ESTÉTICA DO SUPERCÍLIO E PLANEJAMENTO DO LEVANTAMENTO (*LIFTING*) DO SUPERCÍLIO

Um passo fundamental no planejamento do rejuvenescimento da fronte é determinar a posição desejada e a configuração dos supercílios. Essa decisão deve ser tomada em conjunto com o paciente e deve ser registrada no histórico pré-cirúrgico. Cada paciente deve ser informado, no entanto, de que essas determinações representam um objetivo e uma diretriz, não necessariamente o resultado da cirurgia.

A posição e a configuração adequadas do supercílio são julgamentos subjetivos finais influenciados por fatores raciais, culturais e outros que não podem ser determinados precisamente por uma fórmula matemática ou uma mensuração arbitrária. Marcas, mensurações e parâmetros publicados devem ser considerados como diretrizes no planejamento da cirurgia. Não são apropriados para todas as situações ou absolutamente corretos para todas as faces (15).

O grau necessário de levantamento do supercílio normalmente não é o mesmo em cada ponto ao longo da fronte ou em cada lado da face. Em todos os casos, com exceção dos incomuns, a maior parte do levantamento será necessariamente lateral e não medial, para restaurar a configuração atrativa do supercílio. *O imperativo artístico é conseguir proporção e equilíbrio com outros traços e não simetria.*

Admitindo-se que a configuração e a posição atrativa do supercílio são subjetivas e estão abertas à interpretação individual, o artista, o ilustrador ou o cirurgião que tentam desenhar, restaurar ou melhora a aparência da face ainda podem beneficiar-se das diretrizes sobre para proceder. Felizmente, existe uma base matemática de beleza (17,19) e certos parâmetros podem ser usados para auxiliar no estabelecimento dos objetivos cirúrgicos.

Tradicionalmente, a maioria dos cirurgiões tentou definir o que é atraente e bonito em termos lineares simples e absolutos. Embora seja conveniente e útil, até certo ponto, qualquer análise será intrinsecamente inválida, porque as mensurações lineares rígidas são fundamentalmente imprecisas, pois supõem que a cabeça e as características faciais de cada pessoa têm o mesmo tamanho.

Um guia mais apropriado e preciso para o que é atraente é um modelo baseado na proporção e nas inter-relações dos aspectos faciais. Um sistema útil de análise a esse respeito é a *proporção divina* (17,19). Também conhecida como *proporção de ouro,* e algumas vezes referida como *corte de ouro* ou *relação de ouro*, esta simples relação matemática define a proporção que forma a base do que é considerado belo e harmonioso. Como tal, pode ser usada para estabelecer diretrizes para uma configuração e posição atrativa do supercílio.

Simplificadamente, a proporção de ouro especifica que quando as proporções de um objeto ou de um aspecto facial, ou a relação entre dois objetos ou aspectos faciais podem ser descritas por uma proporção de 1 para 1,618, elas parecerão agradáveis e atrativas ao olho.

Uma análise cuidadosa da parte superior atrativa da face mostra que uma abertura do olho (a distância vertical entre as pálpebras superior e inferior no olhar fixo para frente) e a distância entre a margem da pálpebra superior e o arco do supercílio estão relacionadas entre si pela proporção de ouro (Figura 6.6). Estudo adicional mostra que a posição do arco do supercílio atraente é igualmente descrita por essa relação (Figura 6.7).

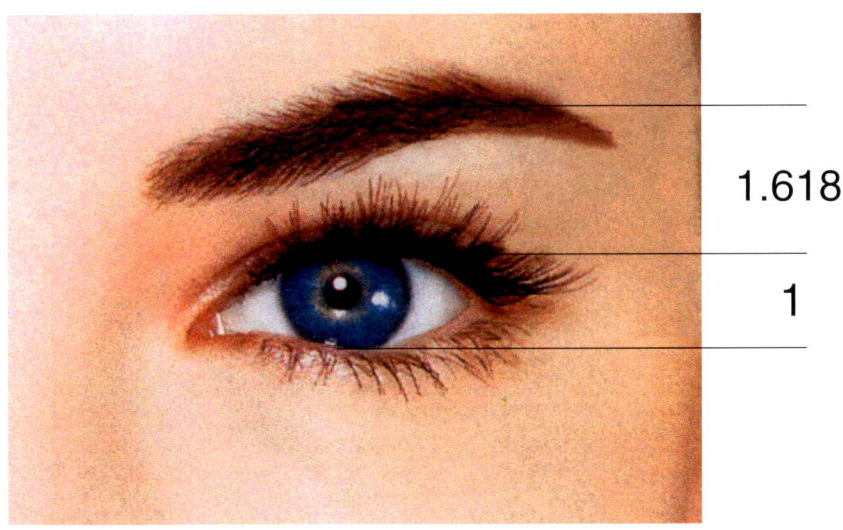

FIGURA 6.6 O Supercílio de Ouro. Uma análise cuidadosa da parte superior atraente da face mostra que a rima palpebral (a distância vertical entre as pálpebras superior e inferior no olhar fixo para frente) e a distância entre a margem da pálpebra superior e o arco superciliar estão relacionados entre si pela proporção de ouro. Como o tamanho do bulbo do olho e a altura da rima palpebral variam entre pacientes, do mesmo modo varia a altura atrativa da posição do supercílio.

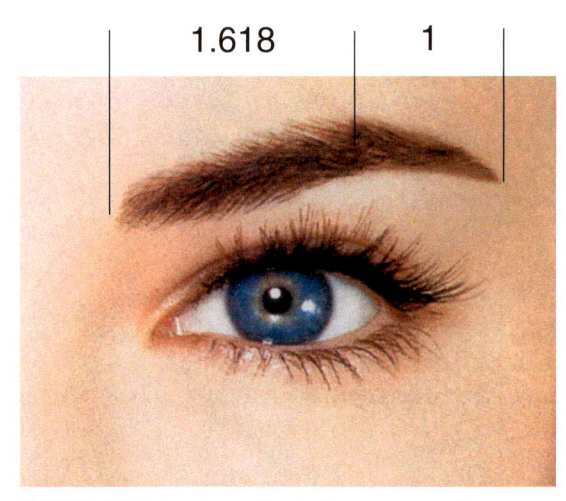

FIGURA 6.7 O Arco Superciliar de Ouro. A proporção de ouro define o pico da posição atraente do arco superciliar.

Como o tamanho do bulbo do olho e a altura da abertura palpebral variam de um paciente para outro, do mesmo modo a altura do supercílio atrativamente posicionado também irá variar se a proporção adequada for mantida. Como uma questão prática, diretrizes lineares permanecem úteis, se não totalmente precisas, porque para a face mediana, a altura da abertura palpebral é aproximadamente a mesma. Além disso, embora o cálculo da altura ideal do supercílio, a partir das mensurações das características faciais do paciente, seja útil e instrutiva no estabelecimento dos objetivos cirúrgicos, os cirurgiões artísticos, perceptivos e experientes, intuitivamente reconhecem a tempo quando as características não atendem a proporção de ouro. Para esses cirurgiões, "observar" torna-se mais importante do que mensurar (10).

É um fato comumente observado que as posições dos supercílios de homens e mulheres não são as mesmas e é intuitivamente óbvio que a posição do supercílio envolve diferenças sexuais (1,11,15). É interessante observar que, para muitos homens, o supercílio atraente cai em uma relação inversa àquela da mulher, mas permanece na proporção de ouro para a abertura palpebral (Figura 6.8).

A proporção de ouro deve ser reconhecida como uma diretriz para a posição do supercílio e não como um ideal absoluto. Sob certas circunstâncias, uma posição mais alta ou mais baixa pode ser considerada atraente. A nossos olhos, *o supercílio da mulher será atraente em uma variedade de alturas se possuir uma configuração arqueada com sua cauda situando-se bem acima de seu aspecto medial. De modo semelhante, o supercílio de um homem geralmente irá ser considerado como atraente em uma variedade de alturas se estiver em uma configuração reta ou quase horizontal com sua cauda na mesma altura que seu aspecto medial ou ligeiramente superior a ele.*

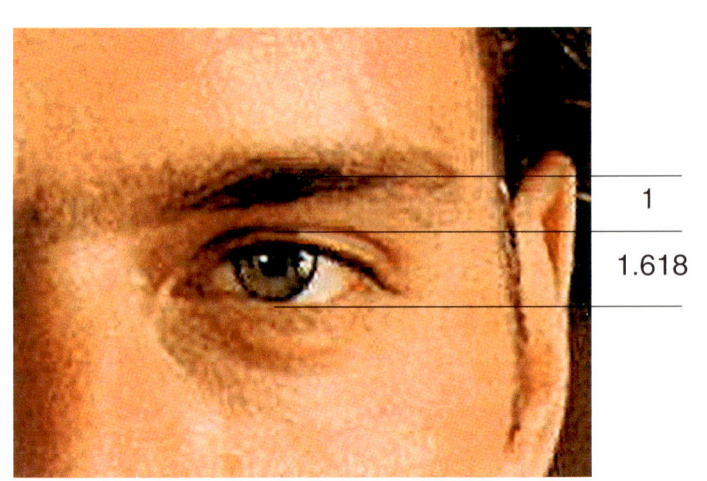

FIGURA 6.8 O supercílio de ouro masculino. Para muitos homens, o supercílio atraente está em relação inversa àquele da mulher, mas permanece na proporção de ouro em relação à rima palpebral (compare com a Figura 6.6).

Além disso, a Proporção de Ouro define os padrões clássicos de beleza. Modelos, atrizes, celebridades e outras figuras públicas, freqüentemente procuram chamar a atenção sobre si mesmas pelo exagero do que é considerado tradicionalmente atraente. Embora isso seja um imperativo profissional para elas, o paciente comum que se submete a uma cirurgia plástica é normalmente mais bem servido pelo estabelecimento de objetivos mais proximamente alinhados com as definições tradicionais de beleza.

AGRADECIMENTO

Todas as fotografias deste capítulo são cortesia de Timothy J. Marten, M.D.

REFERÊNCIAS BIBLIOGRÁFICAS

1. Connell BF, Marten TJ. The male foreheadplasty: recognizing and treating aging in the upper face. *Clin Plast Surg* 1991;18(4):653-687.
2. Duchenne GB. *Mechanism of human facial expression*. Cambridge: Cambridge University Press, 1990 [originally published 1862].
3. Faigin G. *The artist's complete guide to facial expression*. New York: Watson-Guptill, 1990.
4. Darwin C. *The expression of the emotions in man and animals*. New York: Philosophical Library, 1955 [originally published 1872].
5. Ekman P. Friesen WV. *Unmasking the face: a guide to recognizing emotions from facial* cues. Englewood Cliffs, NJ: Prentice-Hall, 1975.
6. Ekman P. The argument and evidence about universais in facial expressions of emotion. In: Wagner H, Manstead A, eds. *Handbook of psychophysiology: the biological psychology of emotions and social processes*. London: John Wiley, 1989.
7. Schwartz GE, Fair PL, Mandei MR, et al. Facial electromyography in the assessment of improvement in depression. *Psychosom Med* 1978;40:355-360.
8. Ektman P. About brows: emotional and conversational signals. In: von Cranach M, Foppa K, Lepenies W, et al., eds. *Human ethology*. Cambridge: Cambridge University Press, 1979:169.
9. Lutz C, White GM. The anthropology of emotions. *Annu Rev Anthrop* 1986;15:405.
10. Tolleth H. Concepts for the plastic surgeon from art and sculpture. *Clin Plast Surg* 1987;14:585.
11. Connell BF, Lambros VS, Neurohr GH. The foreheadlift: techniques to avoid complications and produce optimal results. *Aesthetic Plast Surg* 1989;19:217.
12. Farkas LJ, Kolar JC. Anthropometrics and art in the aesthetics of women's faces. *Clin Plast Surg* 1987;14:4.
13. Connell BF, Marten TJ. Facelift. In: Cohen M, ed. *Mastery of plastic and reconstructive surgery*. Boston: Little, Brown, 1994.
14. Connell BF, Marten TJ. Deep layer techniques in cervicofacial rejuvenation. In: Psillakis G, ed. *Deep facelifting techniques*. New York: Thieme, 1994.
15. Marten TJ. Hairline lowering foreheadplasty. *Plast Reconstr Surg* 1999;103(1):224-236.
16. Marten TJ. Facelift: planning and technique. *Clin Plast Surg* 1997;24:269.
17. Huntley HE. *The divine proportion*. New York: Dover, 1970
18. Powell H, Humphrieys B. *Proportions of the aesthetic face*. New York: Thieme-Stratton, 1984.
19. Rickets RM. Divine proportion in facial aesthetics. *Clin Plast Surg* 1982;9:401.

7
FRONTOPLASTIA COM INCISÃO LIMITADA

DAVID M. KNIZE

PERSPECTIVA HISTÓRICA

Quando completei minha residência em cirurgia plástica em 1974, o tratamento da fronte envelhecida ainda não se tornara um componente padrão do procedimento da restauração facial (1). De fato, muitos cirurgiões que realizavam cirurgia estética facial naquela época, ignoravam completamente o envelhecimento da parte superior da face. Nos 10 anos seguintes, no entanto, a técnica de *lifting (ritidectomia)* da fronte com incisão coronal começou a ser amplamente valorizada por seus benefícios cosméticos e logo foi incorporada na prática rotineira da cirurgia plástica. O efeito estético da técnica de ritidectomia (*lifting* da fronte) foi aperfeiçoado para incluir o tratamento dos músculos que produzem as dobras da pele da glabela (2,3).

Usei a frontoplastia com incisão coronal clássica durante muitos anos, e meus pacientes e eu ficamos satisfeitos com o benefício estético final. Contudo, fiquei angustiado com as queixas dos pacientes com relação à cicatriz extensa e, algumas vezes, visível do escalpo, à alopecia e às alterações sensitivas do escalpo, e especialmente a sensação de coceira que alguns pacientes experimentaram. Em razão desses efeitos colaterais que apresentaram objeção à técnica da incisão coronal clássica, comecei a examinar opções para modificação da técnica. Por volta de 1990, desenvolvera um fundamento lógico para uma nova abordagem da frontoplastia.

Reconheci que não era necessária uma incisão coronal total para nova suspensão do supercílio. Na minha experiência, a excisão do escalpo apenas a partir dos 25% laterais da margem do retalho do escalpo elevado da fronte de cada lado, levantava adequadamente a parte lateral ptótica do supercílio. Raramente removi qualquer parte do escalpo ao longo dos 50% mediais da linha de incisão coronal, porque dificilmente encontrei necessidade de levantar o segmento medial do supercílio. Na realidade, minha grande preocupação era evitar uma elevação excessiva da parte medial do supercílio. Descobri que uma incisão limitada aos 25% laterais da incisão coronal proporcionava a exposição para elevar, com eficiência e efetivamente, um retalho da fronte no nível subperiosteal. A eliminação da metade média da incisão coronal não apenas diminuiu a cicatriz do escalpo, mas também evitou o corte transversal do suprimento nervoso sensitivo para a parte frontoparietal do escalpo. Esta abordagem da incisão limitada da parte temporal do escalpo para o *lifting* da fronte, no entanto, criou um problema totalmente novo, porque restringia amplamente o acesso aos músculos que atuam sobre a pele da glabela. Para que essa nova abordagem da frontoplastia se tornasse uma alternativa aceitável à técnica da incisão coronal, percebi que seria necessário encontrar uma outra forma de lidar com esses músculos.

Tornou-se aparentemente óbvio que o acesso aos músculos sob a pele da glabela devia ser realizado a partir de uma incisão na pálpebra superior, e explorei esta possibilidade usando material de cadáver fresco. Fiquei surpreso ao descobrir que uma abordagem com incisão na pálpebra superior proporcionava uma exposição ainda melhor desses músculos do que era possível a partir da abordagem com incisão coronal. Estava trabalhando em uma técnica, em cadáveres, para tratamento dos músculos prócero e corrugador do supercílio por meio de blefaroplastia superior na época em que a técnica endoscópica foi aplicada à frontoplastia, no início dos anos de 1990, e relatada em 1994 (4). Como pensei que a endoscopia fosse uma forma melhor de evitar os problemas associados aos procedimentos da incisão coronal, interrompi meu trabalho no laboratório de anatomia naquela época.

Achei o endoscópio uma excelente ferramenta para levantar o retalho e observar a anatomia da fronte, e ele proporcionou uma forma para tratar os músculos prócero e corrugador do supercílio com uma cicatriz muito menor no escalpo. Contudo, minha experiência com a técnica endoscópica inicial não foi animadora. A técnica era complicada e consumia muito tempo e o equipamento era caro. Além disso, acreditava que as pequenas incisões usadas com a técnica endoscópica inicial não proporcionavam exposição adequada para uma fixação estável do segmento lateral do retalho transposto da fronte, e que esta falta de suporte resultava em eventual perda da posição lateral do supercílio. Posteriormente, a técnica endoscópica evoluiu para incluir uma incisão mais extensa no escalpo, permitindo o acesso para suporte de sutura do segmento lateral do supercílio.

Concluí que se essa incisão da parte temporal do escalpo fosse um componente necessário da técnica endoscópica, então não precisava de um endoscópio para levantar o retalho da fronte. A partir de minhas experiências clínicas anteriores, sabia que podia levantar um retalho da fronte bilateralmente a partir de incisões de 4 a 5 cm de comprimento na parte temporal do escalpo e suspender o retalho com suturas colocadas no interior da lâmina profunda da fáscia temporal.

Retornei ao conceito da abordagem de uma incisão na pálpebra superior para lidar com o "franzimento" dos músculos. Com base nas dissecações de 25 cadáveres frescos, desenvolvi uma técnica de tratamento por transblefaroplastia dos músculos da glabela. Em seguida apliquei a técnica em um grupo de 40 pacientes, cujos resultados relatei, em 1994, no encontro anual da *American Society for Aesthetic Plastic Surgery* e publicado em 1995 (5).

Após aperfeiçoar ainda mais o procedimento (6, 7), descobri que uma abordagem de incisão limitada na parte temporal do escalpo, para levantamento do retalho da fronte, combinada com uma abordagem de blefaroplastia superior para os músculos que atuam sobre a pele da glabela, proporcionava um efeito comparável ao resultado que eu havia obtido com o uso da técnica de incisão coronal. Dei a essa técnica o nome de *Frontoplastia de Incisão Limitada*. Se a frontoplastia de incisão coronal é chamada de técnica "aberta" e a frontoplastia endoscópica de técnica "fechada", a classificação dessa técnica de incisão limitada fica entre as duas. Considero, entretanto, o procedimento da frontoplastia de incisão limitada mais uma forma da técnica "aberta" porque cada parte da dissecação pode ser visualizada diretamente com luz frontal a partir de incisões de abordagem na parte temporal do escalpo ou na pálpebra superior.

Meu interesse em desenvolver essa alternativa à técnica de incisão coronal para a frontoplastia foi o estímulo para meus exames do material de cadáveres frescos no laboratório de anatomia, no Centro de Ciências da Saúde da Universidade do Colorado, onde os estudos anatômicos descritos nos Capítulos 1 a 4 foram completados. A execução apropriada da técnica de frontoplastia de incisão limitada é essencialmente baseada na compreensão profunda dos detalhes anatômicos.

■ INDICAÇÕES CIRÚRGICAS

Inicialmente, acreditei que essa técnica fosse apropriada apenas para pacientes mais jovens com ptose lateral moderada do supercílio, sem ptose da parte medial, e continuei a usar a abordagem da incisão coronal para pacientes mais idosos com ptose grave do supercílio e linhas cutâneas profundas. Com mais experiência, no entanto, descobri que a técnica era igualmente eficiente para pacientes mais idosos com estágios avançados de envelhecimento da parte superior da face. Atualmente, uso a abordagem com incisão limitada para todos os grupos de pacientes, independentemente da qualidade da pele, da idade, do grau de recessão da linha capilar frontal (contanto que a linha capilar temporal esteja presente) ou gravidade da ptose do supercílio. Essa abordagem é mais eficiente e confiável para mim do que a técnica endoscópica e, atualmente, encontro esporadicamente apenas um paciente no qual acredito que a técnica de incisão coronal proporcionará um resultado melhor.

A técnica de frontoplastia de incisão limitada levanta mecanicamente o segmento lateral do supercílio por meio da transposição do retalho da fronte, usando as incisões na parte temporal do escalpo e fisiologicamente levanta o segmento medial do supercílio, controlando a função dos músculos abaixadores da parte medial do supercílio, usando incisões de blefaroplastia superior. Esta técnica não levanta visivelmente a linha capilar frontal central, como algumas vezes ocorre com a abordagem de incisão coronal. Portanto, uso a técnica em todos os pacientes que estão satisfeitos com a extensão da fronte e que desejam realizar uma frontoplastia, contanto que a fronte não pareça muito extensa. Encontrei poucos pacientes que trocariam uma cicatriz na linha capilar frontal inferior por uma na linha capilar pré-frontal, a não ser que a extensão da fronte fosse francamente um aspecto deformador para a face do paciente. Por outro lado, encontrei paciente que usam franja para camuflarem uma fronte extensa antes da cirurgia e continuam usando franja após a cirurgia para esconder uma cicatriz na linha pré-capilar. O efeito da técnica de incisão na linha pré-capilar pode satisfazer o cirurgião, porém, acredito que traga poucos benefícios práticos para a maioria dos pacientes.

A técnica da frontoplastia de incisão limitada é perfeitamente adequada para pacientes masculinos com recessão da linha capilar frontal ou para a calvície padrão masculina, porque esses pacientes normalmente apresentam pêlos adequados na parte temporal do escalpo e um nível satisfatório da linha capilar na parte temporal. Embora essa técnica não mova a linha capilar da parte temporal cranialmente, este movimento da linha capilar da parte temporal junto com o segmento lateral do supercílio é menos questionável do que qualquer movimento cranial da linha capilar frontal.

Embora quase sempre combine o levantamento (*lifting*) da incisão da parte temporal da fronte com uma blefaroplastia superior, a abordagem da incisão da pálpebra superior para os músculos que atuam sobre a pele da glabela pode ser usada sem a realização de uma blefaroplastia. As linhas ativas e mais estáticas da pele da glabela podem ser suavizadas com essa técnica.

■ TÉCNICA CIRÚRGICA PESSOAL

Planejamento do Nível de Elevação do Supercílio

Antes de o plano cirúrgico ser formalizado, o paciente deve ser avaliado como descrito no Capítulo 6. Os pacientes possuem sentimentos fortes com relação ao formato do supercílio e sua visualização estética para o resultado cirúrgico, freqüentemente, pode ser diferente daquela do cirurgião. Antes da cirurgia, os pacientes sentados demonstram a posição desejada do supercílio enquanto se olham no espelho. Na semana anterior ao dia da cirurgia, na época do exame físico pré-cirúrgico, um desenho é feito em um quadro e pede-se ao paciente para confirmar se o desenho representa razoavelmente seus desejos. A imagem na minha mente, da posição do supercílio do paciente, é a única medida que levo para a sala de cirurgia. Essa abordagem é preferível a qualquer fórmula que envolve igualar 1 mm de elevação do supercílio com uma unidade de distância de transposição do escalpo. Duas faces não são semelhantes e a melhor decisão para a colocação do supercílio é o resultado do julgamento artístico exercido pelo cirurgião dentro dos parâmetros definidos pelos desejos do paciente.

Preparação Pré-Cirúrgica no Centro Cirúrgico

A maioria dos procedimentos da cirurgia plástica facial é realizada com base no paciente externo tratado em uma clínica cirúrgica sob sedação intravenosa administrada por uma enfermeira com formação em anestesiologia. A monitorização é feita usando-se um oxímetro, um monitor cardíaco e um aparelho de pressão automático que registra uma leitura a cada 4 minutos. O paciente é colocado na posição supina, com a cabeça apoiada por um dispositivo acolchoado de suporte para cabeça acoplado à mesa de cirurgia. Botas de compressão pneumática de pressão alternada são colocadas nos pés dos pacientes para todas as cirurgias com duração de 1 hora ou mais.

A preparação cirúrgica da face e do pescoço inclui uma lavagem completa do escalpo. Nenhuma fita ou enfeite de cabelo é usado, para evitar distorção da verdadeira inclinação dos folículos pilosos. A visualização da inclinação dos folículos pilosos é necessária para fazer no escalpo incisões paralelas aos folículos e para minimizar danos a eles.

Marcações Intra-Operatórias para a Fronte

Antes de injetar o agente anestésico local na fronte ou no escalpo, devem-se identificar os pontos de referência específicos na fronte. Essas marcações (Figura 7.1) irão servir como guias ulteriores à medida que o retalho da fronte for levantado:

1. Uma linha é desenhada ao longo da linha temporal palpável e de sua extensão como linha temporal superior (Figura 1.1). O conhecimento desses pontos de referência ao longo de todo o procedimento proporciona orientação para o trajeto do ramo lateral do nervo supra-orbital (Figura 3.5), que corre logo medial à linha temporal superior.
2. Uma linha pontilhada é desenhada a partir da incisura supra-orbital palpável ao longo do trajeto aproximado do ramo lateral do nervo supra-orbital (Figuras 3.2 a 3.11). Embora este nervo possa deixar o osso ao longo da parte inferior do frontal em qualquer local, com exceção da margem supra-orbital (Figura 3.12), seu trajeto medial à linha temporal superior é previsível.
3. Marque um ponto 2 cm laterais à borda medial da margem lateral da abertura orbital para indicar a "zona de segurança" (Figura 3.17). A dissecação pode ser realizada na lâmina profunda da fáscia temporal ou no periósteo dentro dessa zona sem danificar o ramo temporal do nervo facial, porque os ramos do ramo temporal passam sobre essa área no interior do plano I da lâmina superficial da fáscia temporal suprajacente (Figuras 3.2, 3.13, 3.16, 3.18, 4.12 e 4.15).

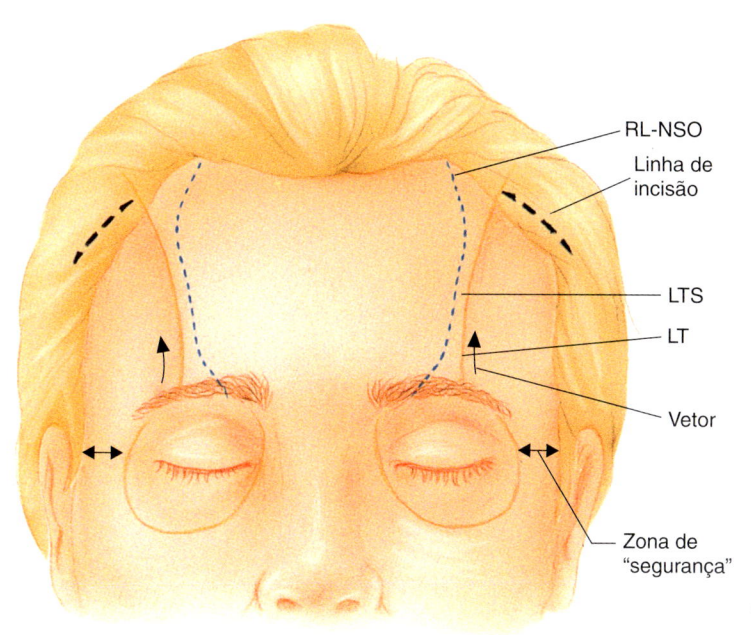

FIGURA 7.1 Marcações pré-operatórias da fronte e do escalpo. A linha temporal (*LT*), a linha temporal superior (*LTS*) e o trajeto aproximado do ramo lateral do nervo supra-orbital (*RL-NSO*) estão marcados.

4. O vetor simples de suspensão (Figura 7.2) que irá levantar a parte lateral do supercílio até o nível que o cirurgião e o paciente concordaram antes da cirurgia é marcado. Normalmente, o melhor vetor para pacientes femininas cai imediatamente lateral à linha temporal superior. Esse vetor quase vertical fornece um arco suave na junção dos terços lateral e médio do supercílio. Um vetor vertical situado mais medialmente não é necessário para produzir esse efeito, como será discutido ulteriormente. Para o retalho da fronte dos pacientes masculinos, o melhor vetor de suspensão normalmente cai muito mais lateralmente. Esse vetor pode estar 1 a 2,5 cm laterais à linha temporal superior. Ao contrário do supercílio feminino, que requer um segmento lateral mais alto do que o segmento medial, a parte lateral do supercílio do paciente masculino deve ser levantada apenas o suficiente para estabelecer uma relação horizontal com a parte medial do supercílio ou apenas um pouco mais acima. A parte medial do supercílio pode ser levantada ulteriormente, se necessário, enfraquecendo os músculos abaixadores da parte medial do supercílio (veja Figuras 2.1, 2.3 a 2.8 e 3.15). Uma preocupação real com a maioria das técnicas de frontoplastia é a elevação excessiva do segmento medial do supercílio.

5. Uma linha é desenhada 4,5 cm transversalmente ao longo da parte temporal do escalpo quase 1,5 a 2 cm atrás da linha capilar frontal, perpendicular à linha vetorial marcada (Figura 7.2). Esta se torna a linha de incisão na parte temporal do escalpo, estendendo-se apenas 0,5 cm medial ao nível da linha temporal superior, porque o ramo lateral do nervo supra-orbital corre paralelo e 0,5 a 1,5 cm medial àquela linha temporal (veja Figuras 3.2 a 3.11). Deve-se evitar danificar esse nervo que fornece sensibilidade à parte frontoparietal do escalpo (veja Figura 3.5).

Marcações Intra-Operativas para as Pálpebras Superiores

O melhor resultado cosmético para a área periorbital é obtido combinando-se a elevação do supercílio de um *lifting* da fronte com uma blefaroplastia superior. É incomum o paciente que se beneficia mais de qualquer um desses procedimentos isoladamente do que quando os dois procedimentos são combinados. Uma preocupação óbvia quando se combinam esses procedimentos, no entanto, é uma possível ressecção em excesso da pálpebra superior, que provoca exposição da córnea. Portanto, é necessário determinar precisamente qual a quantidade real do excesso de pele sobre a pálpebra superior que pode ser removida com a blefaroplastia e quanto dessa pele que realmente caiu do supercílio deve ser preservado, para ser novamente suspensa com o retalho da

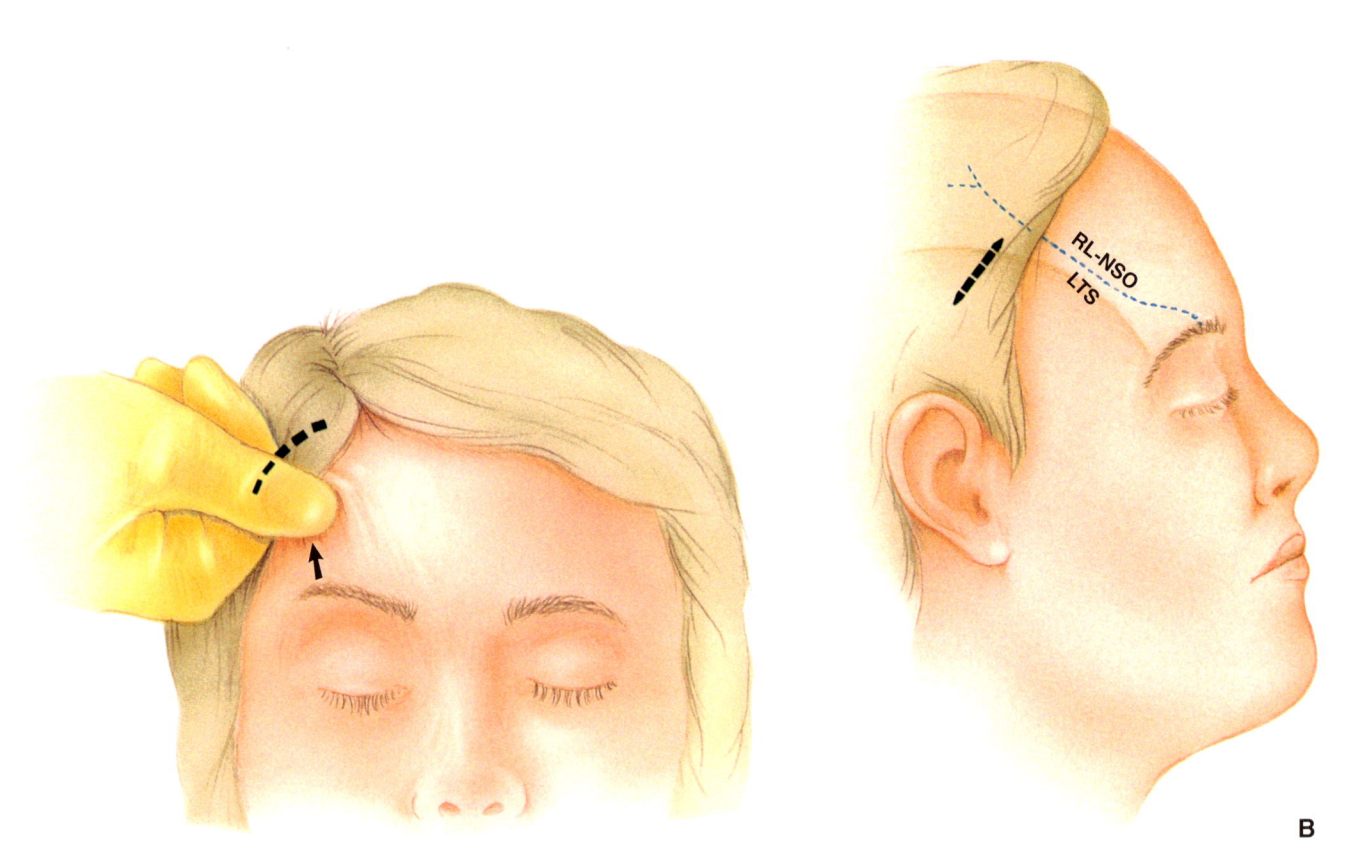

FIGURA 7.2 A e B: Vetor de reerguimento e linha de incisão no escalpo. Após o melhor vetor de reerguimento que eleva a parte lateral do supercílio até o nível desejado ser selecionado e marcado, uma linha de 4,5 cm é marcada perpendicularmente ao vetor como a linha de incisão na parte temporal do escalpo. O trajeto da linha temporal superior palpebral (*LTS*) e o trajeto aproximado do ramo lateral do nervo supra-orbital (*RL-NSO*) estão marcados.

fronte. Essa resolução é conseguida usando-se, primeiro, a pinça Converse (de Green) para mensurar o excesso aparente de pele na pálpebra superior, como mostrado na Figura 7.3, reconhecendo que um pouco desse excesso é pele que desceu do supercílio. Denomino esta descida da pele do supercílio de "pseudo-excesso" de pele na pálpebra superior. A técnica para determinar o pseudo-excesso de pele na área da pálpebra superior é mostrada na Figura 7.4. Como veremos posteriormente no procedimento, essas marcações na pálpebra superior servem como indicadores precisos da distância necessária para transpor o retalho da fronte para suspender novamente o segmento lateral do supercílio até o nível planejado anteriormente.

Normalmente, o nível do segmento medial do supercílio é satisfatório ou apenas moderadamente ptótico. Como indicado anteriormente, pode ser elevado "fisiologicamente" mais tarde, se necessário, enfraquecendo os músculos abaixadores da parte medial do supercílio (Figuras 2.1, 2.3 a 2.8 e 3.15). Apenas com a apresentação incomum de um segmento medial gravemente ptótico do supercílio é necessária a elevação mecânica com uma abordagem de incisão coronal.

Técnica Cirúrgica para Elevação do Supercílio Usando Incisões na Parte Temporal do Escalpo

Elevação do Retalho sobre a Fronte e a Fossa Temporal

As áreas da fronte e da fossa temporal são infiltradas com 0,25% de lidocaína contendo uma solução de epinefrina 1:400.000. É preciso cuidado para não injetar qualquer solução nas pálpebras superiores nesse momento. Isso deturparia as marcações na pálpebra superior, que irão servir posteriormente como guia para o nível necessário de transposição do retalho da fronte, para suspender a parte lateral do supercílio.

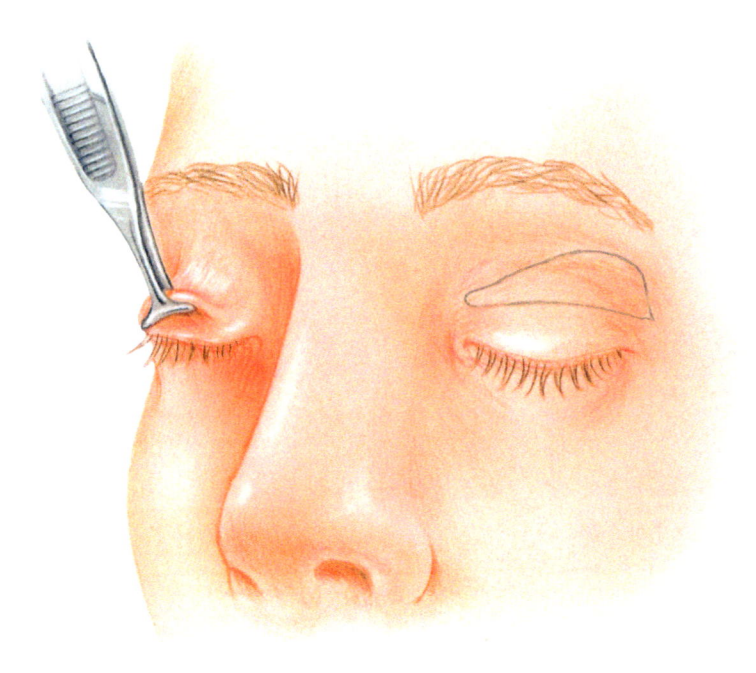

FIGURA 7.3 Técnica para mensuração da área total de excesso de pele sobre a pálpebra superior. Pinças são usadas como mostrado e a área é marcada.

As incisões na parte temporal do escalpo medem 4,5 cm de comprimento, como anteriormente marcadas. Deve-se tomar cuidado ao fazer as incisões para que fiquem o mais paralelo possível com os folículos pilosos, para minimizar os danos. Isso é facilitado distendendo-se o escalpo na área das incisões planejadas com solução anestésica injetada localmente. A incisão no escalpo é continuada descendo pela lâmina superficial da fáscia temporal até o nível da lâmina profunda da fáscia temporal. Um plano de dissecação pode ser desenvolvido rapidamente e com segurança entre os planos das lâminas superficial e profunda da fáscia temporal (Figura 4.14) sobre a fossa temporal, usando a tesoura de Metzenbaum. O limite inferior dessa dissecação sobre a fossa temporal, nesse estágio do procedimento, é o nível no qual os planos das lâminas superficial e profunda se fundem ao longo de uma linha transversal chamada "ligamento orbicular-temporal" (Figuras 4.15, 5.1 e 5.7). Inferior a esse nível, uma dissecação mais lenta e cuidadosa é necessária em razão da proximidade dos ramos do ramo temporal do nervo facial. Essa técnica de dissecação é discutida ulteriormente.

A atenção volta-se, em seguida, para a área da fronte. Um levantador periosteal é usado para começar o levantamento dos tecidos moles da fronte no nível inferior do periósteo. O periósteo entre as linhas temporais inferior e superior (Figura 1.1) é cortado e o periósteo firmemente aderente sobre a zona de fixação (Figura 1.1) medial à linha temporal superior (Figuras 5.2 e 5.3) é levantado. Medial à zona de fixação, o periósteo é menos firmemente aderente ao osso (Figura 1.4) e o levantador periosteal ou a tesoura de Metzenbaum pode ser usado, de cada lado, para levantar com segurança e facilidade o periósteo sobre todo o frontal até o nível de aproximadamente 2 cm acima da margem superior da órbita (Figura 7.5). A dissecação qualquer medida para baixo do frontal, nesse momento, correria o risco de danificar o ramo lateral do nervo supra-orbital, uma vez que este nervo pode sair do osso por um forame localizado até 1,5 cm acima da margem orbital. O ramo lateral do nervo supra-orbital deixa o osso na incisura supra-orbital ao longo da margem orbital em 90% dos casos. Quando o nervo sai por um outro forame, este é normalmente encontrado superiormente à incisura supra-orbital. No entanto, este forame pode estar

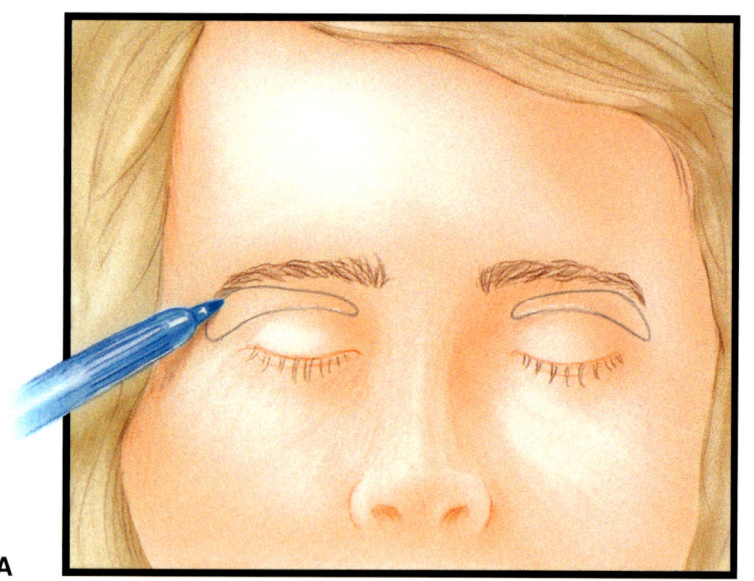

FIGURA 7.4 Técnica para determinar a área de descida da pele do supercílio ("pseudo-excesso de pele da pálpebra superior") sobre a parte superior da órbita. **A:** Uma caneta de marcação cutânea é colocada logo acima da superfície da pálpebra, na margem superior da área previamente determinada do excesso de pele da pálpebra superior. **B:** A parte lateral do supercílio é então movida cranialmente ao longo da linha do vetor de reerguimento selecionado anteriormente até o nível no qual o paciente e eu concordamos antes da cirurgia. Permitimos que o excesso de pele proveniente da órbita deslize para cima da ponta da caneta, que é mantida em uma posição estável sobre a superfície da pele. A caneta então é encostada na superfície da pele da pálpebra que se moveu para baixo dela para deixar um ponto na pele. A caneta de marcação é então posicionada mais medialmente ao longo da margem superior da área do excesso de pele da pálpebra superior e o processo é repetido em intervalos de 5 mm, prosseguindo lateral a medialmente para produzir a *linha tracejada* mostrada. **C:** Este processo redefine a área de excesso de pele da pálpebra superior, em uma área de "pseudo-excesso" de pele (*linhas inclinadas*) que é preservada para reerguimento com o retalho da fronte e uma área de excesso de pele da pálpebra superior, que será removida posteriormente com o procedimento da blefaroplastia.

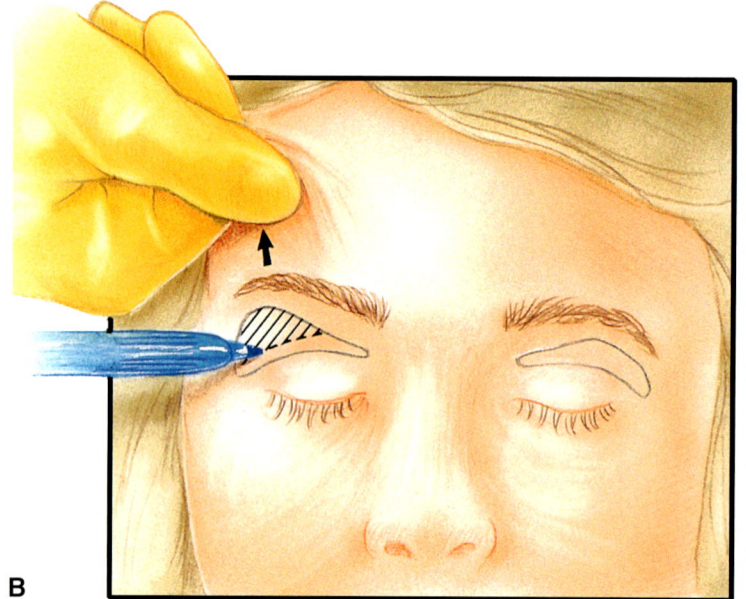

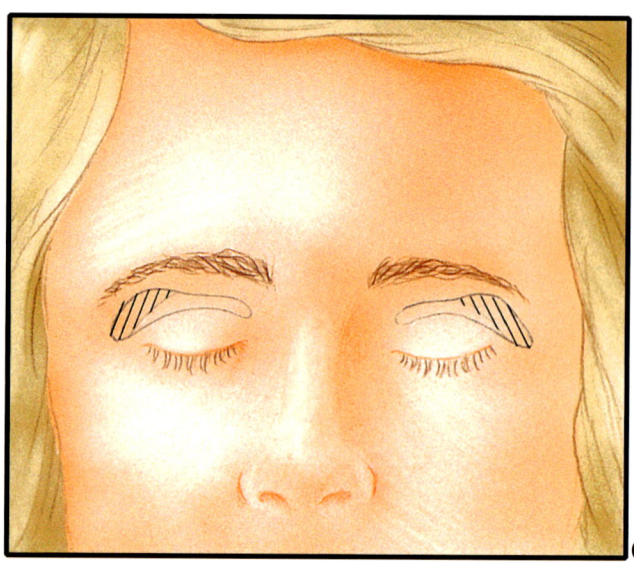

localizado muito mais lateralmente, como mostrado nas Figuras 3.12 e 5.4A e o cirurgião deve estar alerta para esta possibilidade a fim de preservar o nervo e a sensibilidade frontoparietal do escalpo. A técnica para preservar esse nervo, identificando-se seu ponto ósseo de origem, é discutida mais tarde.

O "ligamento orbital" (Figuras 4.10 e 4.14) encontrado próximo da margem súpero-lateral da órbita pode ser cortado transversalmente nesse momento. A transecção do "ligamento orbital" deve ser feita no plano da margem orbital para evitar lesão aos ramos do ramo temporal do nervo facial, que passam sobre essa área no interior da camada externa da lâmina superficial da fáscia temporal (Figuras 3.2, 3.13, 3.16, 3.18, 4.12 e 4.15).

Retornando à dissecação da fossa temporal, a tesoura de Metzenbaum é usada com uma ação de expansão moderada e suave para continuar a separar a lâmina superficial do plano da lâmina profunda da fáscia temporal ao longo de sua linha de fusão (o "ligamento orbicular-temporal"). Conforme a dissecação prossegue pelo "ligamento orbicular-temporal", em direção ao arco zigomático, a tesoura deve permanecer firme sobre a lâmina profunda da fáscia temporal, porque os ramos do ramo temporal do nervo facial correm logo superficiais a esse plano de dissecação, no interior da lâmina superficial da fáscia temporal. A "veia sentinela" ("veia zigomaticotempo-

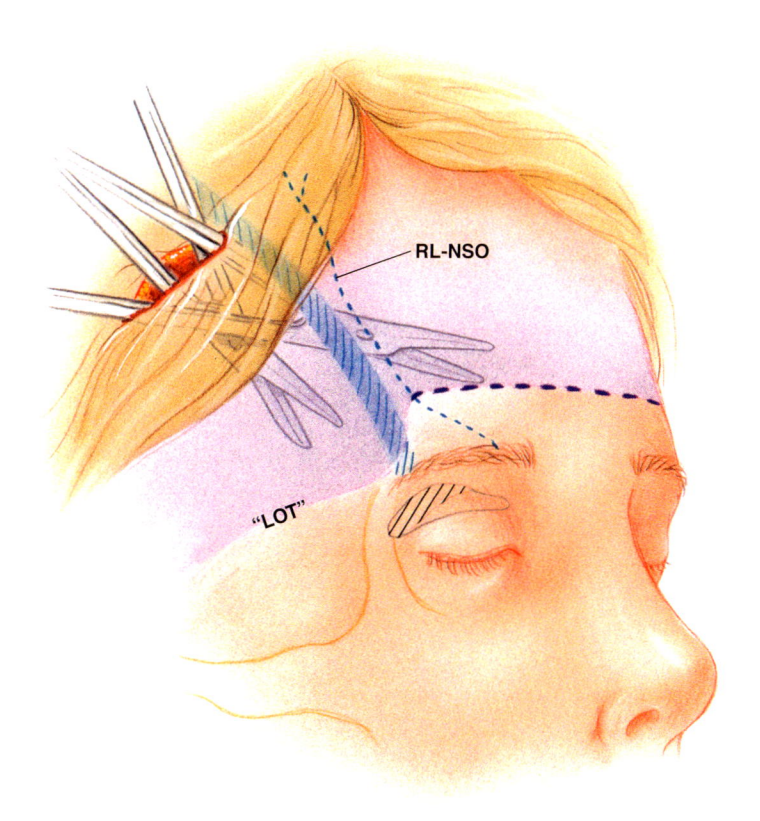

Capítulo 7 • FRONTOPLASTIA COM INCISÃO LIMITADA

FIGURA 7.5 Elevação do retalho. O plano de dissecação entre as lâminas superficial e profunda da fáscia temporal sobre a fossa temporal comunica-se com um plano subperiósteo de dissecação, desenvolvido a partir da parte inferior da zona de fixação (*linhas inclinadas*) até a linha mediana de cada lado do frontal. O espaço de dissecação mostrado aqui se estende inferiormente sobre o frontal até um nível 2 cm acima das margens orbitais e sobre a fossa temporal até o "ligamento orbicular-temporal" (*LOT*). Este plano de dissecação está abaixo do ramo lateral do nervo supra-orbital (*RLNSO*), que corre superficial ao periósteo.

ral medial") pode ser vista passando perpendicularmente entre os planos das lâminas profunda e superficial da fáscia temporal junto aos ramos zigomaticotemporal e zigomaticofacial do nervo zigomático e a "veia zigomaticotemporal lateral" (Figs. 3.1B e 4.15). Os ramos do ramo temporal do nervo facial, no interior da lâmina superficial da fáscia temporal, geralmente correm ao longo da linha formada pelos "nervos e vasos zigomaticotemporais" à medida que passam do plano da lâmina profunda para entrarem na lâmina superficial da fáscia temporal (Figs. 4.15 e 5.7). A "veia sentinela" deve ser deixada intacta, porque sua interrupção pode provocar uma dilatação venosa que se estenderia até as veias comunicantes mais superficiais (Fig. 3.1B) e pode criar veias cutâneas visíveis e proeminentes envolvendo a pele lateral à órbita. Se a "veia sentinela" precisar ser cortada para uma mobilidade adequada do retalho da fronte, o cirurgião deve cauterizá-la primeiro no nível da lâmina profunda da fáscia temporal. O uso do cautério próximo ao nível de passagem da veia pela lâmina superficial da fáscia temporal deve ser evitado em razão da proximidade dos nervos motores presentes. Se a "veia sentinela" for cortada inadvertidamente perto do plano da lâmina superficial da fáscia temporal, apenas use compressão para controlar o sangramento e concorde com mais hematomas pós-operatórios para evitar lesão a um nervo motor. Normalmente não é necessário dissecar mais inferiormente do que o nível superior do arco zigomático para obter a mobilidade adequada do retalho da fronte. A dissecação sobre o arco zigomático é arriscada nesse plano de dissecação, porque os ramos do ramo temporal do nervo facial são aderentes ao periósteo sobre o arco. Portanto, qualquer dissecação inferior deve ser feita no nível inferior do periósteo sobre o arco zigomático.

Dissecação Lateral ao Ângulo Lateral do Olho

A retenção das fixações do tecido mole ao longo da margem lateral da órbita está agora liberada. A lesão ao ramo temporal suprajacente do nervo facial pode ser evitada nessa área se a dissecação lateral à órbita for feita no periósteo ou na lâmina profunda da fáscia temporal e estiver confinada a uma porção de 2 cm de largura na "zona de segurança" (Figura 3.17) lateral à margem lateral da órbita. Os ramos do ramo temporal do nervo facial cruzam o arco zigomático laterais a essa "zona de segurança". A dissecação é estendida em direção ao ângulo lateral do olho, para liberar o folheto superficial do ligamento palpebral lateral (Figuras 4.16 e 5.7D) da face anterior da margem lateral da órbita. O folheto superficial do ligamento palpebral lateral une-se ao ângulo lateral do olho e é contínuo com a lâmina superficial da fáscia temporal e septo orbital. O folheto superficial do ligamento palpebral lateral liberado será movido cranialmente com a transposição do retalho da fronte posteriormente e isso irá suspender o ângulo lateral do olho, proporcionando um efeito de cantopexia lateral. Uma cantopexia mais direta usando a parte superficial do ligamento palpebral lateral superficial pode ser obtida a partir da incisão da blefaroplastia superior com a técnica mostrada ulteriormente na Figura 7.13. Em qualquer um dos casos, o efeito de cantopexia obtido é conseguido sem alterar a parte profunda do ligamento palpebral lateral.

Liberação do Periósteo da Parte Inferior do Frontal

A atenção agora é direcionada da área da fossa temporal de volta para a dissecação prévia do plano inferior do periósteo sobre o frontal. Usando uma luz frontal com um afastador de ângulo direito no lugar (Figura 7.6A), a dissecação é realizada com a tesoura de Metzenbaum pela face profunda do periósteo levantado com o retalho da fronte. O periósteo é cortado ao longo do trajeto aproximado do ramo lateral do nervo supra-orbital, desenhado como guia anteriormente na pela da fronte (Figura 7.1). A dissecação por meio dessa abertura no periósteo penetra no coxim

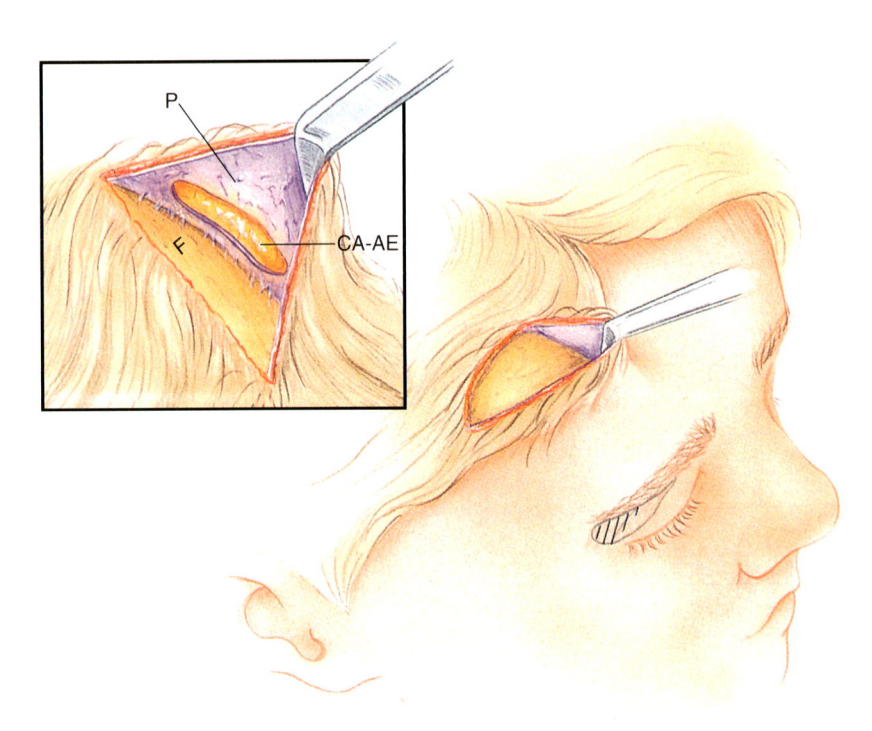

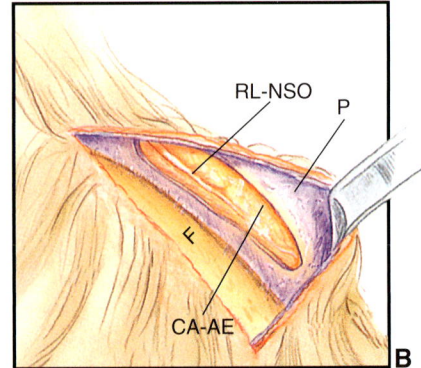

FIGURA 7.6 Identificação e proteção do ramo lateral do nervo supra-orbital. **A:** Este diagrama mostra que o periósteo (*P*) anteriormente elevado a partir da parte média do frontal (*F*) foi cortado abaixo do trajeto aproximado do ramo lateral do nervo supra-orbital, para expor o coxim adiposo da aponeurose epicrânica (*CA-AE*). **B:** Este diagrama mostra como a dissecação suave contínua irá expor o ramo lateral do nervo supra-orbital (*RL-NSO*) no interior do coxim adiposo da aponeurose epicrânica.

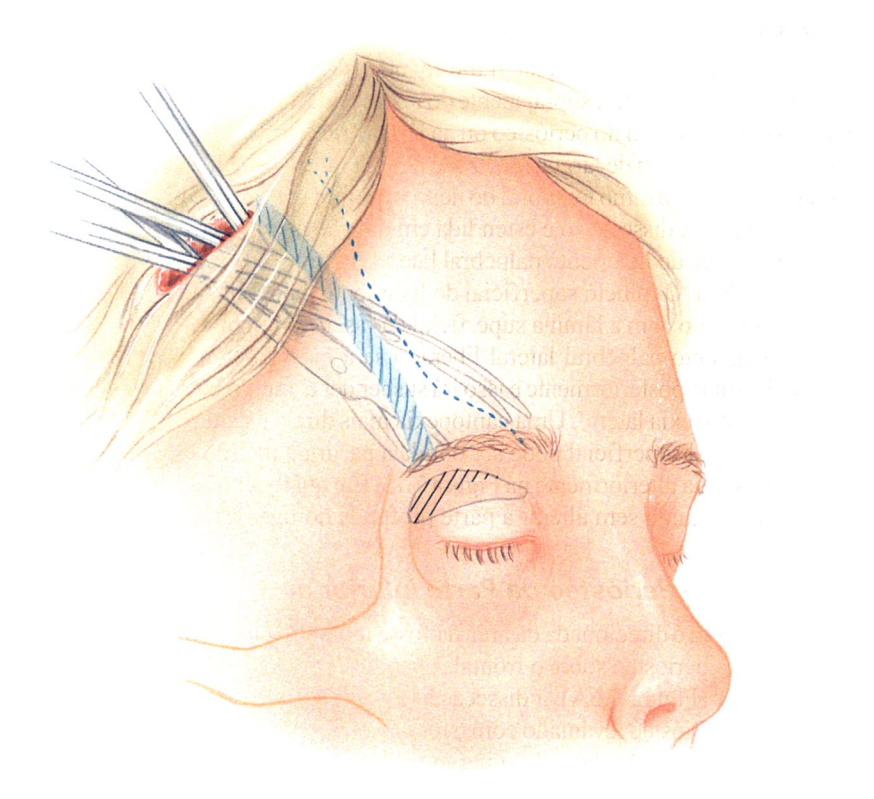

FIGURA 7.7 Elevação do periósteo ao longo da parte superior da margem orbital. Neste diagrama, a tesoura é virada verticalmente e usada com uma ação suave de expansão para liberar as fixações de tecido mole ao longo da parte superior da margem orbital, enquanto preserva o ramo lateral do nervo supra-orbital. O cirurgião deve confirmar que as adesões ao osso, na extremidade inferior da zona de fixação (*linhas azuis inclinadas*), estão completamente livres.

adiposo da aponeurose epicrânica. Uma ação de expansão vertical com a tesoura expõe o ramo lateral do nervo supra-orbital (Figura 7.6B) no interior do coxim adiposo (Figuras 3.6 e 3.8). Normalmente, um ramo grande é visto em associação com ramos menores (Figura 3.10). O ramo lateral deve ficar mais exposto, cortando-se o periósteo em direção à margem orbital até que a saída óssea do nervo seja localizada. Embora o ramo lateral do nervo supra-orbital normalmente deixe o osso na incisura supra-orbital, pontos aberrantes de saída do nervo devem ser previstos como afirmado anteriormente. Uma vez localizado o ponto ósseo de saída, o nervo pode ser protegido enquanto o periósteo densamente aderente acima das margens superiores da órbita (Figura 1.4) é levantado (Figura 7.7). O periósteo deve estar completamente liberado ao longo de toda a extensão da margem superior da órbita. As fixações da parte profunda da aponeurose epicrânica à margem orbital também devem estar liberadas. Nesse momento, deve-se apalpar suavemente ao longo das margens superior e lateral da órbita com um dedo passado pela incisão na parte temporal do escalpo e liberar quaisquer faixas fibrosas remanescentes. O processo de mobilização do retalho, ao longo das margens superior e lateral da órbita e em direção ao arco zigomático, deve continuar até que o retalho possa ser transposto cranialmente de forma confortável para suspender novamente a parte lateral do supercílio.

Reerguimento da Parte Ptótica Lateral do Supercílio

Antes da transposição cranial do retalho completamente mobilizado, o cirurgião precisa colocar um afastador em cada incisão da parte temporal e deve fazer uma "janela" a partir da lâmina profunda da fáscia temporal para expor o músculo temporal subjacente (Figura 7.8). A exposição deste músculo basicamente formará uma ligação cicatricial com o plano da lâmina superficial da fáscia temporal que reveste o retalho da fronte que será movido sobre ele. Essa ligação cicatricial é o ponto

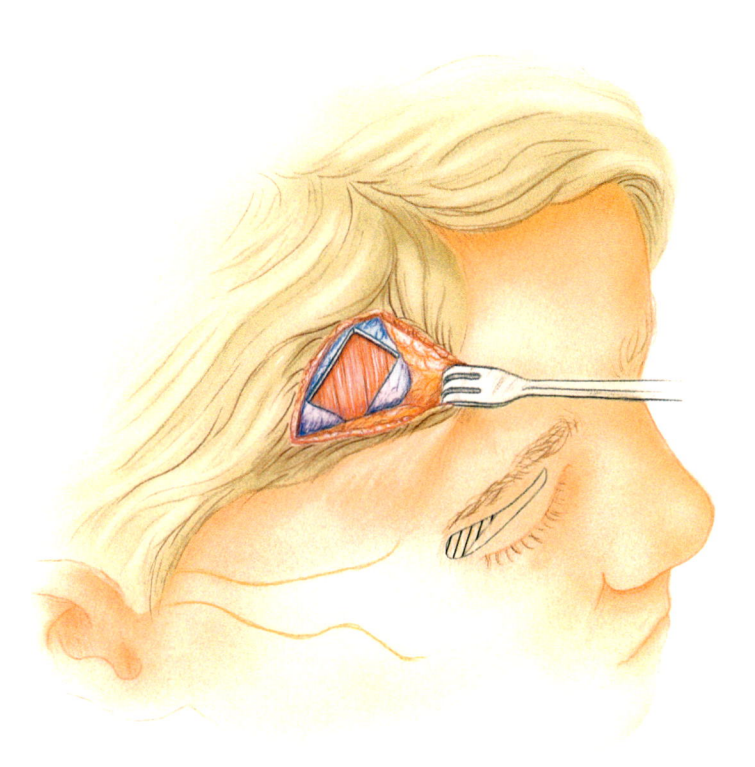

FIGURA 7.8 "Janela" na lâmina profunda da fáscia temporal. Este diagrama mostra a criação de uma "janela" na lâmina profunda da fáscia temporal para expor uma área de 2 x 1,5 cm do músculo temporal. A exposição do músculo irá formar uma ligação com o plano da lâmina superficial da fáscia temporal revestindo o retalho, que será transporto sobre ele. Essa ligação irá proporcionar uma estabilidade prolongada para a posição do retalho.

de ancoragem prolongada para a estabilização da posição do retalho transposto. A reentrada nessa área meses mais tarde confirmou que adesões densas se formaram entre a lâmina superficial da fáscia temporal e o músculo. Até que essa ligação seja formada, no entanto, a posição do retalho deve ser mantida com suturas. Para posicionar o retalho para colocação dessas suturas, o cirurgião pode usar uma variação da técnica mostrada na Figura 7.4, a técnica que determinou a área de "pseudo-excesso" de pele da pálpebra superior que deve ser reerguida com o avanço do retalho da fronte. Essa área de "pseudo-excesso" de pele pode ser usada para determinar até que ponto avançar o retalho da fronte (Figura 7.9). Como ilustrado na Figura 7.9, a ponta da agulha passou na face posterior do escalpo para marcar até que ponto o nível de avanço do escalpo pode estar localizado na face profunda da lâmina superficial da fáscia temporal subjacente (Figura 7.10A). Uma sutura de colchoeiro é colocada a partir da lâmina superficial da fáscia temporal da parte posterior do escalpo no nível da marcação da agulha até o plano da lâmina superficial da fáscia temporal, revestindo o retalho avançado da fronte. Conforme a primeira sutura é fixada, um gancho duplo na margem do retalho da fronte é usado por um assistente para manter adequadamente o retalho na posição avançada, o que é confirmado observando-se o deslizamento do pseudo-excesso de pele da pálpebra superior sob um marcador fixo, como mostrado na Figura 7.10B. A segunda sutura é colocada lateral à primeira e é ancorada à lâmina profunda estável da fáscia temporal, como mostrado na Figura 7.10C. Essas suturas absorvíveis conservam a resistência por 5 a 6 semanas. Nessa época, a ligação cicatricial entre o músculo temporal exposto e o revestimento da lâmina superficial da fáscia temporal, o retalho da fronte avançado, terá adquirido uma estabilização duradoura. A fixação da posição do retalho é ainda mais aumentada por uma nova ligação entre o periósteo revestindo a parte mais distal do retalho da fronte e o frontal.

Com essa técnica de sutura de suspensão aquela parte da porção revestida pelo periósteo do retalho da fronte imediatamente medial à linha temporal superior é movida cranialmente, em média 1,5 cm com relação ao osso subjacente. Clinicamente, parece que o periósteo se uniu nova-

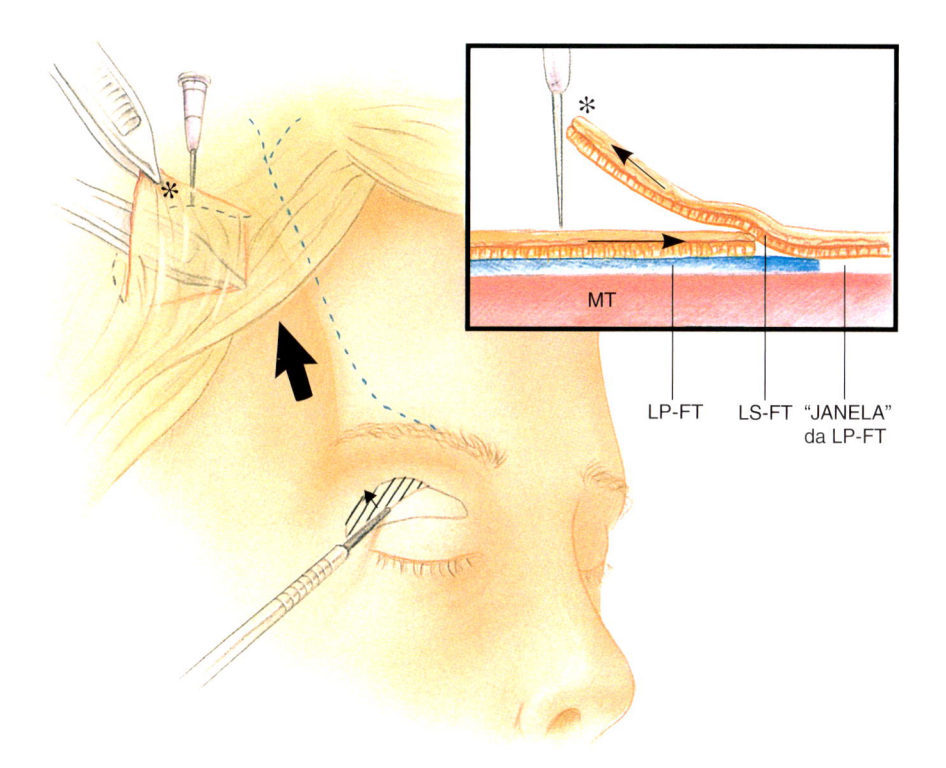

Capítulo 7 ◆ FRONTOPLASTIA COM INCISÃO LIMITADA

FIGURA 7.9 Técnica para determinação do nível de reerguimento para a parte lateral do supercílio. Enquanto empurramos a margem posterior do escalpo vigorosamente para frente, para absorver a frouxidão da parte posterior do escalpo, o cirurgião avança a margem do retalho da fronte ao longo da linha do vetor (*seta*), determinada anteriormente para melhor reerguer a parte lateral do supercílio. O retalho é avançado até que o "pseudo-excesso" *(linhas inclinadas na pálpebra superior)* esteja completamente reerguido, para colocar a parte lateral do supercílio no nível desejado, combinado com o paciente antes da cirurgia. Com a pinça mantida logo acima da margem superior do "pseudo-excesso" de pele, o cirurgião assiste atentamente essa área de pele deslizar completamente para cima sob a pinça à medida que o retalho da fronte é transposto, como mostrado. Isso feito, o cirurgião marca a distância que a margem do retalho da fronte encobre a margem posterior do escalpo com uma agulha colocada na parte posterior do escalpo, como mostrado. A agulha marca o nível no qual a margem do retalho deve ficar estabilizada para que a parte lateral do supercílio fique na posição desejada. A lâmina superficial da fáscia temporal (*LS-FT*) que reveste o retalho é transposta sobre a área do músculo temporal exposto (*MT*) por meio da "janela" na lâmina profunda da fáscia temporal (*LP-FT*).

mente ao osso com apenas alguns poucos dias e, possivelmente, em apenas umas poucas horas. Efetivamente, a ligação que se forma entre o periósteo e o osso imediatamente medial à linha temporal superior é uma zona de suspensão-fixação adicional, que mantém a origem do ventre frontal do músculo occipitofrontal em um nível mais cranial. O ventre frontal do músculo occipitofrontal suspende os dois terços mediais do supercílio, e como a margem lateral do ventre frontal do músculo occipitofrontal é movida para cima ao máximo, maior apoio é proporcionado ao supercílio na junção dos terços medial e lateral com um vetor essencialmente vertical (Figura 7.11A). Essa técnica de sutura reabsorvível elimina o problema da erosão ou infecção subseqüentes das suturas permanentes ou dos parafusos ósseos. Prefiro evitar o uso de parafusos ósseos pelas razões discutidas na Figura 1.3.

A margem supérflua da parte posterior do escalpo (Figura 7.12A) gerada por esse processo, normalmente não é cortada. A largura média dessa crista do escalpo é de 2 cm. Os folículos pilosos ao longo da linha de incisão do escalpo serão preservados se esse escalpo redundante for simplesmente aproximado sem tensão à sua margem associada no retalho da fronte com sutura de náilon 4-0, tomando-se o cuidado de realinhar o plano de superfície (Figura 7.12B). A incisão inicial no escalpo, após ele ter sido esticado pela infiltração com solução anestésica, é a mais precisa para o corte paralelo aos folículos pilosos, evitando danificá-los. Qualquer apara subseqüente da margem do retalho é menos confiável para a preservação dos folículos pilosos. Além do mais, a excisão do escalpo freqüentemente se estende por toda a extensão da incisão e pode prolongar o tempo de cirurgia.

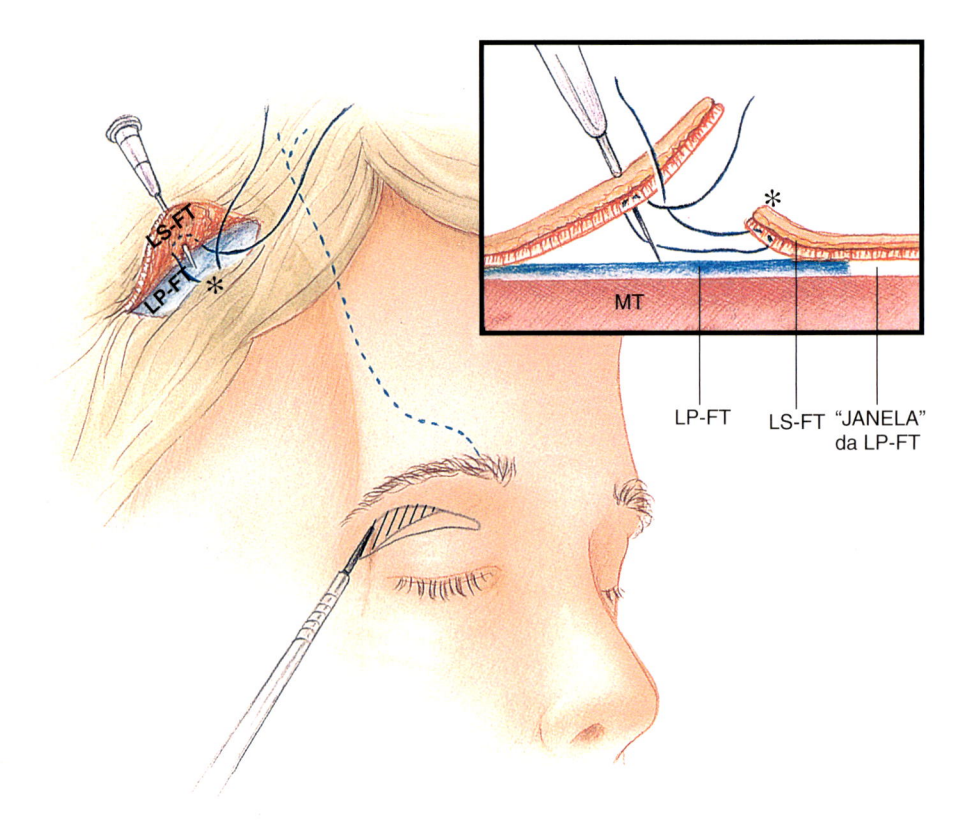

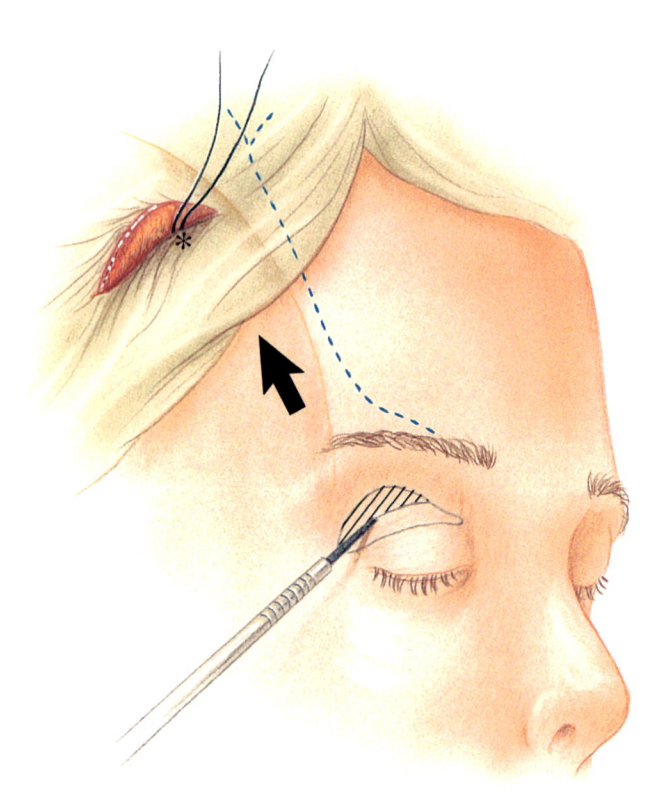

FIGURA 7.10 Técnica de colocação de sutura para estabilização do retalho da fronte. **A:** Neste diagrama, a agulha passada pela lâmina superficial da fáscia temporal (*LSFT*) da margem de incisão da parte posterior do escalpo, marca o nível para o qual a margem do retalho da fronte será avançado e fixado. As suturas de fixação são colocadas entre a lâmina superficial da fáscia temporal da face profunda da parte posterior do escalpo, no nível do marcador de agulha, e a lâmina superficial da fáscia temporal na margem do retalho avançado da fronte. Deve-se tomar cuidado ao colocar a sutura somente no interior da lâmina superficial da fáscia temporal e evitar danificar os folículos pilosos suprajacentes. Uso de suturas de ácido poliglicólico absorvível 2-0 (Vicryl, Thicon, Inc., Somerville, NJ) ou de uma agulha UR 6 em padrão de sutura de colchoeiro. Quando essa primeira sutura de fixação está pronta, a lâmina superficial da fáscia temporal (*LS-FT*), que reveste o retalho, é puxada pelo músculo temporal (*MT*) exposto pela "janela" feita na lâmina profunda da fáscia temporal (*LP-FT*). **B:** Neste diagrama, como a primeira sutura de fixação está fixada, o pseudo-excesso de pele da pálpebra superior é elevado com o avanço do retalho ao longo da linha do vetor (*seta*). Toda a extensão do pseudo-excesso de pele da pálpebra superior deve ser movida cranialmente sob o marcador fixo, mantido logo acima da superfície da pele. Isso confirma indiretamente que a parte lateral do supercílio está no nível correto. **C:** Este diagrama mostra a colocação de uma segunda sutura de fixação entre a lâmina superficial da fáscia temporal (*LS-FT*) da margem do retalho e a lâmina superficial da fáscia temporal da parte posterior do escalpo. Essa sutura está ancorada na lâmina profunda da fáscia temporal (*LP-FT*). Nessa posição, o retalho forma uma ligação cicatricial com a área do músculo temporal (*MT*) exposto pela abertura na lâmina profunda da fáscia temporal (*LP-FT*).

LP-FT   LS-FT   "JANELA"
                da LP-FT

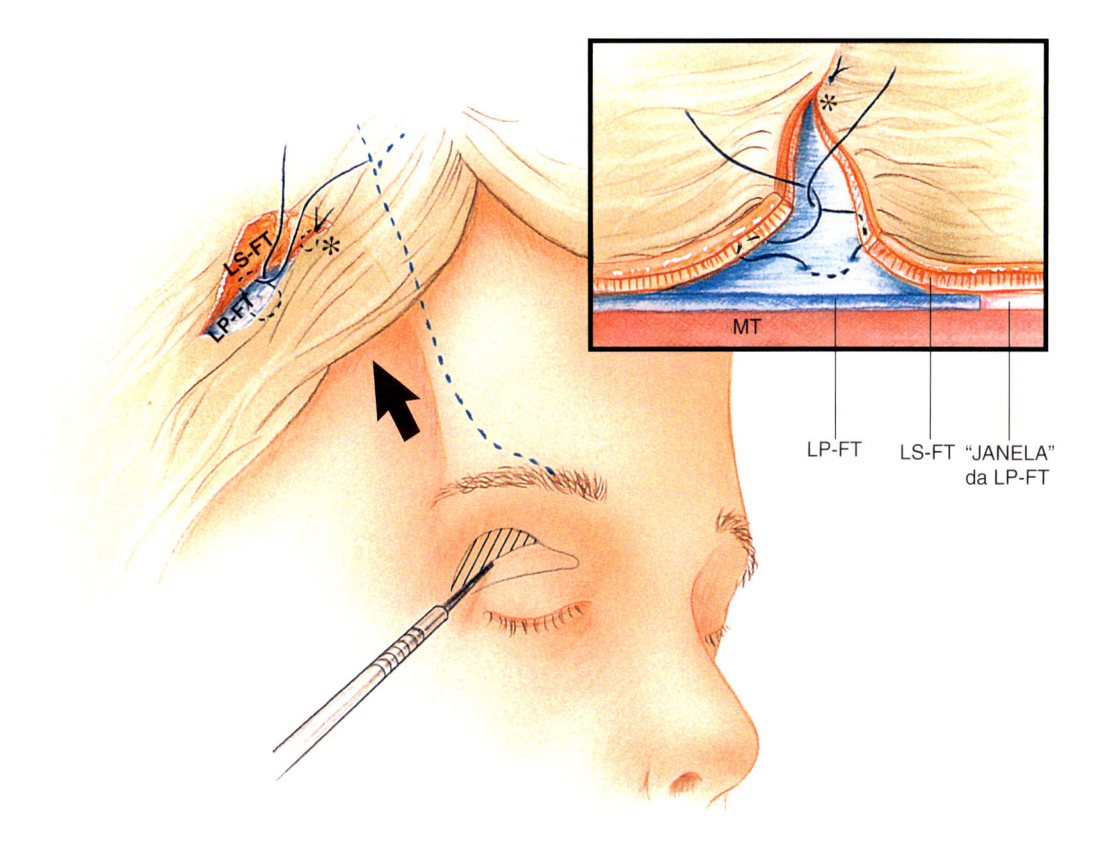

FIGURA 7.10 (*Continuação*)

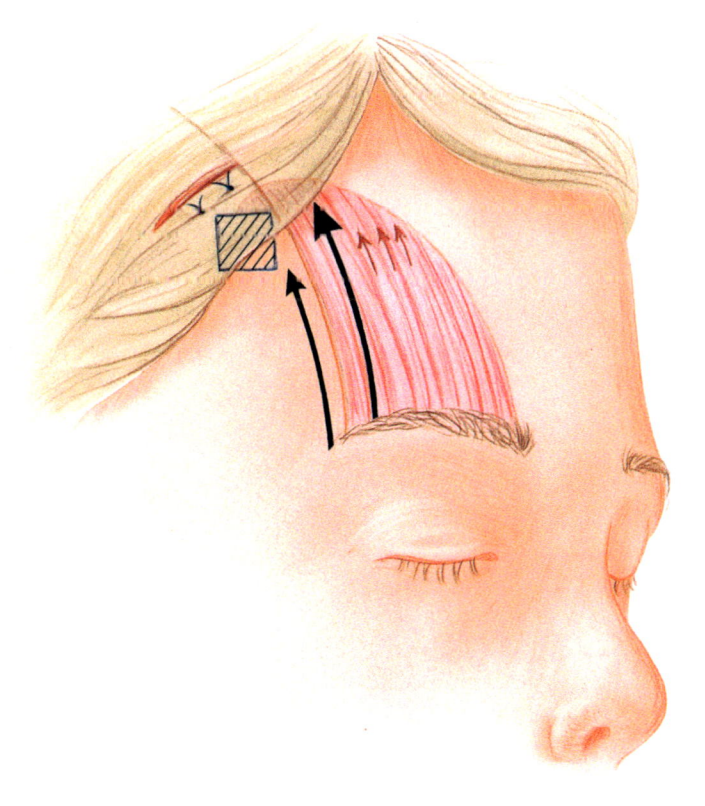

FIGURA 7.11 Pontos de suspensão do retalho da fronte. Duas suturas de colchoeiro, com ácido poliglicólico 2-0 (Vicryl, Ethicon, Inc., Somoerville, NJ), ancoram a lâmina superficial da fáscia temporal que reveste o retalho da fronte à lâmina profunda estável da fáscia temporal. O retalho será suportado mais tarde lateralmente pela ligação cicatricial que se formará entre o músculo temporal exposto *(linhas obliquas)* e o plano da lâmina superficial suprajacente da fáscia temporal do retalho. A *seta lateral* indica o vetor suportado por esses dois pontos de fixação, que suspende o terço lateral do supercílio. Uma terceira área de fixação do retalho está sob a parte mais medial do retalho revestido com periósteo. O periósteo rapidamente se religa ao osso para suportar a posição transporta da origem do ventre frontal do músculo occipitofrontal. O ventre frontal do músculo occipitofrontal suspende os dois terços mediais do supercílio com o maior vetor de suspensão, situando-se logo medial à linha temporal superior acima da junção dos terços médio e lateral do supercílio, como indicado pela *seta medial maior*.

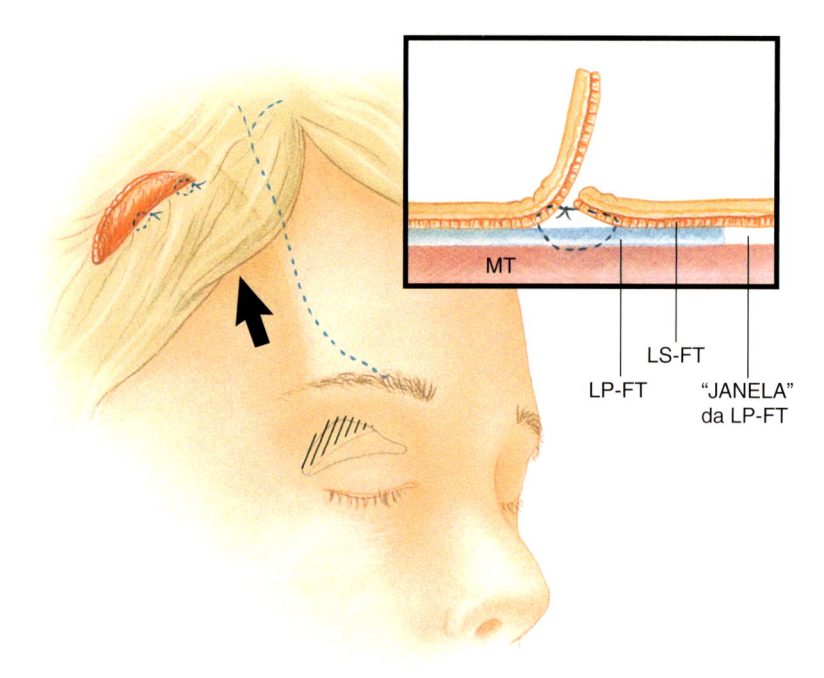

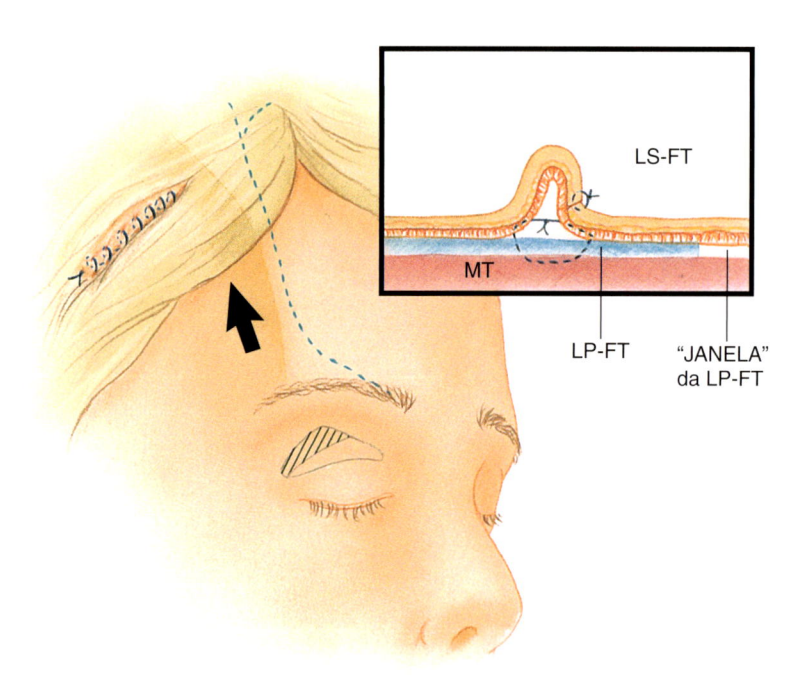

A

B

FIGURA 7.12 Excesso no escalpo. **A:** O excesso na margem posterior do escalpo produzido pelo avanço do retalho não foi removido. **B:** As margens dérmicas pilosas são aproximadas sem tensão. A tensão é produzida pelas suturas que ancoram os planos da lâmina superficial da fáscia temporal (*LS-FT*) à lâmina profunda da fáscia temporal (*LP-FT*). A "janela" na lâmina profunda da fáscia temporal expondo o retalho para o músculo temporal (*MT*) está indicada. A incisão nas margens do escalpo é alinhada e reaproximada com uma sutura contínua de náilon.

Como a tensão de fechamento é totalmente transmitida pelo plano da lâmina superficial da fáscia temporal, o suprimento sanguíneo para os folículos pilosos mais superficiais não é incluído. O suporte de sutura profunda elimina a preocupação no período pós-operatório imediato com relação às suturas do escalpo que podem estar muito apertadas. O fechamento do escalpo é uma área "livre de preocupação" após a cirurgia. A liberação das suturas da camada simples do escalpo que parecem estar produzindo isquemia durante a primeira semana após a cirurgia, um processo que pode comprometer o suporte da incisão de fechamento do escalpo, não é mais necessária. Um componente principal da alopecia pós-cirúrgica nas partes frontal e temporal do escalpo pode ser o efeito da isquemia do folículo piloso provocada pelas suturas da camada simples, que com a tensão ficam colocadas no nível do escalpo.

O cilindro do escalpo que é criado (Figura 7.12B) é palpável, mas não visível após a lavagem e secagem do cabelo, como demonstrado ulteriormente na Figura 7.19. Esse cilindro do escalpo se contrai lentamente, tornando-se uma superfície plana no prazo de 6 a 8 semanas. Na minha opinião, o benefício na preservação dos folículos pilosos ao longo da linha de incisão vale bem a inconveniência menor do rolo de escalpo. Pacientes concordam especialmente com essa técnica quando lhes dizemos que nem um fio de cabelo será removido. A perda de cabelo é uma preocupação não mencionada por muitos pacientes e, freqüentemente, expressam alívio ao ouvirem que uma tentativa será feita para preservar "cada fio de cabelo".

É útil deixar drenos de sucção de pequeno calibre sob o retalho de cada lado da fronte. Os drenos deixam a área através do escalpo imediatamente atrás da linha capilar frontal, com a ponta do dreno colocada lateral à área do ângulo lateral do olho. O dreno é removido após 1 dia. Isso é realizado com o mínimo desconforto para o paciente, porque o dreno está no nível inferior do periósteo abaixo do ramo lateral do nervo supra-orbital. Um dreno colocado no nível inferior da aponeurose epicrânica irritaria esse nervo com a remoção do dreno. O uso desse sistema de drenagem diminui tumefação e hematoma periorbitais após a cirurgia.

Tratamento dos Músculos que Atuam sobre a Pele da Glabela por meio da Incisão da Blefaroplastia Superior

Com a transposição do retalho da fronte e o procedimento de elevação da porção lateral do supercílio completada, podemos dar atenção à blefaroplastia e aos músculos que atuam sobre a pele da glabela. Pela minha experiência, a exposição dos músculos que atuam na pele da glabela é melhor por meio da abordagem da blefaroplastia superior do que quando esses músculos são abordados a partir de incisões no escalpo com endoscopia ou com a abordagem aberta. A partir da abordagem de incisão no escalpo (Figuras 2.8, 5.4 e 5.6), o segmento lateral do músculo corrugador do supercílio não é freqüentemente visível. Todo o músculo corrugador do supercílio pode ser visualizado a partir da abordagem de incisão na pálpebra superior (Figura 2.7). Usando essa excelente exposição, a modificação seletiva dos músculos que atuam na pele da glabela pode ser realizada.

O procedimento de marcação da pálpebra superior que foi realizado anteriormente definiu a área de excesso de pele da pálpebra superior (Figura 7.4C) que seria removida com o procedimento de blefaroplastia. Essa incisão será feita a seguir e os passos comuns para a blefaroplastia superior definidos como apropriados pelo cirurgião são realizados antes de expor esses músculos que atuam sobre a pele da glabela. Uma das duas abordagens potenciais a esses músculos é usada, dependendo da necessidade de aparação no coxim adiposo pré-aponeurótico. Se não houver necessidade de remoção do coxim pré-aponeurótico, uma faixa transversa do músculo orbicular do olho, medindo 3 a 5 mm de largura é removida, deixando o septo orbital intacto e a abordagem aos músculos na área da glabela prossegue entre os planos do músculo orbicular do olho e o septo orbital. Se houver necessidade de aparação no coxim adiposo pré-aponeurótico, o septo orbital é cortado para expor o coxim adiposo. Após o tratamento do coxim adiposo pré-aponeurótico, a margem superior aberta do septo orbital é retraída com um gancho duplo e sua face profunda é cortada logo acima do nível em que esse plano fascial se fixa na margem superior da órbita. Essa segunda abordagem será ilustrada na Figura 7.13A. Com a ação de expansão transversal, usando-se uma tesoura com pontas rombas, a abertura no septo orbital é ampliada. Essa manobra expõe a parede do plano profundo da aponeurose epicrânica que retém o coxim adiposo da aponeurose (Figs. 4.1, 4.4, 4.18 e 4.19C). A continuação transversal da expansão com a tesoura abre a parede da aponeurose e o coxim adiposo da aponeurose é penetrado. Antes da cirurgia, se a margem inferior do coxim adiposo da aponeurose epicrânica desceu sobre a órbita e contribuiu com o excesso de tecido mole (Fig. 4.18), o excesso do coxim adiposo deve ser removido da área de dissecação com a transposição do retalho da fronte. Deve-se tomar cuidado para que a dissecação prossiga mais anterior à margem superior da órbita e não no espaço orbital. A "cabeça transversa" do músculo corrugador do supercílio, normalmente é encontrada envolvida pelo coxim adiposo amarelo da aponeurose epicrânica por meio do qual passa (Figs. 2.4, 2.6 e 2.8). Com uma ação de expansão transversa cuidadosa com a tesoura, as faces superficial e profunda do músculo são definidas. Se esse músculo plano não for prontamente identificado, deve-se procurá-lo aderente à face profunda do músculo orbicular do olho. A tração com um gancho duplo na margem superior cortada do músculo orbicular do olho ao longo da blefaroplastia superior facilita a exposição da "cabeça transversa" do músculo corrugador do supercílio, como mostrado na Figura 7.13B. A extremidade lateral do músculo passa pelos planos do ventre frontal do músculo occipitofrontal e o músculo orbicular do olho, que se interdigitam, até a inserção na derme logo superior ao terço médio do supercílio (Figs. 2.1, 2.4 e 2.6 a 2.8).

A "cabeça transversa" do músculo corrugador do supercílio é cortada exatamente no nível em que entra no plano do ventre frontal do músculo occipitofrontal e do músculo orbicular do olho (Figura 7.13C). Com o músculo orbicular do olho retraído com um gancho duplo, como mostrado, esse nível de transecção do músculo fica superficial ao plano do nervo supra-orbital. Assim, a metade lateral da "cabeça transversa" do músculo corrugador do supercílio é removida, deixando a metade medial contendo os ramos do nervo supratroclear (Figuras 3.2 e 3.11) intacta (Figura 7.13D). O resto do procedimento para remoção do músculo corrugador do supercílio é grosseiro, porém, eficiente para remover a origem do músculo enquanto se conservam as fibras do nervo supratroclear. Pode-se usar uma pinça hemostática de pontas finas para expandir suavemente a massa muscular artéria pulmonar longo da margem súpero-medial da margem orbital (Figura 7.13E). O músculo fragmenta-se facilmente e as fibras separadas podem ser suavemente afastadas das proximidades das fibras do nervo supratroclear. Talvez uma ou duas de 5 a 8 fibras do nervo supratroclear possam ser danificadas, mas a maioria delas é preservada com essa técnica. Esse processo de remover completamente a origem do músculo corrugador do supercílio ao longo da margem orbital necessariamente também remove a maior parte da "cabeça oblíqua" do músculo corrugador do supercílio e, de forma segmentar, remove o músculo abaixador do supercílio sobrejacente (Figuras 2.7 e 2.8). É desnecessário dissecar e identificar especificamente cada um desses músculos, porque o cirurgião pode depender da relação consistente desses músculos com a origem do músculo corrugador do supercílio para orientação. A remoção parcial planejada desses músculos em um esforço apenas para enfraquecer ou para lhes dar uma nova forma, pode resultar em discinesias indesejáveis, após a cirurgia, na área da glabela, porque é freqüentemente difícil obter ação muscular residual simétrica.

No trajeto de remoção do músculo corrugador do supercílio, duas veias podem ser encontradas, as veias supra-orbital e supratroclear (Figura 3.1B). Se estas veias ou suas veias de conexão sangram, a visualização do campo será difícil. Nesse caso, deve-se cauterizar cuidadosamente o vaso usando pinças de ponta fina, na tentativa de se evitar os ramos do nervo supratroclear.

Além do músculo abaixador do supercílio e da "cabeça oblíqua" do músculo corrugador do supercílio, um outro músculo nessa área de dissecação que pode abaixar a parte medial do supercílio, é a extremidade medial do músculo orbicular do olho. Este músculo pode ser suficientemente enfraquecido, fazendo-se uma janela de 1 × 1 cm no plano do músculo encontrado diretamente atrás da extremidade medial do supercílio (Figura 7.13F). Este corte inclui não apenas um segmento da "cabeça medial" do músculo orbicular do olho, mas também as partes restantes da "cabeça oblíqua" dos músculos corrugador e abaixador do supercílio à medida que se inserem sob a parte medial do supercílio (Figura 2.7). Um gancho duplo é usado para retrair o rebordo da margem com um dedo colocado sobre a extremidade medial do supercílio, para revirar essa área para uma melhor exposição.

O tratamento dos três músculos abaixadores da parte medial do supercílio, como descrito anteriormente, permite que o tônus do ventre frontal do músculo occipitofrontal, sem oposição, eleve suavemente o segmento medial do supercílio. Isto propicia uma elevação satisfatória da parte medial do supercílio na maioria dos casos, enquanto o corte medial do escalpo eleva a parte medial do supercílio, usando a técnica da incisão coronal clássica, resulta na elevação excessiva do segmento medial do supercílio.

Capítulo 7 ♦ FRONTOPLASTIA COM INCISÃO LIMITADA

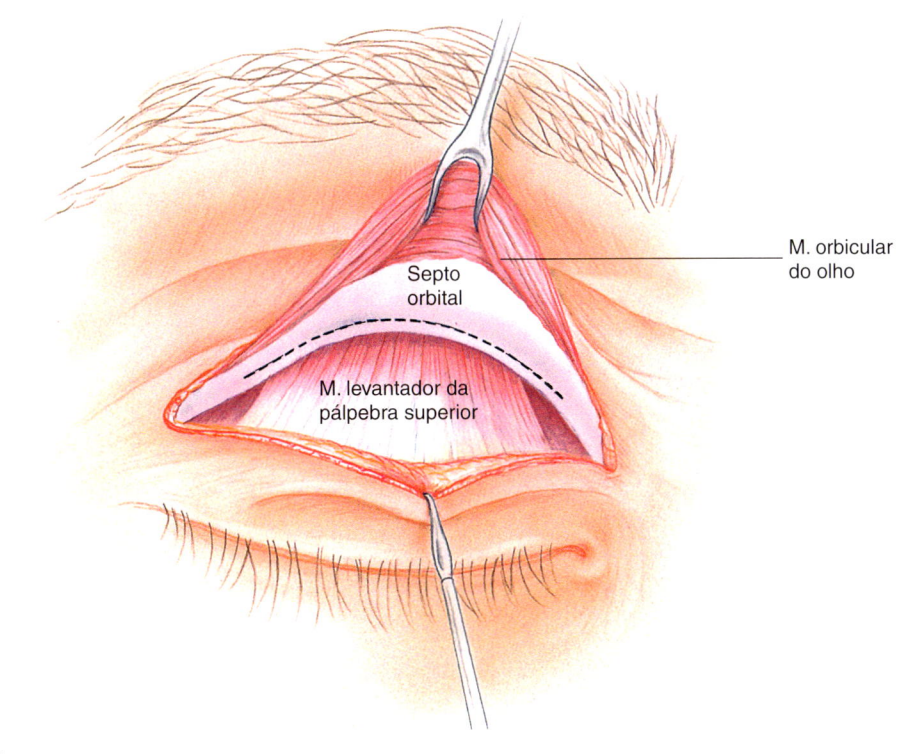

A

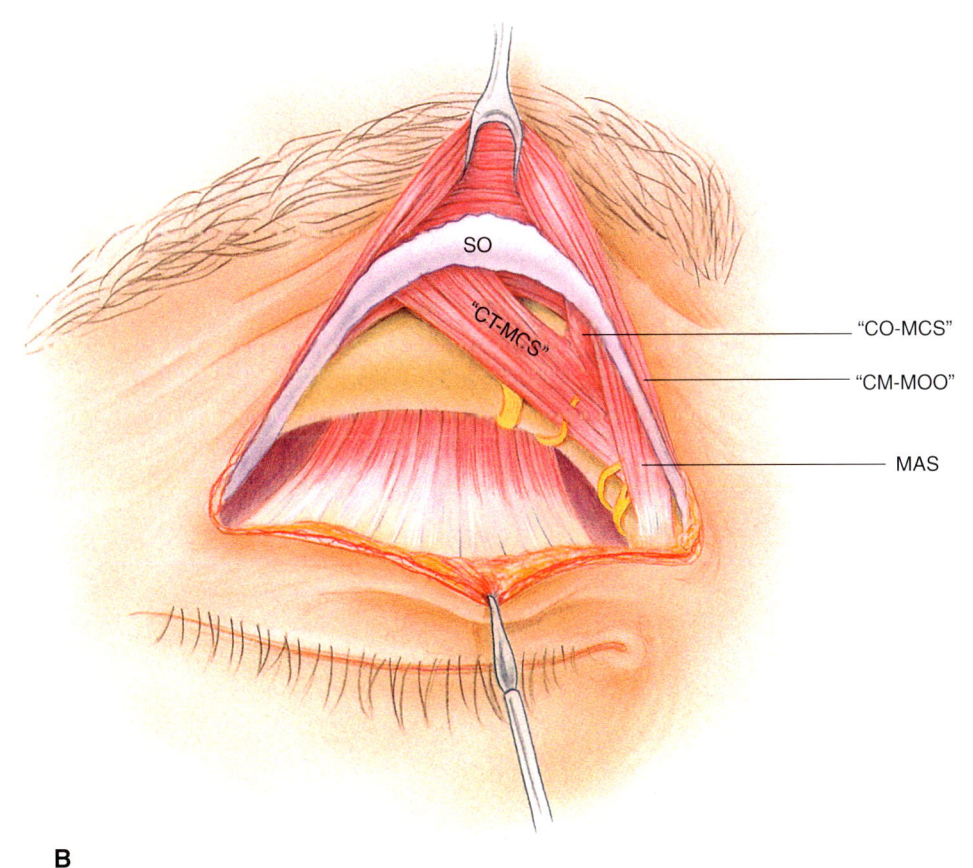

B

FIGURA 7.13 Abordagem de transblefaroplastia para os músculos que atuam sobre a pele da glabela. **A:** Após a aparagem da gordura pré aponeurótica, se necessário, a face profunda do septo orbital é exposta, como mostrado. A face profunda do septo orbital será cortada ao longo da linha tracejada e um plano de dissecação será criado anterior à parte superior da margem orbital. **B:** A ação de expansão cega com a tesoura proporciona a exposição mostrada aqui. Esta mesma exposição é obtida com a abordagem de dissecação sobre a face do septo orbital. A faixa transversal restante do septo orbital (*SO*), a "cabeça transversa" do músculo corrugador do supercílio (*CT-MCS*), a "cabeça oblíqua" do músculo corrugador do supercílio (*CO-MCS*), o músculo abaixador do supercílio (*MAS*) e a "cabeça medial" do músculo orbicular do olho (*CM-MOO*) estão marcadas. (*Continua.*)

C

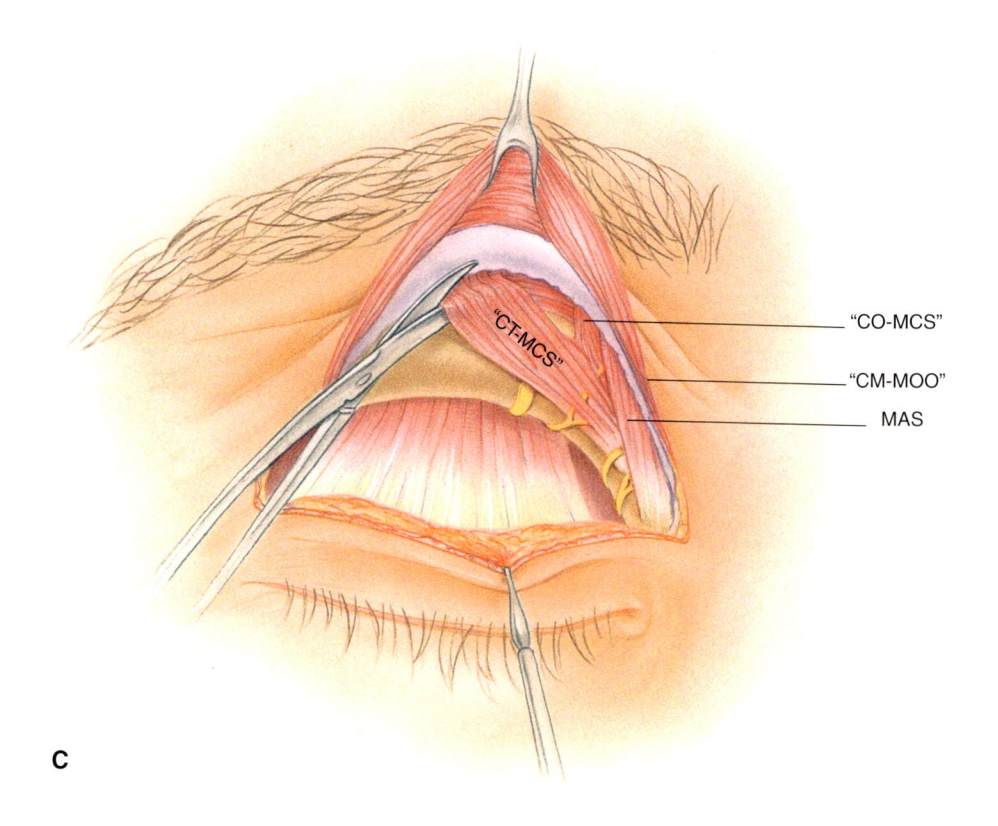

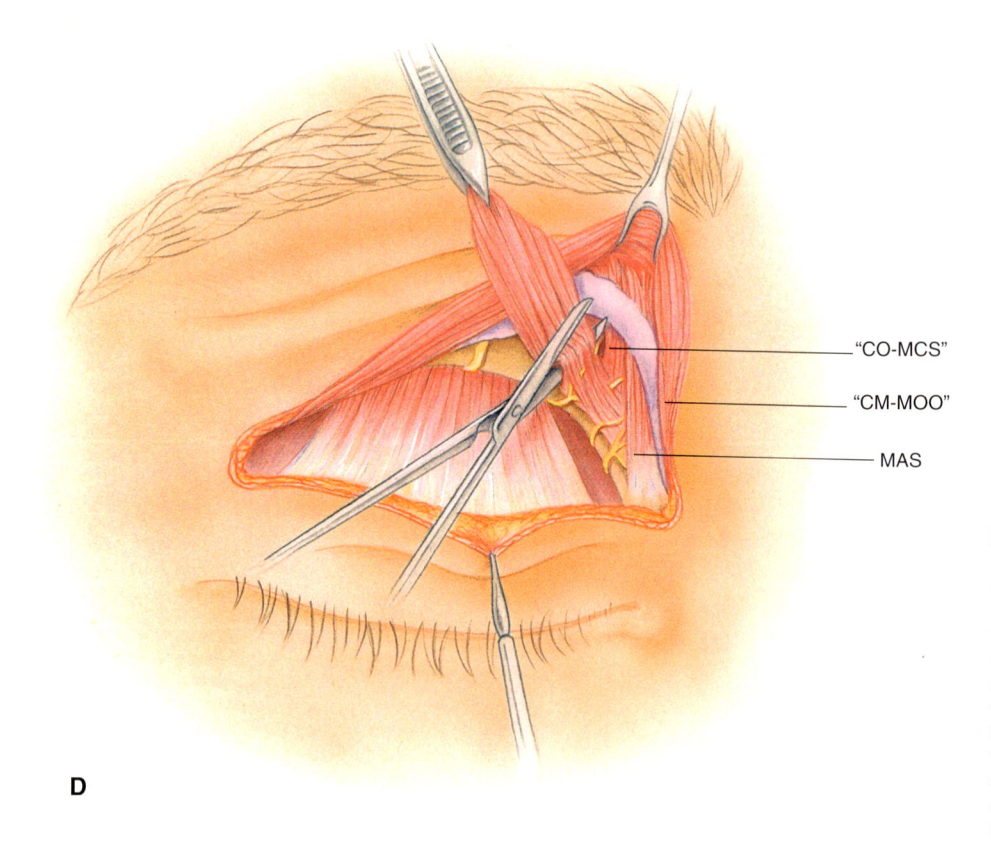

D

FIGURA 7.13 (*Continuação*) **C:** A extremidade lateral da "cabeça transversa" do músculo corrugador do supercílio é cortada transversalmente logo quando entra no plano do músculo orbicular do olho e do ventre frontal do músculo occipitofrontal. **D:** A metade lateral da "cabeça transversa" do músculo corrugador do supercílio é removida, deixando os nervos supratrocleares intactos no interior da massa restante do músculo. (*Continua.*)

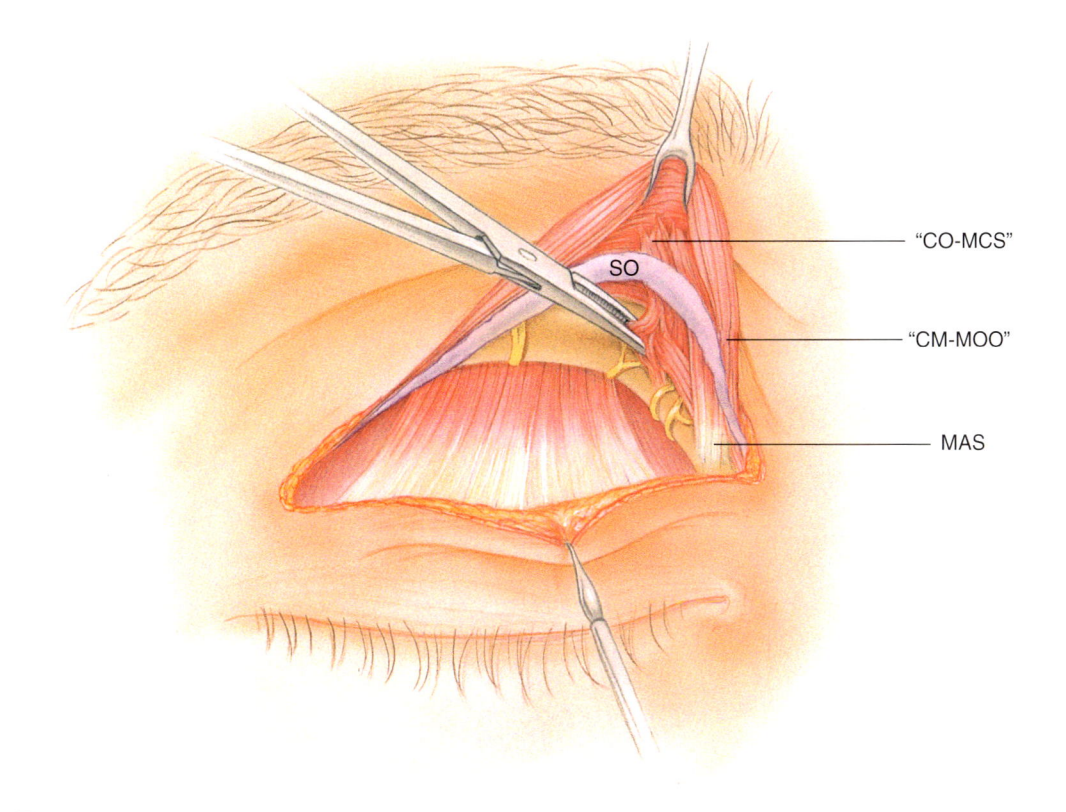

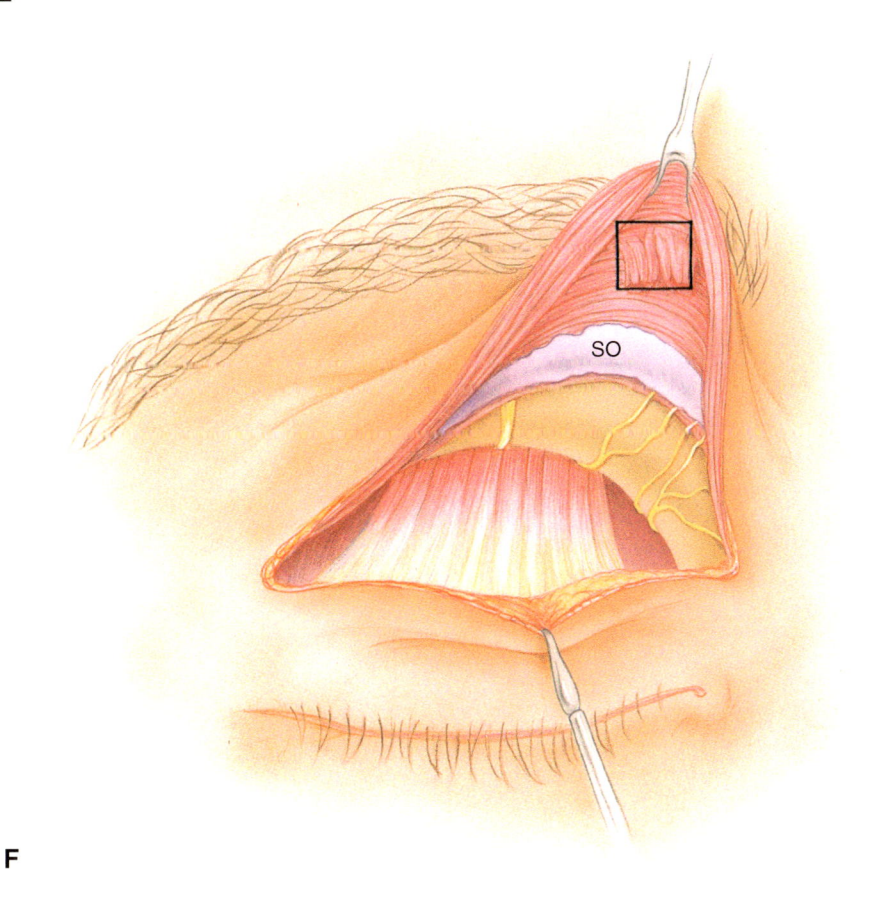

Capítulo 7 ♦ FRONTOPLASTIA COM INCISÃO LIMITADA

"CO-MCS"

"CM-MOO"

MAS

SO

E

SO

F

FIGURA 7.13 *(Continuação)*
E: As origens dos músculos corrugador e abaixador do supercílio foram cuidadosamente separadas, com pinças de ponta fina, para proteger os ramos do nervo supra orbital que passam pela extremidade medial do músculo corrugador. A origem do músculo abaixador cai diretamente sobre a origem do músculo corrugador ao longo da parte súpero-medial da margem orbital; portanto, será removida com o músculo corrugador do supercílio.
F: A remoção de uma seção de 1 x 1 cm do músculo atrás da extremidade medial do supercílio proporciona uma miotomia da extremidade medial do músculo orbicular do olho, que enfraquece a ação deste músculo. Esta miotomia também remove os resíduos da inserção da "cabeça oblíqua" do músculo corrugador e do músculo abaixador do supercílio.

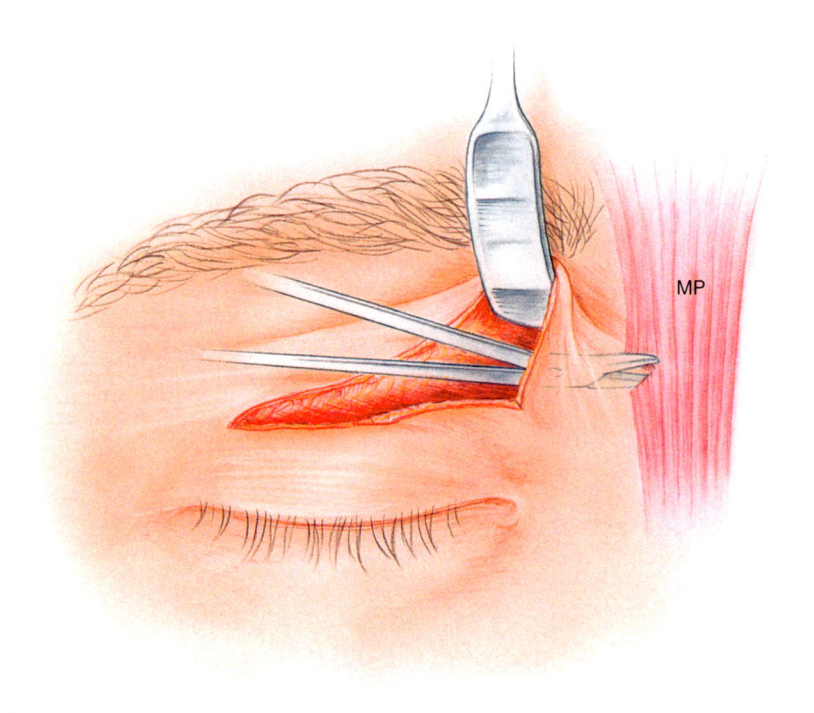

FIGURA 7.13 (*Continuação*) **G:** Transecção do músculo prócero (*P*). Uma transecção "cega", de nível simples, do músculo prócero através da raiz do nariz é facilmente realizada a partir da extremidade medial da blefaroplastia.

G

Uma elevação "fisiológica" mais agressiva da parte medial do supercílio pode ser realizada se o músculo prócero (Figuras 2.1 e 2.3 a 2.5) também for cortado transversalmente. A transecção do músculo prócero deve ser reservada aos pacientes com linhas transversais profundas no dorso do nariz e com a parte medial do supercílio situando-se mais inferiormente, duas condições que normalmente coincidem. O músculo prócero pode ser tratado, se indicado, a partir da blefaroplastia superior, como uma transecção "cega", como mostrada na Figura 7.13G. (Embora a incisão direta dessa etapa seja possível, não é necessária.) A extremidade medial da blefaroplastia superior é retraída com um pequeno afastador de ângulo reto ou com um gancho duplo. Um túnel é feito através do nível da raiz do osso nasal e quaisquer fixações ósseas são liberadas aproximadamente 1 cm acima e abaixo do nível da raiz. Em seguida, uma tesoura pequena é colocada dentro desse túnel e deve-se tomar cuidado para cortar transversalmente todo o músculo, não deixando faixas de músculo cruzando a raiz. A colocação da divisão do músculo acima ou abaixo do nível da raiz pode fazer o nariz parecer mais longo ou mais curto, respectivamente. A transecção ao invés da ressecção desse músculo é um tratamento amplo das linhas profundas transversais no dorso do nariz. As duas extremidades cortadas do músculo retraem-se espontaneamente, porque cada extremidade do músculo prócero possui um suprimento nervoso motor separado (Figura 3.13). O pedaço da lâmina profunda da fáscia temporal que foi cortado anteriormente (Figura 7.8) pode ser colocado por meio dessas margens cortadas e separadas do músculo como um enxerto. O músculo prócero é um músculo subcutâneo e repousa sobre o osso nasal. O enxerto fascial elimina qualquer depressão indesejada sobre a raiz do nariz que possa ocorrer, se a pele se tornar aderente ao osso. Após um alisamento cuidadoso do enxerto fascial sobre a raiz do nariz, deve-se ancorá-lo de cada lado com uma sutura absorvível 5-0. Esta técnica fornece uma superfície cutânea mais lisa na área da raiz do nariz. Em minha opinião, tentativas para fazer uma incisão na face profunda da pele do dorso do nariz, em um esforço para suavizar as linhas cutâneas, não são necessárias nem aconselháveis.

Não é necessário usar material de enxerto para substituir os músculos ressecados que atuam sobre a pele da glabela. Os músculos corrugador e abaixador do supercílio situam-se abaixo do plano do músculo orbicular do olho-ventre frontal do músculo occipitofrontal e do plano do coxim adiposo da aponeurose epicrânia, não em um plano subcutâneo como o músculo prócero. Essa remoção não produz uma depressão cutânea, porque os tecidos moles suprajacentes camuflam o volume removido. Uma depressão sob a extremidade medial do supercílio, provocada pela técnica da miotomia realizada nesse ponto (Figura 7.13F) não ocorreu, porque o coxim adiposo da aponeurose epicrânia se situa sobre o frontal, abaixo da área da miotomia.

Conclusão do Procedimento da Blefaroplastia

A blefaroplastia é concluída usando a técnica preferida do cirurgião. A incisão cirúrgica da pálpebra superior é deixada aberta até a conclusão da blefaroplastia inferior, se estiver no plano da cirurgia. Em seguida, pode-se fazer uma cantopexia lateral por meio da blefaroplastia superior. Isso é realizado suspendendo-se o ligamento palpebral lateral superficial, um plano fascial inferior ao músculo orbicular do olho, contínuo com a lâmina superficial da fáscia temporal e com o septo orbital, que é unido ao ângulo lateral (Figura 4.16). O ligamento palpebral lateral superficial podia ter sido mobilizado antes por meio da incisão na parte temporal ou pode ser liberado nesse momento por meio da blefaroplastia superior, como mostrado na Figura 7.14A. Como o plano fascial do ligamento palpebral lateral superficial, que reveste a parte lateral do músculo orbicular do olho, está fixado ao ângulo lateral do olho, sua transposição proporciona um efeito de cantopexia para suportar a pálpebra inferior (Figura 7.14B). A liberação desse plano fascial superficial proporciona uma mobilidade notável para o ângulo lateral do olho sem manipulação do ligamento palpebral lateral. Dependendo das exigências para a suspensão da parte lateral da pálpebra inferior, pode-se usar sutura permanente 5-0 ou sutura absorvível de ácido poliglicólico 5-0 (Vicryl, Ethicon, Inc., Somerville, NJ) para ancorar esse plano fascial ao periósteo da margem orbital. Esta técnica é útil quando é necessário suporte para a pálpebra inferior.

Se uma blefaroplastia inferior é parte do plano cirúrgico, deve ser concluída antes de fixar a sutura para a cantopexia lateral. A incisão na pálpebra superior é fechada com sutura com fio categute 6-0 intradérmico rapidamente absorvível, suportada com um curativo *Steristrip* (3M Health Care, St. Paul, MN) aplicado transversalmente. Por último, a incisão da pálpebra inferior é fechada com sutura contínua com fio categute 6-0 rapidamente absorvível.

Se a frontoplastia e a blefaroplastia forem feitas em conjunto com uma cirurgia plástica facial, os procedimentos nas partes média e inferior da face são feitos primeiro. Isto permite recobrir qualquer pele em excesso que possa ter desenvolvido na área periorbital lateral com a nova suspensão do corpo adiposo da bochecha ou com o avanço do retalho da bochecha.

Cuidado Pós-Operatório

Antes de o paciente deixar a mesa de cirurgia, o cabelo é lavado e penteado. Uma bandagem simples é colocada sobre as linhas de incisão do escalpo e os tubos de drenagem são mantidos na posição com tela elástica tubular (Surgiplast-Tubular Elastic Dressing, Glenwood, Tenafly, NJ). O paciente é estabilizado na área de recuperação antes de ser encaminhado ao ambulatório. O responsável pelos cuidados com o paciente recebe instruções escritas que incluem recomendações para manter a cabeça do paciente elevada e usar compressas de gelo nos olhos.

No primeiro dia após a cirurgia, os tubos de drenagem são removidos durante a consulta. Um curativo é aplicado novamente se o paciente desejar, mas não é necessário. O cabelo pode ser lavado em casa no segundo dia após a cirurgia. No dia após a cirurgia, os curativos com *Steristrip* são removidos das linhas de incisão na pálpebra superior. Quaisquer resquícios das suturas com fios categutes rapidamente absorvíveis são removidos. As suturas com fios de náilon no escalpo são deixadas no lugar por um período de 10 a 14 dias.

Os pacientes podem fazer "permanente" ou tingir o cabelo após 3 semanas. Nessa época, o paciente pode começar progressivamente a aumentar a atividade física até o nível habitual.

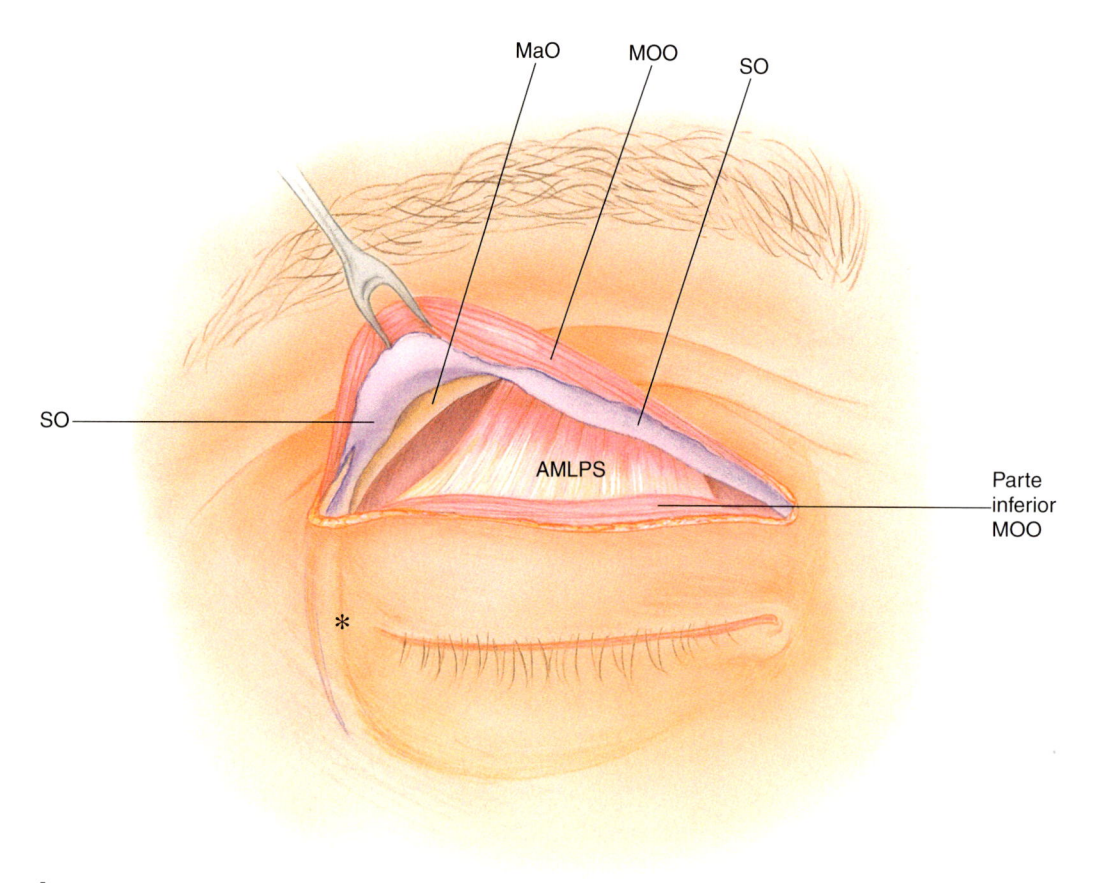

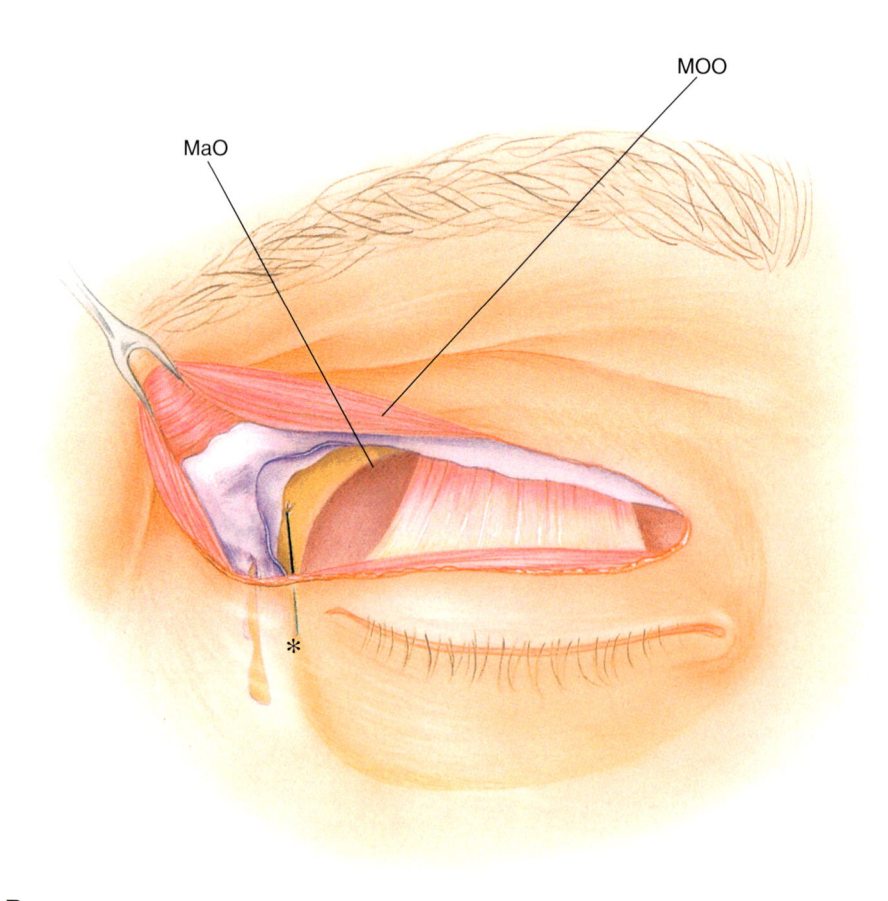

FIGURA 7.14 Cantopexia lateral. **A:** A parte súpero-lateral da margem orbital (*MaO*) é exposta por um gancho duplo, usado para retrair o músculo orbicular do olho (*MOO*). O plano do septo orbital (*SO*) é liberado de sua fixação na face anterior da margem lateral da órbita e é cortada lateral à margem, como mostrado. Essa incisão no plano do septo orbital pode ter sido feita a partir da incisão na parte temporal anteriormente ou pode ser feita diretamente a partir da incisão na pálpebra superior, como mostrado. O *asterisco* indica a localização na face inferior do septo orbital no qual a sutura de suspensão será colocada. A extensão fascial do septo orbital sobre a margem lateral da órbita é chamada de ligamento palpebral lateral superficial. A aponeurose do músculo levantador da pálpebra superior (*AMLPS*) está marcada. **B:** A sutura colocada no plano da fáscia do septo orbital liberada (ligamento palpebral lateral superficial) e ancorada ao periósteo da margem orbital suspende o ângulo lateral liberado do olho. Isso proporciona um efeito de cantopexia lateral sem liberar a parte mais profunda do ligamento palpebral lateral (Figura 4.16).

◾ LIMITAÇÕES DA TÉCNICA

Essa abordagem é usada em todos os pacientes de todas as idades e em graus variados de envelhecimento. Um paciente com ptose grave da parte medial do supercílio é uma exceção. Neste paciente, uma abordagem com incisão coronal é usada com excisão da pele medial do escalpo para elevar a parte medial dos supercílios.

Para o paciente eventual que quer elevar acentuadamente os supercílios, incluindo um alto segmento medial do supercílio, essa frontoplastia não deve ser escolhida. Esta técnica pode proporcionar uma elevação esteticamente agradável da parte lateral do supercílio com um grau moderado de elevação da parte medial, mas não produz uma elevação exagerada da parte medial do supercílio.

A técnica da frontoplastia descrita neste capítulo não é ideal para o paciente completamente calvo, porque as incisões no escalpo não podem ser camufladas pelo cabelo. Entretanto, pode ser usada com eficiência na maioria dos homens com calvície masculina padrão, porque normalmente ainda possuem cabelo estável na parte temporal na qual as incisões do escalpo podem ser feitas.

Algumas pacientes querem uma frontoplastia com modificação do ventre frontal do músculo occipitofrontal "como a que uma amiga fez", apesar da minha explicação de que o enfraquecimento do ventre frontal do músculo occipitofrontal é desnecessário para se obter uma pele mais lisa na fronte. Embora o ventre frontal do músculo occipitofrontal possa ser removido ou cortado a partir das incisões na parte temporal do escalpo, isto pode ser realizado mais facilmente usando a técnica de incisão coronal, apesar do risco de adesões subcutâneas e da disfunção do músculo.

Uma fronte muito longa não pode ser diminuída com essa técnica. Se o paciente deseja essa mudança e está disposto a trocar uma cicatriz potencialmente visível por uma fronte menor, a abordagem de incisão da linha pré-capilar é a única escolha.

◾ RESULTADOS

Essa técnica tem aplicação em um amplo espectro de tipos e idades de pacientes, como mostrado nas Figuras 7.15 e 7.18. Apresentamos esses pacientes após a cirurgia em uma posição de repouso e enquanto tentam "franzir" a fronte. A última fotografia é a única forma em que as discinesias provenientes do desequilíbrio muscular residual podem ser avaliadas. O rolo do escalpo descrito na Figura 7.12 é demonstrado na Figura 7.19. A presença pós-operatória de uma crista no escalpo é bem aceita pelos pacientes que não querem que um só fio de cabelo seja removido. Essa abordagem diminuiu acentuadamente a incidência de alopecia pós-cirúrgica em meus pacientes. A incidência dos casos que requerem revisão da cicatriz no escalpo aproxima-se, atualmente, de zero. Um pouco de cabelo fino transitório é visto algumas vezes ao longo do retalho transposto da fronte, mas raramente sobre o rolo do escalpo. Qualquer margem de retalho com cabelo fino normalmente se recupera no prazo de 3 meses.

Em minha experiência, usando elementos dessa técnica em mais de 500 pacientes, não houve casos de hematoma, infecção ou tecido cutâneo necrosado. Pode-se esperar que todo paciente tenha sensação diminuída transitória na área de distribuição dos nervos supra-orbital e supratroclear, porque estes nervos são manipulados. Contudo, quando esses nervos permanecem intactos, como essa técnica consegue, o paciente terá um retorno completo da sensibilidade, normalmente no prazo de 12 semanas.

A incidência de paresia transitória do ramo temporal do nervo facial foi de 4% a 5%, apesar da técnica cuidadosa. Em quase todos esses casos, a função do ventre frontal do músculo occipitofrontal retornou no prazo de 3 semanas. No entanto, em três casos levou de 6 a 8 semanas para a função do músculo retornar e um paciente teve paresia parcial permanente do segmento mais superior do ventre do músculo occipitofrontal em um lado. Felizmente, não afetou a elevação do supercílio, porque os ramos inferiores do ramo temporal para a parte inferior do ventre frontal do músculo occipitofrontal não estavam envolvidos. Durante a cirurgia desse paciente, uma tentativa para suspender o ligamento palpebral superficial foi feita a partir de uma incisão na parte temporal do escalpo com uma sutura e uma retração agressiva foi necessária para a exposição. Os ramos superiores do ramo temporal do nervo facial podem ter sofrido uma lesão por tração. A abordagem com incisão da parte temporal do escalpo para colocação de uma sutura de suspensão

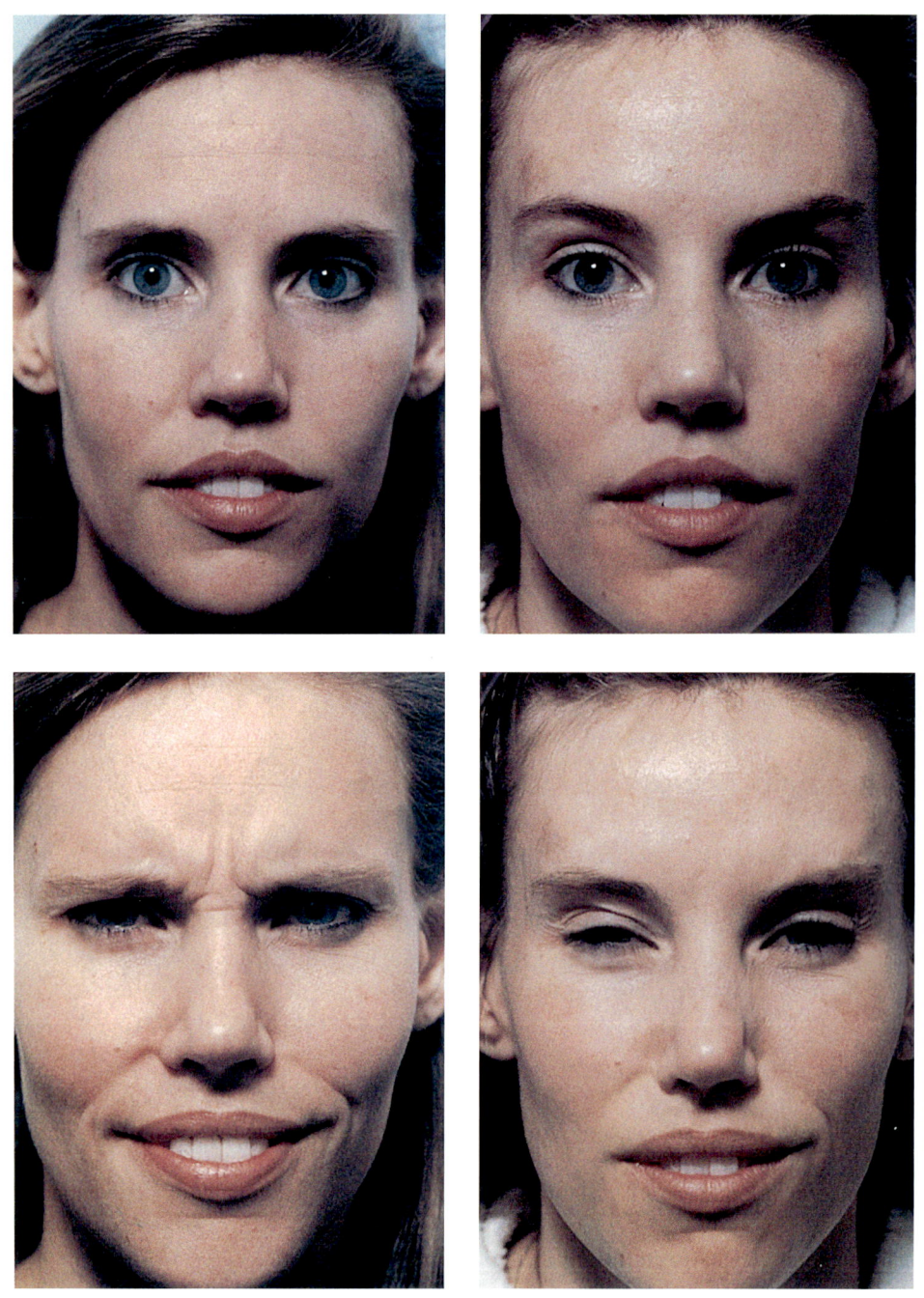

FIGURA 7.15 Exemplo clínico. Esta mulher de 31 anos de idade apresentou-se com preocupação em relação aos supercílios ptóticos e com a tendência de franzir excessivamente a fronte durante uma conversação. Ela é mostrada antes da cirurgia à *esquerda* e 1 ano após a cirurgia à *direita*. A face é mostrada em repouso *acima* e durante o franzimento *abaixo*. Os supercílios foram suspensos com uma incisão limitada da parte temporal com a técnica da frontoplastia, como descrito. Os músculos que atuam sobre a pele da glabela foram tratados com a abordagem de incisão na pálpebra superior, mas uma blefaroplastia não foi realizada. O músculo prócero não foi cortado transversalmente, neste caso, para evitar elevação excessiva do segmento medial do supercílio e porque a paciente não apresentava linhas transversais acentuadas no dorso do nariz. Observe o controle pós-cirúrgico da ação do fascículo medial dos músculos orbicular do olho, corrugador e abaixador do supercílio. As linhas transversais da fronte estão mais suaves sem a modificação do ventre frontal do músculo occipitofrontal.

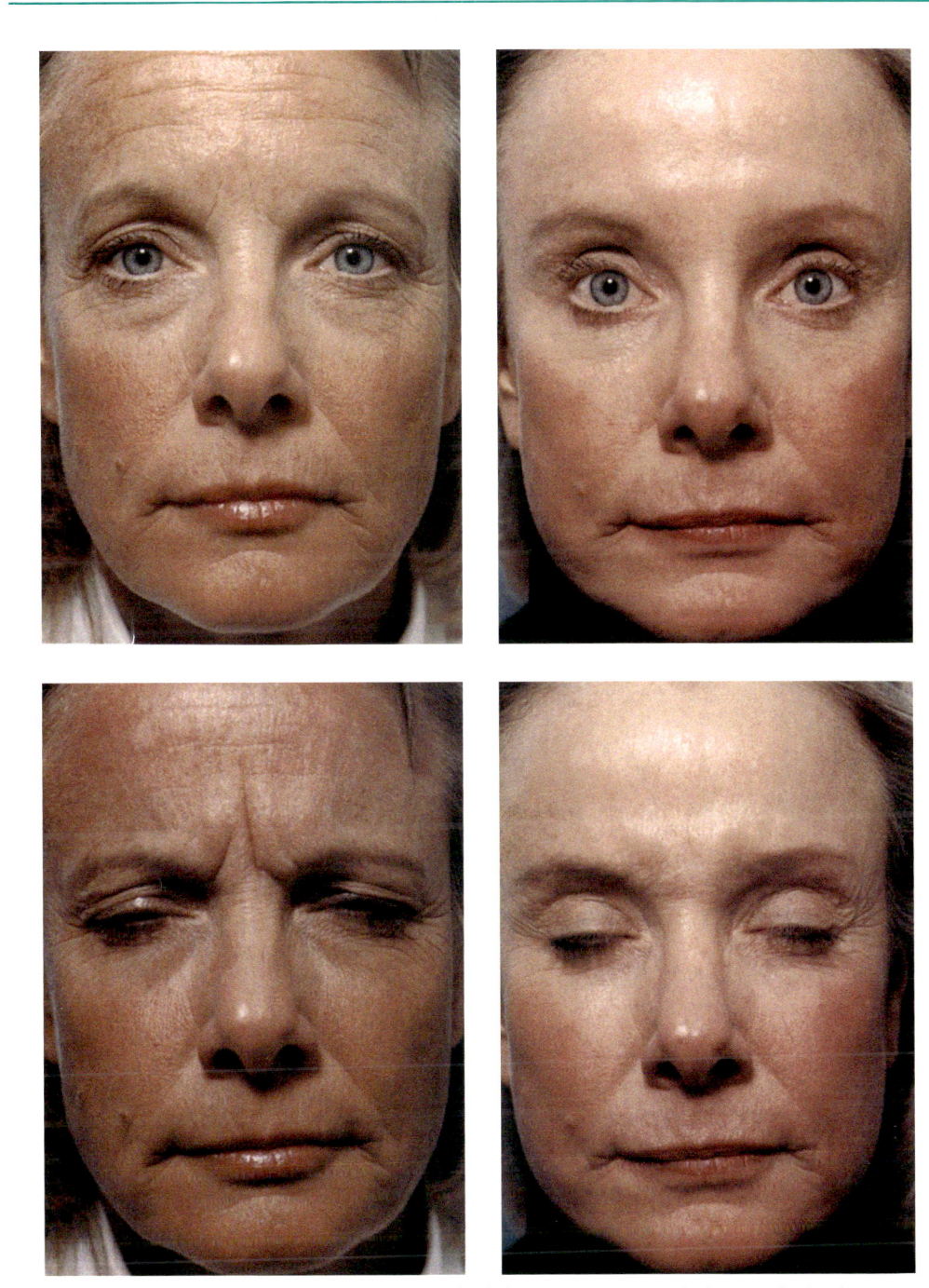

FIGURA 7.16 Exemplo clínico. Esta mulher de 51 anos de idade apresentou-se com sinais generalizados de envelhecimento facial e pele com lesão actínica. Ela é mostrada antes da cirurgia à *esquerda* e 1 ano após a cirurgia à *direita*. A face é mostrada em repouso *acima* e durante o franzimento *abaixo*. A técnica de frontoplastia com incisão limitada foi usada para tratar a parte superior da face. Ela também se submeteu a uma blefaroplastia superior e inferior. As áreas perioral, da pálpebra inferior e do ângulo lateral do olho foram tratadas com abrasão cutânea por *laser* com dióxido de carbono. Nenhuma abrasão cutânea com *laser* foi realizada para a pele da fronte. A pele mais lisa da fronte e das superfícies da glabela são efeitos apenas do procedimento de frontoplastia. Nenhuma modificação no ventre frontal do músculo occipitofrontal foi feita. Observe o controle pós-cirúrgico da ação do fascículo medial dos músculos orbicular do olho, do corrugador do supercílio, do abaixador do supercílio e do prócero.

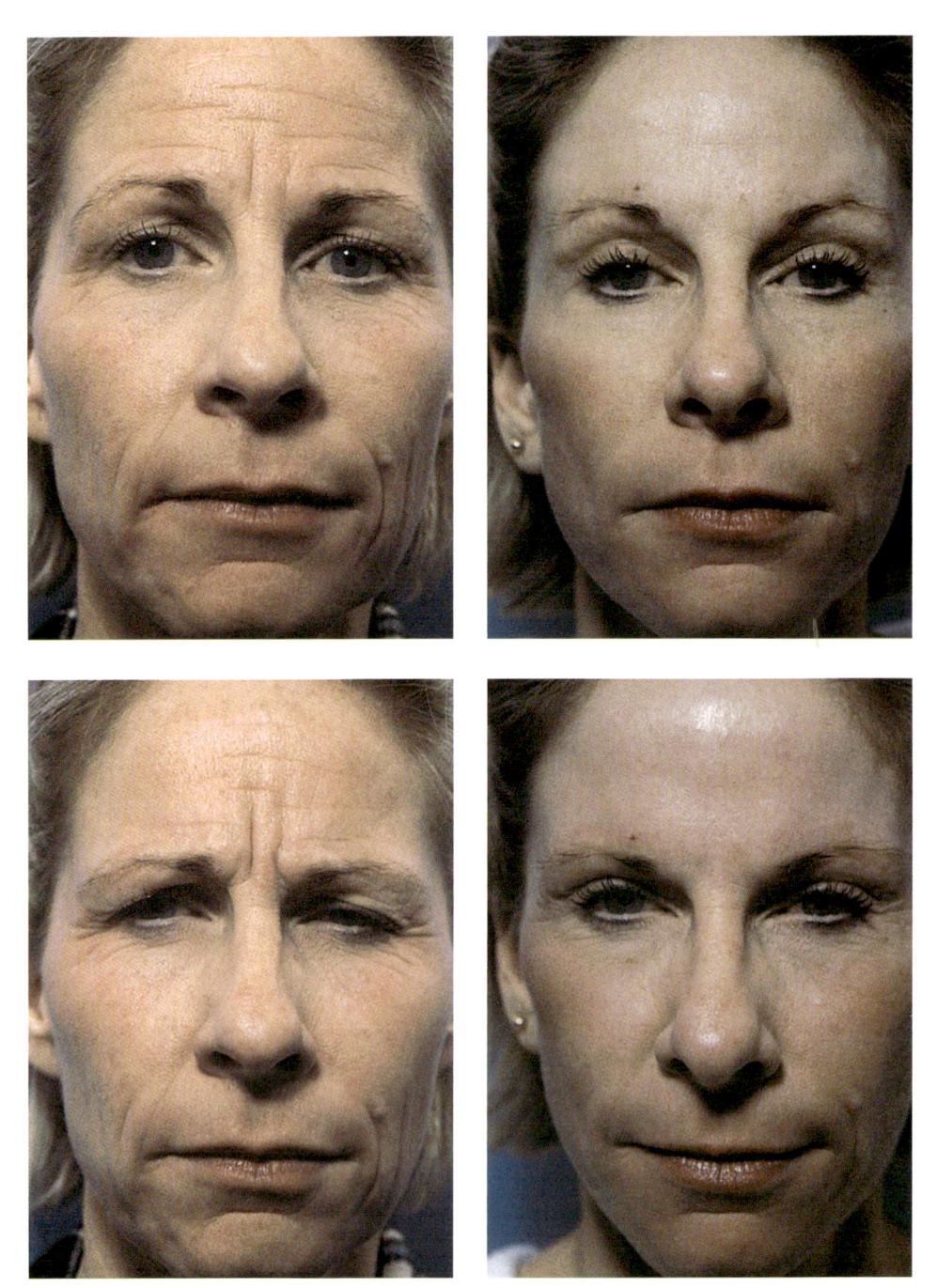

FIGURA 7.17 Exemplo clínico. Esta mulher de 44 anos de idade é mostrada antes da cirurgia à *esquerda* e 1 ano após a cirurgia à *direita*. A face é mostrada em repouso *acima* e durante o franzimento *abaixo*. Ela se submeteu à técnica de frontoplastia com incisão limitada. Ela não teve o músculo prócero cortado transversalmente porque não haviam linhas transversais acentuadas no dorso do nariz presentes para indicar hiperatividade do músculo prócero. Além disso, submeteu-se a uma blefaroplastia superior e inferior e a uma cirurgia plástica da face. Abrasão cutânea da fronte com *laser* foi feita a pedido da paciente para melhorar a lisura da pele. A abrasão cutânea pode ter sido desnecessária para obtenção da pele da fronte mais lisa vista aqui (Figura 7.15). Todavia, se indicado, este caso demonstra a segurança de se realizar uma abrasão cutânea por *laser* concomitante com esta técnica de frontoplastia. Com o controle da hiperatividade do ventre frontal do músculo occipitofrontal e do músculo da glabela, a abrasão cutânea por *laser* será mais eficiente. Observe o controle pós-cirúrgico da ação do fascículo medial dos músculos orbicular do olho, do corrugador do supercílio e do abaixador do supercílio.

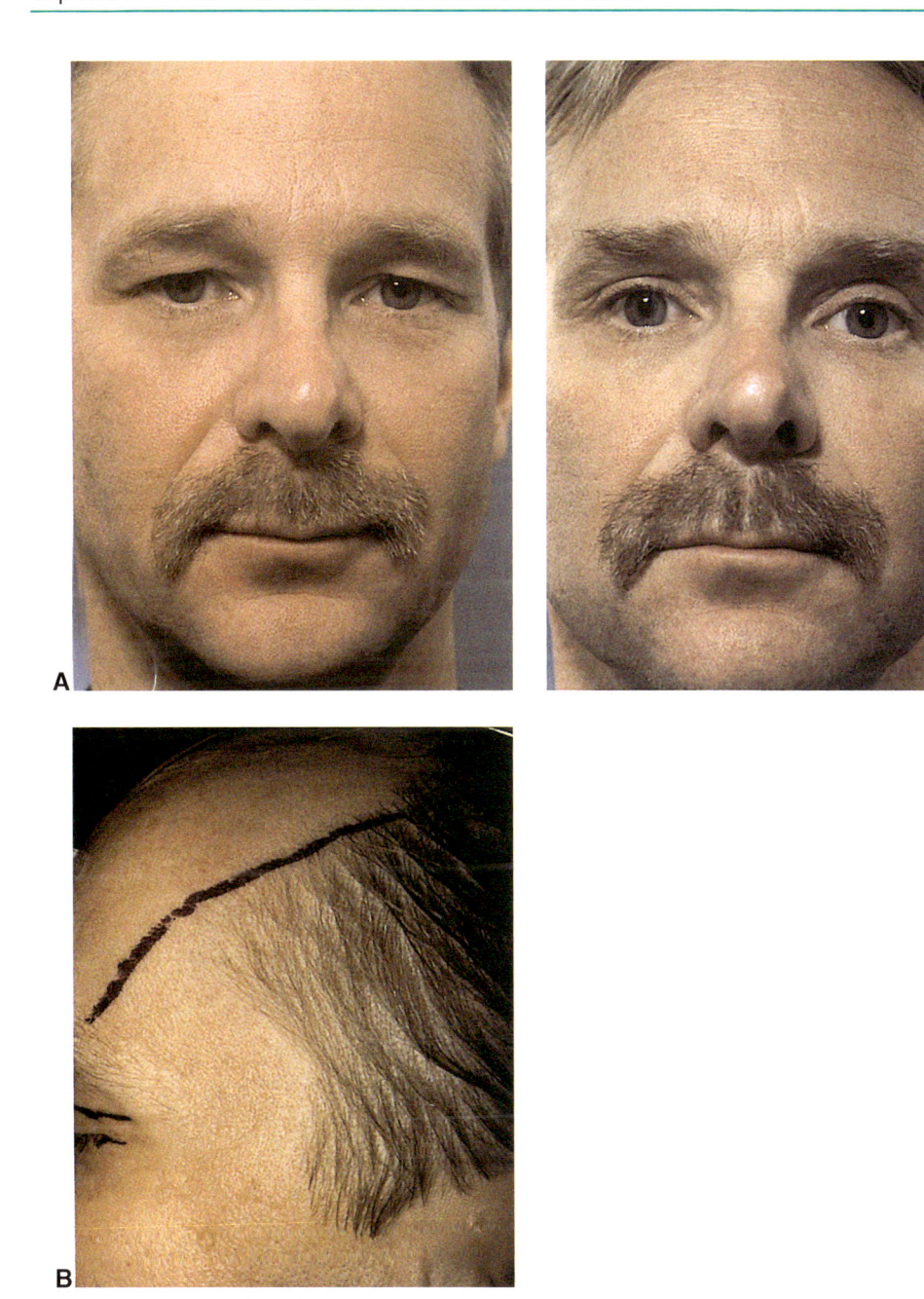

FIGURA 7.18 Exemplo clínico. **A:** Este homem calvo de 48 anos de idade é mostrado antes da cirurgia à *esquerda* e 1 ano após a cirurgia à *direita*. As partes laterais dos seus supercílios foram elevadas com a parte do retalho da fronte do procedimento. Ele se submeteu a uma blefaroplastia, mas os músculos que atuam sobre a pele da glabela não foram tratados neste caso, porque o paciente não estava preocupado com as linhas da pele da glabela. **B:** A linha capilar da parte temporal do paciente é mostrada antes da cirurgia. A linha marcada na pele indica a localização da linha temporal palpável e sua extensão, a linha temporal superior. Homens calvos são bons candidatos a esta técnica de retalho da fronte, porque comumente têm crescimento de cabelo denso na parte temporal, no nível da linha temporal superior. Este cabelo na parte temporal camufla a incisão na parte temporal do escalpo usada com esta técnica. Quando o cabelo é lavado após a cirurgia, o rolo retido do escalpo é escondido sob o cabelo.

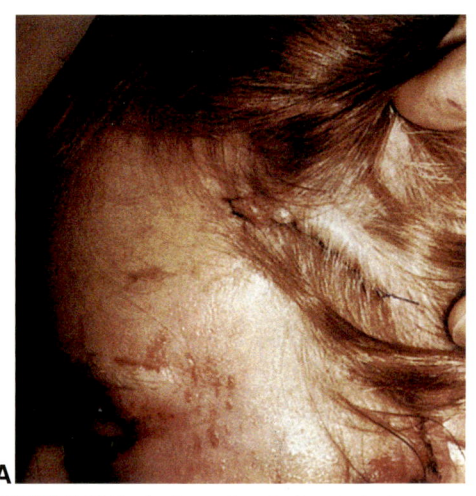

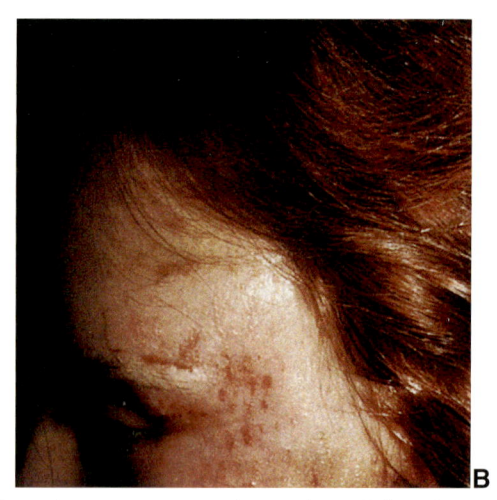

FIGURA 7.19 O rolo do escalpo. **A:** Aparência do excesso de escalpo na parte temporal esquerda no 6º dia após a cirurgia. **B:** Aparência da mesma área na parte temporal esquerda no 7º dia após a cirurgia depois que o paciente lavou e penteou os cabelos. O rolo do escalpo é palpável, mas não é visível. Espera-se que fique normal em 6 a 8 semanas.

na pálpebra inferior foi amplamente abandonada, e essa sutura é atualmente colocada com mais facilidade por meio de uma incisão na pálpebra superior, como ilustrado na Figura 7.14.

CONCLUSÃO

A técnica de frontoplastia de incisão limitada proporciona um efeito estético comparado com aquele obtido com a técnica de incisão coronal clássica. No entanto, os pacientes não se queixam mais com relação à longa cicatriz ou a disestesia permanente do escalpo provocada pela transecção dos ramos laterais dos nervos supra-orbitais. Os cirurgiões freqüentemente alegam que a dormência e a coceira no escalpo produzidas pela transecção do ramo lateral do nervo supra-orbital acabam se resolvendo. Essas alterações sensitivas podem-se tornar menos irritantes com o tempo, mas raramente diminuem completamente quando o nervo supra-orbital é cortado. Os pacientes acostumam-se com a alteração de sensibilidade do escalpo, finalmente, considerando-a normal. O ramo lateral do nervo supra-orbital pode ser preservado e os pacientes agradecem se puderem manter a sensibilidade do escalpo.

COMENTÁRIOS PESSOAIS FINAIS

Assim como a transecção dos nervos sensitivos para o escalpo se tornaram uma prática comum com a frontoplastia, no passado, a modificação do ventre frontal do músculo occipitofrontal também. Não é necessário remover o ventre frontal do músculo occipitofrontal ou, por outro lado, modificar a função do ventre frontal para obter linhas transversais mais lisas na fronte. Após a remoção do excesso de pele da pálpebra superior e do "esticamento" do ventre frontal do músculo occipitofrontal, movendo sua origem cranialmente, o músculo parece perder sua hiperatividade reflexa. Com o ventre frontal do músculo occipitofrontal relaxado, as linhas cutâneas suprajacentes tornam-se mais suaves. Este mesmo efeito é observado após o tratamento do ventre frontal do músculo occipitofrontal com o preparado botulinotoxina A, Botox (Allergan, Inc., Irvine, CA). A pele mais lisa na fronte presente após a diminuição do edema, não pode ser explicada por reparo dérmico. A eliminação da hiperatividade muscular altera o equilíbrio das forças no "cabo de guerra" disputado entre a elasticidade da pele e o tônus muscular. A elasticidade da pele residual sem oposição torna a superfície cutânea mais lisa. Os pacientes com pele sem elasticidade, danificada pelos raios solares, podem necessitar de tratamento adicional para aumentar o tônus cutâneo, como, por exemplo, abrasão cutânea por *laser*.

Além do mais, a modificação do ventre frontal do músculo occipitofrontal pode provocar perda da capacidade do paciente de expressar emoções agradáveis de surpresa e alegria. Quando a parte central da fronte fica imóvel, o paciente possui uma aparência apática, desinteressada ou até mesmo hostil. Acredito que a função do ventre frontal do músculo occipitofrontal do paciente deve ser deixada íntegra.

No entanto, tenho uma filosofia diferente com relação à ação do músculo corrugador do supercílio sobre a pele da glabela. Enquanto alguns incluem uma "aparagem" nas técnicas de frontoplastia desses músculos de acordo com a avaliação pré-cirúrgica de seu volume, tento remover a função desses músculos totalmente para evitar o "franzimento" da fronte. Não acredito que se possam ressecar parcialmente esses músculos com segurança. A ressecção parcial do músculo corrugador do supercílio permite que alguma função residual possa parecer como uma abordagem razoável; no entanto, acho extremamente difícil "aparar" esses músculos de cada lado para obter um enfraquecimento simétrico de sua função. A massa muscular e a eficiência da contração nem sempre estão diretamente relacionadas. Muito freqüentemente, pode ocorrer discinesias, e acho que uma abordagem mais confiável e satisfatória para o paciente é a remoção completa da função do músculo corrugador do supercílio. Contudo, acho que o músculo abaixador do supercílio e o fascículo medial do músculo orbicular do olho podem ser parcialmente ressecados e que a transecção do músculo prócero pode proporcionar controle satisfatório de sua hiperatividade.

Muitos pacientes disseram que a melhor parte da cirurgia plástica facial foi a eliminação do "franzimento" inapropriado ou habitual da fronte. Embora isto possa ser conseguido com a abordagem de incisão coronal, os pacientes gostam desse efeito sem ter uma longa cicatriz no escalpo. Descobri que os músculos que atuam na pele da glabela são muito mais acessíveis a partir da abordagem da pálpebra superior do que de uma abordagem com incisão da parte mais distal do escalpo, mesmo com endoscopia. Até que possamos desenvolver uma técnica de neurotomia para remover a função dos músculos que atuam sobre a pele da glabela, a incisão na pálpebra superior permanece minha abordagem preferida para tratar desses músculos.

Cada cirurgião deve ter à sua disposição todos os procedimentos de frontoplastia comumente usados para empregá-los quando necessários. Embora atualmente não ache necessário usar a técnica endoscópica para a frontoplastia, reservo o uso da técnica de incisão coronal para situações extraordinárias. Acredito que cada cirurgião deve desenvolver habilidades em sua técnica preferida, permitindo seu uso em um amplo espectro de aplicações. Assim como em muitas áreas da prática da cirurgia plástica, a qualidade do resultado final depende menos da escolha de um procedimento cirúrgico específico do que da execução da técnica usada.

REFERÊNCIAS BIBLIOGRÁFICAS

1. Gonzalez-Ulloa M, Facial wrinkles, integral elimination. *Plast Reconstr Surg* 1962;29:658.
2. Vinas JC, Caviglia C, Cortinas JL. Forehead rhytidectomy and brow lifting. *Plast Reconstr Surg* 1976;57:445.
3. Ortiz-Monastetio F. The coronal incision in rhytidectomy: the brow lift. *Clin Plast Surg* 1978;5:167.
4. Vasconez LO, Core GR, Gamboa-Bobadilla M, et al. Endoscopic techniques in coronal brow lifting. *Plast Reconstr Surg* 1994;94:788.
5. Knize DM. Transpalpebral approach to the corrugator supercilii and procerus muscles *Plast Reconstr Surg* 1995;95:52.
6. Knize DM. Limited incision forehead lift for eyebrow elevation to enhance upper blepharoplasty. *Plast Reconstr Surg* 1996;97:1334.
7. Knize DM. Limited incision foreheadplasty. *Plast Reconstr Surg* 1998;103:271.

8

LIFTING (LEVANTAMENTO) ENDOSCÓPICO DO SUPERCÍLIO – UMA TÉCNICA PESSOAL

ROBERT W. BERNARD

ESTÉTICA DO SUPERCÍLIO

Muitos autores tentaram descrever uma posição "ideal" do supercílio para guiar o cirurgião na obtenção de uma aparência agradável esteticamente favorável nos homens e nas mulheres. Tentaram determinar critérios para a melhor altura e formato do supercílio (1-6). Clinicamente, tentativas para definir a posição do supercílio são excessivamente complexas e impraticáveis. Torna-se ainda mais confuso quando se usam fórmulas para determinar a elevação que pode ser necessária no nível do escalpo para produzir um determinado aumento na altura do supercílio.

O objetivo para o posicionamento do supercílio deve satisfazer as expectativas de um resultado cirúrgico positivo do paciente. Isso depende do julgamento clínico e das habilidades cirúrgicas do cirurgião plástico, bem como da comunicação satisfatória entre paciente e cirurgião. Em razão do insignificante, porém real, componente da imprevisibilidade inerente em qualquer procedimento cirúrgico estético, é imprudente prometer ao paciente um possível erguimento do supercílio a um nível preciso. É razoável dizer à paciente que a posição do supercílio será melhorada e que, como conseqüência, sua aparência será muito melhor.

MECÂNICA DA ELEVAÇÃO DO SUPERCÍLIO

Os levantadores e abaixadores do supercílio, a gravidade, a genética, a frouxidão da pele influenciam a "expressividade" da posição do supercílio. Um desequilíbrio entre o levantador do supercílio (o ventre frontal do músculo occipitofrontal) e os abaixadores (músculos orbicular do olho, abaixador do supercílio, corrugador do supercílio e prócero) parece ser um fator significativo na determinação da posição do supercílio. É possível corrigir ou modificar esse "desequilíbrio" e elevar os supercílios. A ressecção ou ("hachuramento") *crosshatching* do ventre frontal do músculo occipitofrontal, comumente realizada com a abordagem de incisão coronal para a frontoplastia, não é recomendada com o *lifting* endoscópico da fronte descrito. O enfraquecimento dos músculos abaixadores reduz o reflexo de contração do ventre frontal do músculo occipitofrontal e, normalmente, é suficiente para reduzir as pregas transversais da fronte.

TÉCNICAS DE FRONTOPLASTIA

Diversas técnicas estão disponíveis para a obtenção de um supercílio esteticamente agradável. A técnica mais comumente usada para elevar os supercílios é por meio de uma incisão coronal, usando o plano de dissecação subaponeurótico ou subperiósteo. As linhas de franzimento da glabela e as linhas transversais da fronte podem ser tratadas desta maneira. A manutenção da posição do supercílio depende da excisão da pele do escalpo e da tensão distribuída pelo escalpo. Complicações inoportunas dessa técnica incluem dormência, alopecia e cicatrizes inaceitáveis.

Avanços tecnológicos na óptica tornaram possível evitar as complicações associadas a um levantamento (*lifting*) coronal, enquanto se conseguem resultados semelhantes ou freqüentemente superiores. É possível atualmente obter uma posição reproduzível e previsível da posição do supercílio, por meio de diversas pequenas incisões no escalpo. Além disso, é possível conseguir resultados consistentes e bons usando o endoscópio para levantar os supercílios durante o tratamento dos músculos que atuam sobre a pele da glabela, não endoscopicamente através de uma incisão na pálpebra superior (7,8).

Outras técnicas que são úteis para melhorar a aparência estética da unidade da fronte incluem injeções de gordura e injeções de toxina *botulínica* (Botox, Allergan Corporation, Irvine, CA). Essas modalidades podem ser usadas isoladamente ou em conjunto com o levantamento do supercílio para a obtenção de um resultado ideal.

EVOLUÇÃO DA TÉCNICA ENDOSCÓPICA

Nietze descreveu o primeiro uso prático de um dispositivo para visualizar um órgão integral em 1879 com sua descrição de um cistoscópio. Trinta anos mais tarde, um instrumento semelhante foi usado para observar o esôfago e o estômago em seres humanos. O exame laparoscópico veio logo depois e foi popularizado na Europa e nos Estados Unidos. À medida que a instrumentação e óptica se tornaram mais disponíveis, procedimentos ginecológicos, ortopédicos e cirúrgicos gerais, realizados por meio do endoscópio, receberam atenção crescente. Vasconez foi o primeiro a descrever o uso de um endoscópio para realizar um levantamento (*lifting*) do supercílio (9).

Diversos avanços tecnológicos tornaram possível visualizar uma imagem nítida de estruturas anatômicas ampliadas em uma tela colorida. As técnicas endoscópicas contemporâneas de levantamento (*lifting*) da fronte requerem o seguinte:

- Câmera endoscópica.
- Unidade de controle de câmera.
- Fonte de luz.
- Monitor.
- Cabo de fibra-óptica.
- Instrumentos apropriados.

ASPECTOS CONTROVERSOS DA FRONTOPLASTIA ENDOSCÓPICA

O Cirurgião Deve Fazer a Dissecação em um Plano de Subaponeurose Epicrânica ou Subperiosteal?

Existem argumentos relevantes para realização de uma dissecação no plano subperiosteal. A luz refletida nesse plano ilumina mais eficientemente o espaço da dissecação do que no plano subaponeurose epicrânica. Os vasos que suprem a pele da fronte e a parte distal do escalpo são superficiais ao periósteo, e a dissecação prossegue com o mínimo de sangramento. A dissecação com o endoscópio acima do plano do periósteo produz mais sangramento, o que retarda o procedimento e reduz a visibilidade. A dissecação acima do periósteo pode também interromper o suprimento nervoso para o escalpo, mais significativamente o ramo lateral do nervo supra-orbital (10). Além do mais, o levantamento acima do periósteo, isto é, no nível do "espaço do plano de deslizamento" (Figuras 2.4, 4.1 e 4.3), deve basear-se na tensão tecidual para manter a elevação. A elevação do retalho supraperiosteal não pode ser um método tão confiável para obter um resultado ideal quanto à elevação subperiosteal.

Quando a elevação do supercílio é desnecessária, mas quando as linhas de franzimento da glabela devem ser tratadas, é mais fácil e mais eficiente permanecer no plano extraperiosteal. Os músculos corrugador do supercílio e prócero são prontamente identificados e o enxerto fascial é facilmente inserido para diminuir as pregas cutâneas da glabela. Daniel e Tirkanits (11) e Guyuran e Michelow (12) acreditavam que uma área do periósteo, entre as partes mediais dos supercílios, devia ficar fixada ao crânio para evitar uma elevação excessiva da parte medial dos supercílios.

A decisão com relação ao plano apropriado de dissecação deve ser individualizada. Na maioria dos casos, um plano subperiosteal é seguro e eficiente, com uma altura da parte medial dos supercílios controlada pela ressecção apropriada do músculo.

Qual É o Melhor Método de Fixação do Retalho uma Vez que o Reerguimento do Supercílio Foi Obtido?

Entre as técnicas defendidas pelos autores para a fixação do tecido mole anterior em uma posição elevada estão a ancoragem por sutura à lâmina externa da calvária com túneis ósseos, parafusos removíveis ou parafusos absorvíveis e fixação com cola de fibrina (11,13-20).

Os primeiros defensores da cirurgia endoscópica de levantamento (*lifting*) do supercílio dividiram-se em dois grupos: (a) aqueles que prefeririam a fixação com parafuso e (b) aqueles que prefeririam alguma forma de fixação externa. A fixação por parafuso era recomendada como um método seguro e confiável para preservar a altura desejada do supercílio. No entanto, os parafusos necessários e as brocas são caros. O consentimento informado impõe que o paciente compreenda que os parafusos serão fixados na lâmina externa da calvária, uma idéia que não agrada a muitos pacientes. Os parafusos normalmente são deixados no lugar por 1 a 2 semanas. Uma sutura enrolada em torno dessa afixação torna possível ajustar a altura do supercílio se necessário, imediatamente após a cirurgia.

FIGURA 8.1 O trilho da cortina em um nível baixo.

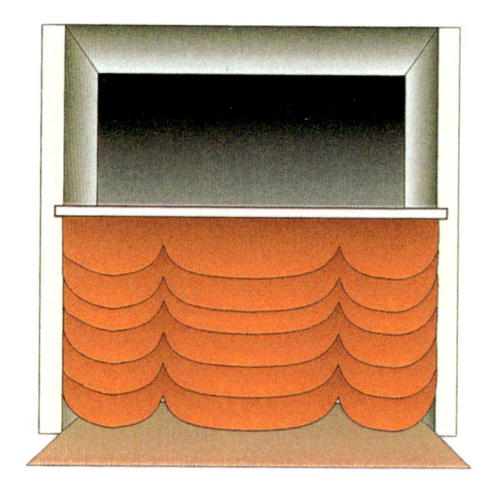

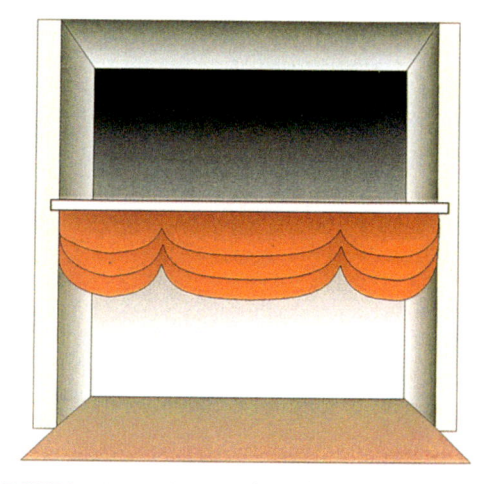

FIGURA 8.2 A cortina só pode ser elevada até o nível do trilho fixo.

A fixação externa com coxins de apoio também foi inicialmente defendida. No entanto, essa técnica foi rapidamente desaprovada, porque a pressão exercida pelos coxins provocava alopecia.

A elevação do retalho devia basear-se na dissecação subperiosteal, na separação do periósteo da parte superior da margem orbital e na fixação do retalho em um nível mais elevado. Um método que evita a penetração da lâmina externa da calvária e fixa firmemente o supercílio em sua posição pretendida seria ideal. Confio nos coxins de suporte externos até que ocorra a nova aderência do periósteo.

Nem a literatura de cirurgia plástica nem a de ortopedia conseguem precisar quanto tempo o periósteo leva para aderir novamente após uma separação do osso subjacente. Clinicamente, observo que um dispositivo de fixação externa, deixado no lugar por menos de 24 horas é suficiente para manter o supercílio na altura planejada, especialmente nos seus dois terços mediais. É minha opinião que a fixação "exógena" ou "endógena" da altura do supercílio por um período maior é desnecessária.

A relação entre a elevação do retalho da fronte e a altura do supercílio pode ser demonstrada com uma ilustração (Figuras 8.1 a 8.3). Assim como uma cortina (a pele da fronte com o supercílio dela "pendente") fixada em uma determinada altura por seu tirante (a fixação do periósteo ao osso) não pode ser elevada além do nível do tirante, do mesmo modo os supercílios não podem ser mantidos em um nível mais alto sem a suspensão do "trilho da cortina".

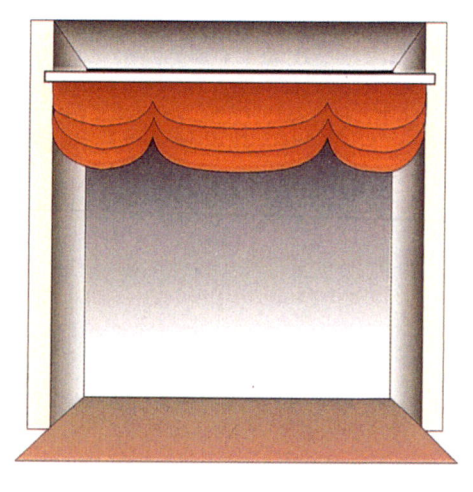

FIGURA 8.3 Se o trilho da cortina for movido superiormente, a cortina pode ser elevada mais para cima.

▪ TÉCNICA ENDOSCÓPICA PESSOAL

Minha técnica estabelece uma aparência periorbital cosmeticamente aceitável, por meio do seguinte:

- Estabilização do periósteo que reveste o retalho da fronte em um nível mais elevado do que antes da cirurgia.
- Restauração do equilíbrio entre os músculos levantadores e abaixadores.

▪ A CONSULTA

Acredito que a posição "ideal" do supercílio não é a melhor posição para todos os indivíduos, porque muitos fatores estão envolvidos. Estes incluem o formato da face, das pálpebras e da margem orbital do paciente e suas preferências pessoais. Esses fatores podem impor uma posição mais alta ou mais baixa do que a minha preferência pessoal ou do que a estética "ideal" estabelece. Naturalmente, a elevação excessiva, especialmente da parte medial do supercílio, e a ampliação da distância entre os supercílios, como pode ocorrer com uma ressecção superzelosa do músculo, será inaceitável sob qualquer circunstância.

Os pacientes podem expressar descontentamento com sua aparência e dizer que "parecem cansados" ou as pessoas lhes dizerem que parecem "tristes". Alguns pacientes expressam preocupação com relação às rugas transversais na glabela e na fronte. Outros se concentram na pele excessiva da pálpebra superior. Poucos pacientes recorrem à consulta para melhorar a aparência periorbital porque percebem que seus supercílios estão muito baixos. Eles são felizmente inconscientes da influência profunda que a posição do supercílio exerce na comunicação de uma variedade de expressões faciais. O desenho da "face feliz" é um meio eficiente de retratar esse fato importante para o paciente (Figura 8.4).

Durante a consulta, como a atenção está voltada para os supercílios ou para a fronte, o paciente quase sempre eleva inconscientemente os supercílios. Para avaliar o nível adequado do supercílio do paciente, uso a técnica mostrada na Figura 8.5. Peço ao paciente para fechar os olhos suavemente. A seguir, coloco minha palma sobre os olhos e peço ao paciente que abra os olhos sem elevar os supercílios. Isso dá ao paciente uma avaliação realista da aparência no estado de "repouso".

Um espelho de mão é útil para demonstrar a eficiência da elevação dos supercílios a um nível esteticamente atraente. Além disso, uso uma câmera digital para fotografar o paciente e imediatamente transfiro a informação para a tela do computador. Não manipulo a fotografia, mas simplesmente a uso como uma ferramenta para mostrar ao paciente que os supercílios estão baixos.

No final da consulta, o paciente deve entender as limitações de uma blefaroplastia simples da pálpebra superior. Todavia, um paciente pode relutar em se submeter a um levantamento do supercílio em razão da incisão no escalpo, medo da perda de cabelo ou considerações de ordem financeira.

Não hesito em mostrar aos pacientes fotografias de outros pacientes nos quais realizei um levantamento endoscópico do supercílio. Além do mais, algumas vezes um paciente solicita a oportunidade de falar com um paciente que se submeteu a esse procedimento. Peço ao administrador da clínica que ligue com antecedência e avise ao novo paciente que o paciente pós-cirúrgico fará a ligação e não o contrário.

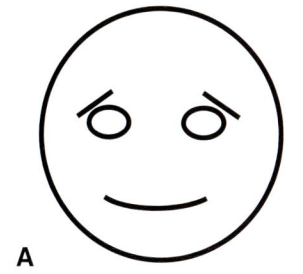

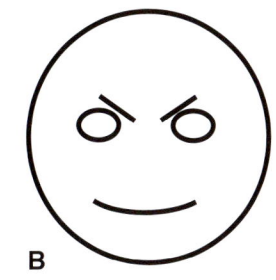

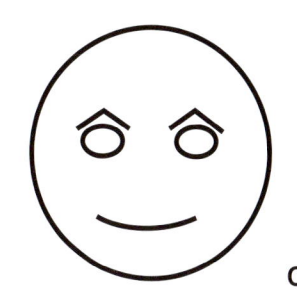

FIGURA 8.4 O desenho do "rosto feliz" pode ser uma ferramenta útil para explicar a um paciente como a posição do supercílio projeta uma aparência de tristeza (**A**), raiva (**B**) e surpresa (**C**).

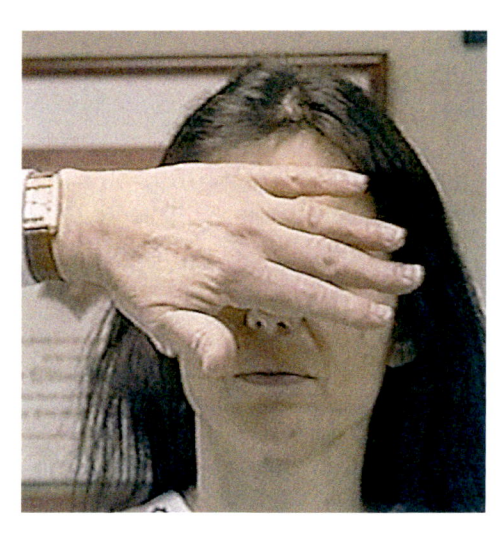

FIGURA 8.5 A técnica para avaliação da posição do supercílio do paciente em repouso.

Procedimentos Auxiliares

A frontoplastia endoscópica pode ser realizada em conjunto com a maioria dos outros procedimentos estéticos faciais, incluindo a blefaroplastia superior, a blefaroplastia inferior, o *lifting* facial, a rinoplastia e a descamação (*peeling*) a *laser* da pele da fronte ou de toda a face. Dois procedimentos merecem consideração especial.

Blefaroplastia

Minha preferência é a realização do levantamento (*lifting*) endoscópico do supercílio antes de uma blefaroplastia superior. Acho mais fácil fazer os ajustes na pele da pálpebra superior quando realizo a cirurgia nessa ordem. Elevando-se manualmente o coxim do supercílio, posso julgar a quantidade de excesso de pele a ser removida durante a blefaroplastia. Se uma blefaroplastia e uma rinoplastia são planejadas em conjunto com um levantamento (*lifting*) endoscópico da fronte, uso um planejamento separado e realizo a rinoplastia primeiro. Preocupa-me a possibilidade de hematoma orbital como resultado do trauma relativo da osteotomia e da "subfratura" se a ordem for invertida. Coloco grandes faixas adesivas estéreis ao longo do dorso do nariz para minimizar a tumefação, enquanto realizo o outro procedimento cirúrgico.

Descamação a Laser (Peeling a Laser)

Roberts e Ellis acreditavam que a descamação a *laser* da pele da fronte, antes da elevação do supercílio, era útil para minimizar os sulcos transversos (21). Em minha experiência, o *laser* melhora a aparência geral da pele da fronte, mas possui um efeito temporário nas linhas profundas.

Considerações Especiais no Levantamento (*Lifting*) Endoscópico do Supercílio
Fronte alta

Eu não hesitaria em realizar uma incisão pré-triquial, se necessário, e remover a pele na conclusão de um levantamento endoscópico do supercílio para reduzir a distância entre a linha capilar e a fronte. No entanto, mesmo naqueles pacientes com uma fronte alta, não vejo uma elevação clinicamente significativa da linha capilar com um levantamento endoscópico da fronte. Hamas e Rohrich propuseram uma invaginação da aponeurose epicrânica suturando-a posteriormente, e alegaram que o excesso de pele iria aplainar-se sem elevação da linha capilar enquanto mantendo a elevação da fronte (13). Fui incapaz de duplicar esses resultados sem alopecia significativa ao longo das incisões no escalpo e abandonei essa técnica.

Pregas Profundas da Glabela

Uma dissecação endoscópica abaixo da aponeurose epicrânica ou uma exposição transblefaroplástica do espaço entre os supercílios é um meio eficiente de lidar com esse problema isolado. Pessoalmente, prefiro a primeira.

Uso uma incisão transversal de 3 cm na parte anterior da linha capilar ou logo depois dela e insiro o endoscópio e os instrumentos cirúrgicos por essa incisão. Meu plano de dissecação está acima do periósteo. Os músculos corrugador do supercílio e prócero são facilmente identificados. Esse método de ressecção muscular é idêntico àquele descrito ulteriormente.

Marcações Cutâneas Pré-Operatórias

Instrui-se o paciente para que chegue sem maquilagem na unidade cirúrgica. Qualquer alteração na cor do cabelo é feita uma semana antes do procedimento cirúrgico e só é permitida novamente 1 mês depois. Com o paciente na posição sentada, no dia da cirurgia, faço minhas marcações cutâneas (Figura 8.6). Apalpo e marco a incisura ou os forames supra-orbital e "supratroclear" com um marcador vermelho. Senão palpável, marcas feitas 2,7 e 1,7 cm a partir da linha mediana da fronte aproximam-se do local de surgimento desses nervos.

Em seguida, elevo os supercílios do paciente até um nível apropriado, meço a distância do supercílio a partir de um ponto fixo e registro no prontuário. Embora se possa mensurar a distância a partir da pupila até a altura proposta do supercílio com o paciente na posição ereta, tive problemas em transladar a distância pupilar até o supercílio com o paciente deitado, sedado ou adormecido. Prefiro realizar a mensuração a partir da parte superior da margem orbital até a face inferior do supercílio, medial, central e lateralmente.

Em seguida, determino o único ponto de fixação que irá suportar os tecidos moles e fornecerá mais precisamente o nível desejado do supercílio. Este ponto-chave é determinado colocando meu dedo indicador na região pré-triquial da pele da fronte na região da crista temporal. Elevo o supercílio movendo meu dedo para cima até determinar a localização mais eficiente para elevar o supercílio. Invariavelmente, esta é logo medial à crista temporal. Algumas vezes, um segundo ponto de fixação, medial ou lateral ao primeiro, é necessário, mas, na maioria dos pacientes, um único ponto de fixação é o suficiente.

Faço linhas verticais na fronte para identificar o nível para as minhas incisões no escalpo. Transfiro essas marcações na fronte para o escalpo na sala de cirurgia. Uma linha vertical é traçada na fronte nos pontos que fornecem elevação ideal do supercílio. Essas marcas identificam os níveis das incisões médias do escalpo que serão usadas de cada lado. Essas incisões médias são

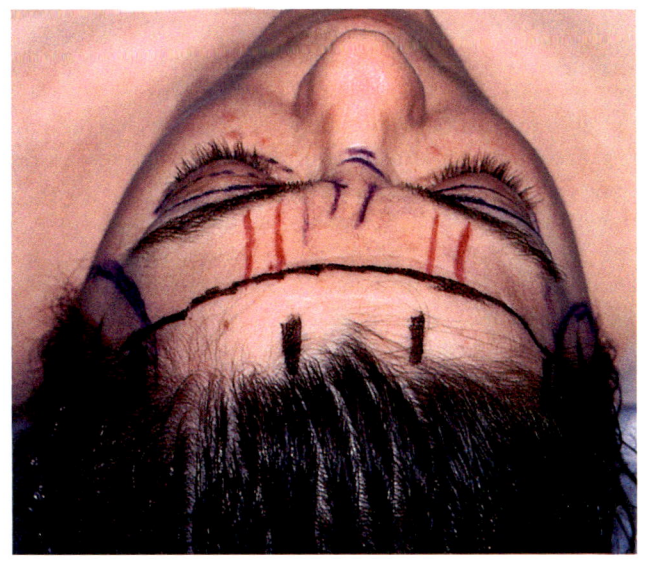

FIGURA 8.6 Marcações pré-operatórias.

mais comumente desenhadas sobre as cristas temporais ou logo medial a elas, como mostrado na Figura 8.6. Geralmente uso duas incisões centrais e indico o nível das incisões centrais com marcas na fronte, feitas logo anteriores à linha capilar e desenhadas verticalmente a partir do ângulo medial do olho.

Em seguida, uso um marcador dermatológico preto para indicar uma linha transversal na metade do caminho entre a linha capilar e os supercílios. Planejo dissecar subperiostealmente até esse nível antes de inserir o endoscópio.

Finalmente, as incisões laterais são marcadas no interior da parte temporal do escalpo. Essas incisões são marcadas aproximadamente 1,5 cm atrás da linha capilar da parte temporal e dividem ao meio um ponto que é desenhado da base da margem da asa menor do esfenóide através da margem orbital lateral. As incisões laterais são incorporadas em uma incisão de ritidectomia se este procedimento for realizado.

Equipamento e Instrumentação

Equipamento

Câmera de vídeo digital de *chip* simples com acoplador (câmera com três *chips* para imagem de vídeo profissional).
Fonte de luz: fonte de luz de xenônio de alta intensidade.
Bulbo extra de xenônio.
Tela de televisão.
Cabo de fibra-óptica.
"Telescópio" com uma lente angular de 30°.

Instrumentação

Elevador Daniel endofrontal (Snowden Pencer Cambridge MA catalog nº 88-5050).
Elevador Daniel endofrontal (Snowden Pencer catalog nº 88-5051).
Dissecador Daniel de nervo endofrontal (Snowden Pencer catalog nº 88-5052).
Dissecador Daniel endofrontal para margem orbital (Snowden Pencer catalog nº 88-5053).
Tesouras Daniel curvas endofrontais (viradas para a direita) (Snowden Pencer catalog nº 88-5001).
Pinça de pega Daniel endofrontal (virada para a direita) (Snowden Pencer catalog nº 88-5015).
Cânula Bernard-Morello endofrontal (Snowden Pencer catalog nº 88-5112)*.
Dissecador periosteal espatulado feito sob medida, de 3 cm, com colo de 14 cm.

Outros itens

Plataforma robusta, com rodas, para equipamentos (Anthro Corp., Porttland, OR).
Cobertura para câmara de artroscopia Healthcare Corp., Deerfield, IL).
Bolsa de irrigação (Microteck Medical, Inc., Columbia, MS).
Coagulador de sucção descartável (Valley lab., Inc., Boulder. CO).
Sistema de drenagem TLS (Porex Surgical, Inc., College Park, GA).
"Neuray Surgical patties" (Xomed, Jacksonville, FL).
Lancetas cirúrgicas Weck-Cel (Xomed, Jacksonville, FL).
Esponja de Reston (3M, St. Paul, MN).
Faixa Facial Universal (Veronique Compression Wear, Oakland, CA).
Tiras estéreis (3M, St. Paul, MN).
Arco multidenteado para cabelos (Goody Products, Kearney, NJ).

Preparação do Equipamento

As equipes médica e de enfermagem devem estar completamente familiarizadas com os instrumentos e o equipamento endoscópico, sua operação e resolução de problemas. Sob circunstân-

---

*Não recebi *royalties* ou qualquer compensação financeira proveniente da venda deste produto.

cias ideais, o médico e a equipe de enfermagem trabalham em conjunto regularmente, de forma que o planejamento e o procedimento correm de modo eficiente.

O equipamento é colocado na sala de cirurgia alguns minutos antes do início do procedimento. O monitor de televisão deve estar em um nível confortável, à direita ou à esquerda do cirurgião, e cerca do nível dos quadris do paciente (Figura 8.7). O cirurgião deve estar sentado para realizar o procedimento, com a enfermeira de pé, no lado oposto do equipamento.

A fonte de luz e o endoscópio devem ser sempre verificados antes do procedimento cirúrgico. Após o paciente estar posicionado, preparado e o campo cirúrgico pronto, a enfermeira fixa o endoscópio ao cabo e coloca o manguito endoscópico sobre o aparelho. Uma cobertura de câmara estéril é colocada sobre o endoscópio e o cabo, e o aparelho é seguro (Figura 8.8). O endoscópio, em seguida, é focalizado e a cor ajustada.

A cânula endoscópica é o instrumento principal para um levantamento ativo e preciso do supercílio. Prefiro uma cânula que seja angulada e espatulada (Figura 8.9) porque eleva a pele, proporcionando uma visão excelente do espaço adjacente.

Marcação Intra-Operatória

Na sala de cirurgia, as marcas na fronte são transferidas para o escalpo e são colocadas aproximadamente a 1,5 cm atrás da linha capilar anterior (Figura 8.10). As incisões verticais média e central são marcadas com um comprimento aproximado de 1,5 cm. As incisões na parte temporal (lateral) normalmente são feitas com aproximadamente 2 cm de comprimento. Como veremos, a incisão média de cada lado é a incisão principal de abordagem, porque um controle total da elevação do supercílio pode ser conseguido por meio dessa incisão. Esse procedimento exige cuidado redobrado. O ramo lateral do nervo supra-orbital está situado em um raio de 0,5 a 1,5 cm mediais à crista temporal (Figuras 3.2 e 3.12) e a incisão do escalpo não deve ultrapassar esses limites nesta região (22,23). Acho útil apalpar a crista temporal, prolongá-la na pele da fronte.

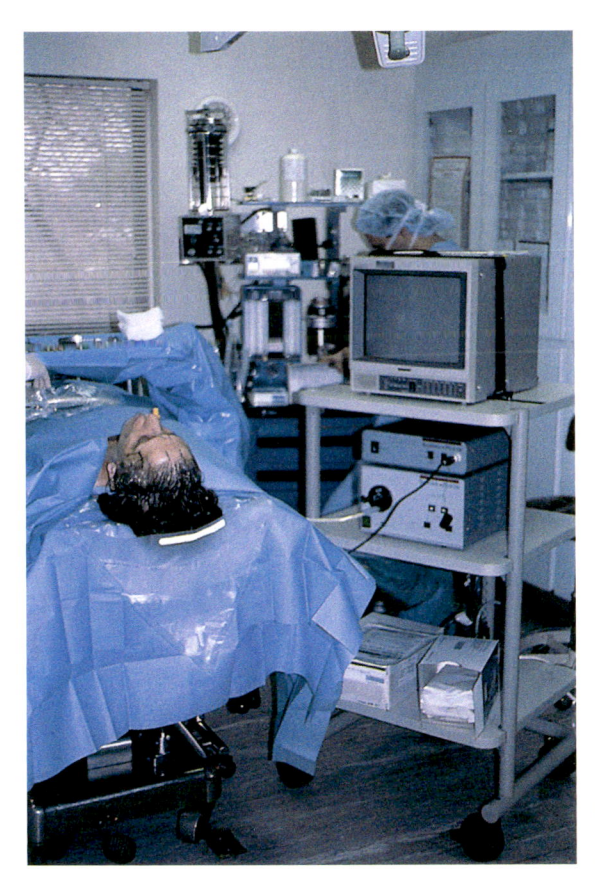

FIGURA 8.7 Suporte do equipamento posicionado e o paciente preparado cirurgicamente.

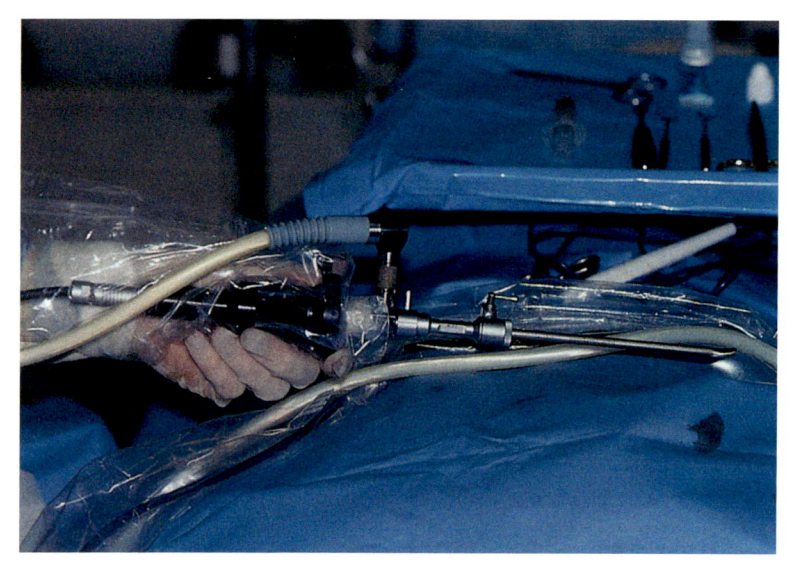

FIGURA 8.8 Cânula endoscópica, endoscópio e manguito estéril no lugar.

Procedimento Pré-Operatório na Sala de Cirurgia

Prefiro realizar o levantamento (*lifting*) endoscópico da fronte antes de outros procedimentos, exceto naqueles previamente observados para uma plástica associada do nariz.

Tratamento do Cabelo

Esfrego generosamente um desembaraçador no cabelo do paciente. No final da cirurgia, as enfermeiras o enxáguam. Isso ajuda a minimizar o embaraçamento dos cabelos. Um arco de cabelo multidenteado impede que o cabelo obscureça constantemente os locais de cirurgia (Figura 8.11).

Injeção de Solução Anestésica

Para anestesiar a fronte, uso duas seringas de 10 ml com 0,25% de bupivacaína (Marcaine) e uma solução 1:200.000 de epinefrina, usando agulha de 1,25 pol 27 gauge (RT checar). Geralmente, menos do que 20 ml de solução anestésica são necessários. Uma agulha virgem é usada em cada seringa. Começo injetando em qualquer dos lados dos feixes neurovasculares e, em seguida, continuo medial e lateralmente ao longo da margem supra-orbital até a área temporal, imediatamente acima do arco zigomático.

Então, infiltro a área entre a margem supra-orbital e a linha transversal previamente traçada pelo meio da fronte. O restante da pele entre essa linha e a parte anterior do escalpo é infiltrado, seguido pela área entre a linha capilar e um nível logo posterior às marcações no escalpo.

Essa infiltração sistêmica proporciona uma hemostasia excelente e bom alívio da dor após a cirurgia. O excesso de volume de anestésico torna difícil avaliar a ressecção muscular quando se examina a partir da superfície da pele. Limito a quantidade de solução usada na fronte porque minha preferência pessoal é infiltrar todas as áreas da face e da pálpebra se a cirurgia compreender essas áreas e não quero exceder a dose recomendada de bupivacaína.

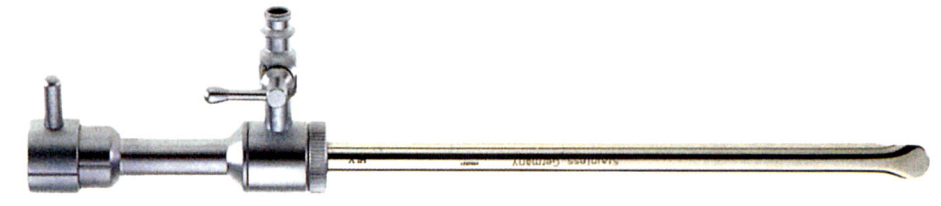

FIGURA 8.9 Cânula endoscópica de Bernard-Morello. (Cortesia da Snowden Pencer/Genzyme.)

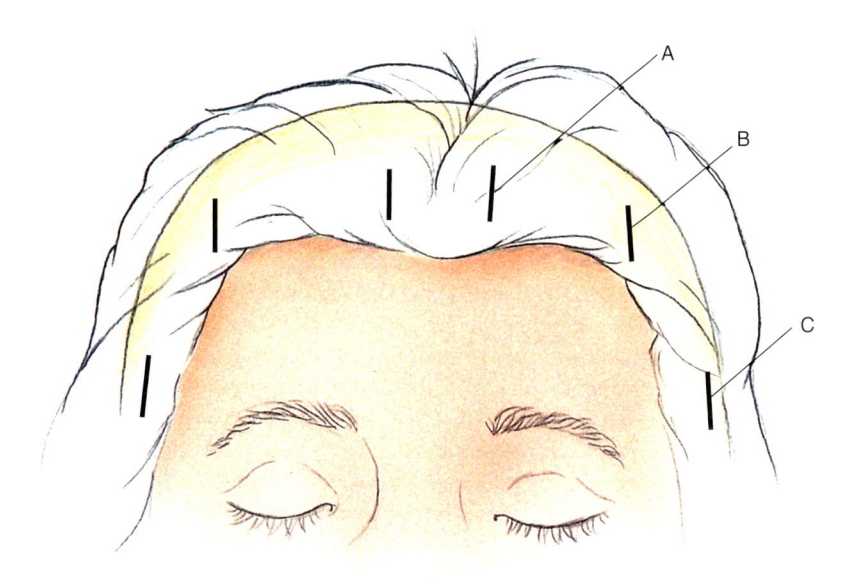

Capítulo 8 ◆ *LIFTING* (LEVANTAMENTO) ENDOSCÓPICO DO SUPERCÍLIO – UMA TÉCNICA PESSOAL

FIGURA 8.10 Incisões no escalpo. As marcações na fronte são transferidas para a fronte. As incisões central (*A*), média (*B*) e lateral (*C*) esquerdas estão rotuladas.

Técnica Cirúrgica

Após o preparo do paciente, uma touca e um colete torácico são colocados. Uma almofada é colocada sob o pescoço e uma bolsa coletora transparente (Figura 8.7) é colocada sob a cabeça para evitar que o sangue caia no assoalho. (Essa bolsa serve também como uma bacia quando o cabelo do paciente é lavado no final da cirurgia.)

Sempre fico na cabeceira da mesa de cirurgia para realizar um levantamento (*lifting*) endoscópico da fronte. Uso uma lâmina nº 15 para cortar as áreas marcadas no escalpo. Se a distância entre a linha capilar anterior e os supercílios é especialmente longa, faço as incisões média e central do escalpo maiores do que 1,5 cm, porque não quero apoiar o instrumento rígido contra a pele após a inserção da cânula. As incisões média e central são realizadas pelo periósteo. A incisão

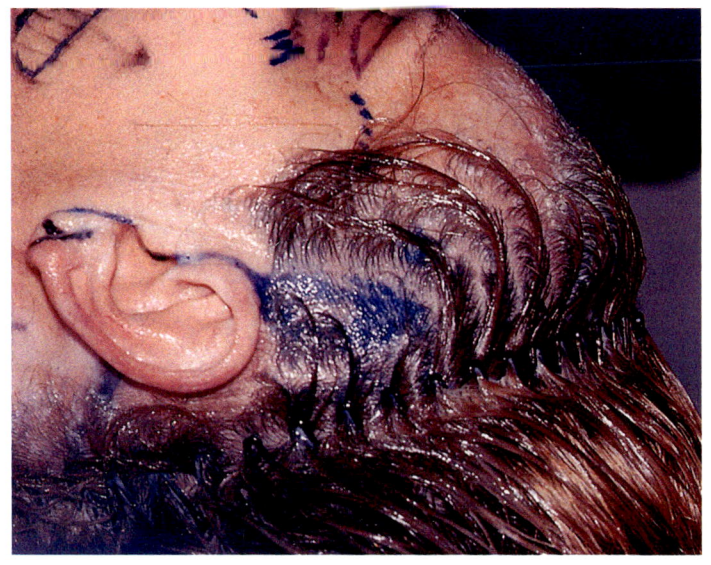

FIGURA 8.11 Arco de cabelo usado para controlar o cabelo.

lateral estende-se pela lâmina superficial da fáscia temporal. Uma pequena incisão é feita na camada superficial da lâmina profunda da fáscia temporal para mostrar o músculo temporal abaixo, confirmando o plano apropriado. À medida que cada incisão é feita, uma esponja (*Weck-Cell*) é inserida para minimizar o sangramento. O eletrocautério é usado quando necessário.

Como sou destro, insiro o endoscópio através da incisão média no lado direito do paciente e mantenho o instrumento na mão esquerda enquanto seguro o elevador na mão direita. (Enquanto trabalho na região temporal esquerda do paciente, o endoscópio é inserido pela incisão no lado temporal e o elevador é inserido através da incisão média no lado esquerdo.) Cuidadosamente insiro um elevador periosteal largo sob a lâmina superficial da fáscia temporal no lado direito, apontando a extremidade do instrumento cranialmente e avançando-a até o nível da crista temporal. Na crista temporal, a dissecação entra no plano inferior do periósteo (Figuras 4.3, 4.6, 4.8 a 4.14 e 5.2 a 5.4). Avanço o instrumento no plano inferior do periósteo a partir da direita para a esquerda, abrindo caminho pelo periósteo e saindo através da incisão media no lado direito. O instrumento é retirado. Em seguida, é inserido na incisão média no lado direito e é cuidadosamente avançado pelo plano inferior do periósteo até sair pela incisão central direita. Continuo pelo escalpo dessa forma, trabalhando da direita para a esquerda com o elevador sempre na mão direita. A partir da incisão média esquerda, o elevador é apontado para o ápice da crista temporal. Abro caminho pela adesão do periósteo ao longo da crista temporal e avanço o elevador lateralmente sob a lâmina superficial da fáscia temporal em direção à incisão na parte temporal esquerda.

É necessário muito cuidado quando se manobra de medial para lateral na crista temporal, porque é possível entrar inadvertidamente no plano superficial sobre a fossa temporal e danificar o ramo temporal do nervo facial. Todavia, acho que trabalhar com o instrumento cirúrgico na mão dominante e abrindo caminho pela crista temporal, no seu ápice, evita dano ao nervo e assegura uma dissecação no plano adequado.

A bolsa subperiosteal sobre o frontal está, agora, aumentada pela inserção do elevador através das duas incisões média e central para elevar os tecidos suprajacentes. Freqüentemente, a separação do periósteo do osso subjacente é audível, como se uma folha de papel estivesse sendo rasgada. A dissecação pára quase a meio caminho abaixo da fronte (Figura 8.12).

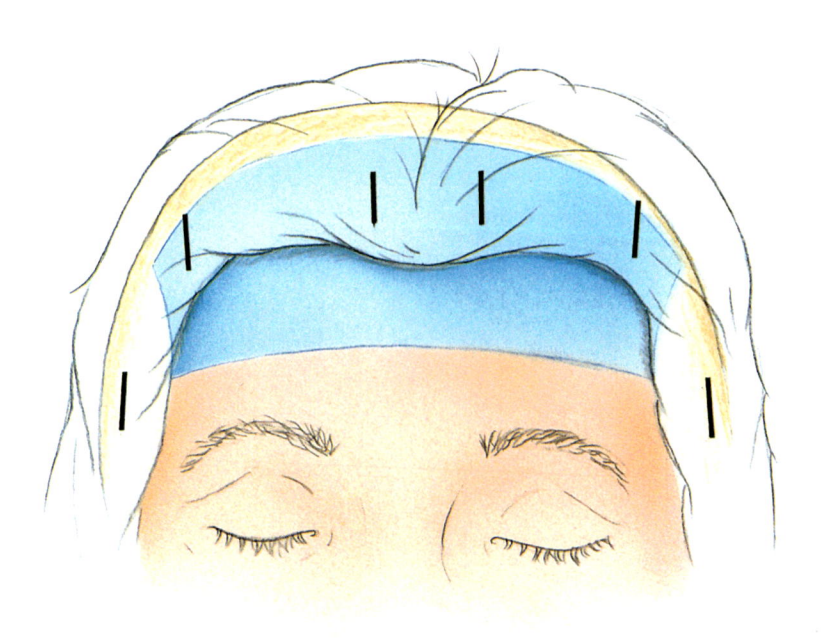

FIGURA 8.12 Área de dissecação inferior ao periósteo antes da inserção do endoscópio (*área azul*).

O endoscópio é agora inserido. A enfermeira segura o cabelo do paciente de cada lado da incisão e suavemente o afasta do crânio. É preciso cuidado para inserir o endoscópio sem tocar na incisão. É frustrante e demorado retirar o endoscópio para limpeza da ponta quando a inserção não ultrapassou nem 1 cm. Normalmente insiro o endoscópio primeiro através da incisão média no lado esquerdo, segurando-o com a mão esquerda. Manuseio o endoscópio como segurando um lápis frouxamente e não forço o instrumento contra a face anterior da incisão no escalpo, para evitar uma laceração da pele da fronte.

Com a cabeça do paciente estabilizada em uma posição neutra, o endoscópio é mantido paralelo ao solo. A inclinação do endoscópio para cima ou para baixo transmite uma imagem confusa na tela do monitor de vídeo. Insiro um elevador periosteal espatulado por uma das incisões centrais, observando meu progresso no monitor de vídeo, enquanto disseco rapidamente, até onde possível, em direção à raiz do nariz do paciente. O campo se estreita quanto mais distal estou das incisões no escalpo. Trabalho no lado direito da mesma que forma que no esquerdo. Esse é um plano relativamente avascular e contanto que permaneça abaixo do periósteo e medial às cristas temporais, estou perfeitamente seguro, pelo menos até o nível dos feixes neurovasculares que deixam o crânio.

Os instrumentos são removidos e reinseridos por meio de cada uma das incisões centrais e médias quando necessário e, gradualmente, a bolsa inferior ao periósteo é aumentada. A cabeça do paciente é ligeiramente virada de um lado para o outro e estabilizada pela enfermeira (Figura 8.13), mas o endoscópio é sempre mantido paralelo ao solo. O elevador espatulado é substituído por um elevador Daniel interno da fronte à medida que a face do frontal, próximo da margem supra-orbital, torna-se mais convexa. Deve-se tomar um cuidado especial à medida que os nervos supra-orbital e "supratroclear" são aproximados. Uma verificação constante das marcações na pele mantém a orientação do cirurgião.

Uma vez encontrada a margem orbital ou se a bolsa de dissecação se torna muito restrita, deve-se voltar a atenção para as áreas temporais. Para dissecar a área temporal direita, insiro o endoscópio através da incisão média, no lado direito, com a cabeça do paciente virada para a esquerda. O endoscópio é direcionado para o túnel que foi previamente criado sob a crista temporal. O elevador periosteal largo é inserido através da incisão temporal (lateral), assegurando que o elevador esteja no plano adequado entre a lâmina superficial da fáscia temporal e a lâmina profunda subjacente da fáscia temporal. Sob visualização endoscópica, a lâmina superficial suprajacente é suavemente afastada com o dorso do elevador até o nível do arco zigomático (Figura 4.15). Um fino coxim adiposo suprajacente e pequenas veias observadas ínfero-medialmente confirmam o plano adequado. O cirurgião deve lembrar-se que o ramo temporal do nervo facial está imediatamente acima do elevador (Figuras 3.13, 3.16, 3.18, 4.15 e 5.7E).

A atenção agora se volta para a faixa de periósteo que permanece fixada ao longo da crista temporal (Figuras 1.1, 4.10, 4.13, 4.14, 5.2 e 5.3). Esse tecido pode ser destacado usando-se uma tesoura Mayo, uma tesoura curva endofrontal Daniel ou o elevador periosteal.

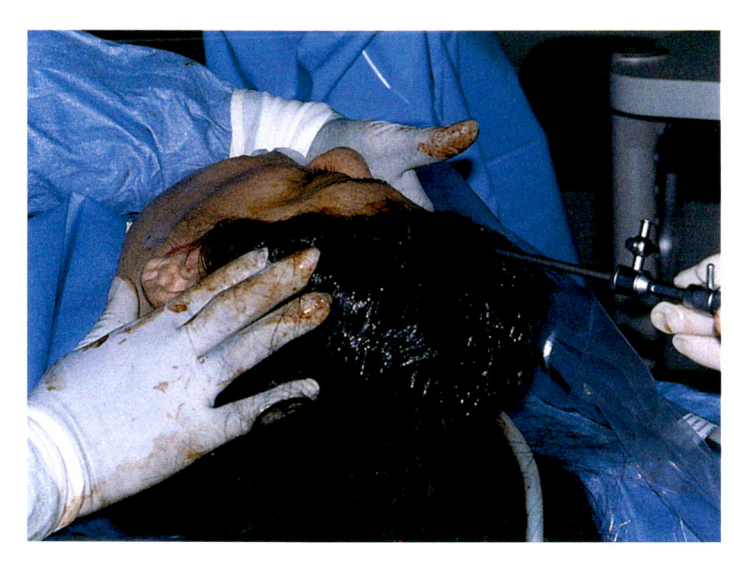

FIGURA 8.13 Uma enfermeira estabiliza a cabeça do paciente.

A dissecação deve ser realizada para baixo até a margem lateral da órbita (Figuras 3.17, 4.16 e 5.7). Sangramento venoso pode ocorrer aqui, mas é facilmente controlado com uns poucos minutos de pressão externa. Raramente insiro um cautério de sucção arredondado isolado para controlar o sangramento. Uma faixa fibrosa localizada entre a face inferior da linha temporal e a margem lateral da órbita, que é chamada de "ligamento orbital" (23) (Figuras 4.10, 4.13, 4.14 e 5.3), deve ser dividida ou a elevação lateral do supercílio será limitada.

Com a divisão do periósteo ao longo da crista temporal e do "ligamento orbital", toda a unidade supraperiosteal da fronte será dramaticamente elevada do crânio. Atualmente, uso um dissecador de nervo, curvado e afiado, para elevar o periósteo que permanece fixo à parte inferior do frontal, cranialmente à margem orbital (Figuras 4.3 e 5.4 a 5.6). Começo fazendo um pequeno local de entrada no periósteo suprajacente, lateral ou centralmente muito afastado dos nervos supra-orbital e "supratroclear". O periósteo é cuidadosamente cortado a partir de um lado a outro da margem lateral da órbita com especial atenção à região dos nervos. As margens cortadas do periósteo são expandidas girando-se a lâmina do dissecador de nervos em 180°, exercendo tração para cima contra a margem cranial do periósteo cortado ao longo de sua extensão. O lado da tesoura Daniel curva endofrontal ou da pinça Daniel endofrontal terão resultados semelhantes. Esta é uma manobra importante, porque expõe com eficiência os músculos suprajacentes e, subseqüentemente, irá funcionar para colocar o periósteo em um nível mais cranial, no qual irá aderir ao osso.

Nesse ponto, uso as pinças endoscópicas de pega para separar e remover os músculos corrugadores do supercílio (Figuras 2.5 a 2.7 e 5.4 a 5.6). A quantidade de músculo removida é determinada pela minha avaliação pré-operatória, assim como pelo que observo perioperatoriamente. Músculos hiperativos espessos requerem mais excisão do que avulsão. As pinças de pega podem ser usadas eficientemente para separar finas faixas de músculo e para melhor identificar nervos e vasos, antes que eu suavemente pegue uma pequena quantidade de fibras musculares com essas pinças. Em seguida, balançando o instrumento para cima e para baixo, separo tiras de músculos e deixo quaisquer elementos neurovasculares despercebidos intactos.

Os músculos depressor do supercílio (Figuras 5.5 e 5.6) e prócero (Figura 5.5) são identificados e são separados de modo semelhante. Um corte ou uma avulsão excessivos dos músculos a-baixadores do supercílio levam a uma depressão inoportuna na pele que é difícil de corrigir. Recomenda-se um exame constante da superfície da pele. Se o excesso de ressecção muscular resultar em depressão, deve ser tratada nesse momento, não depois. Prefiro cortar uma secção da camada superficial da lâmina profunda da fáscia temporal e inseri-la na depressão. No final do levantamento da fronte, duas suturas com pequenas agulhas *double-armed* são colocadas proximal e distalmente por meio do corte retangular da fáscia (Figura 8.14). Passo as agulhas subperiostealmente com um porta-agulhas longo sob controle endoscópico pela pele para estabilizar o enxerto. As suturas são mantidas no lugar com Steristips® e as suturas são removidas diversos dias mais tarde.

Uma mobilização adequada da parte inferior do periósteo e a ressecção do músculo abaixador provocam uma elevação óbvia da parte medial dos supercílios. Se esse efeito não for observado, a exploração endoscópica do local cirúrgico é necessária para determinar se foi realizada uma liberação adequada. Tentativas confiadas na elevação e fixação sob tensão, geralmente, alcançam resultados prolongados limitados.

Embora não seja minha preferência, pode-se estabilizar a fronte em sua nova altura realizando pequenos furos subjacentes na tábua externa da calvária, usando-se uma pequena broca (Robbins Instrument, Inc., Chatham, NJ) e uma pua com um limitador de 4 mm. Esses furos podem ser feitos por meio das incisões central e média. Dois furos são perfurados em um ângulo de 45°, de modo que se "encontrem" e uma sutura possa, subseqüentemente, ser feita por meio deles. Deve-se tomar muito cuidado para não elevar em excesso a parte medial do supercílio. A migração lateral da parte medial dos supercílios, algumas vezes vista com um corte excessivo dos músculos corrugadores do supercílio, junto com uma elevação excessiva, irá conseguir um paciente infeliz. Normalmente, tudo o que é necessário é um único conjunto de furos conectados, colocados pelas duas incisões médias no "ponto-chave" previamente descrito. Esses furos devem ser colocados no aspecto posterior de cada uma das incisões médias de 1,5 cm longitudinais da pele do escalpo. A elevação do supercílio é controlada pela distância dos furos até o local no qual a sutura é passada pelo periósteo do retalho (anterior) da fronte. Quanto mais distante os furos em

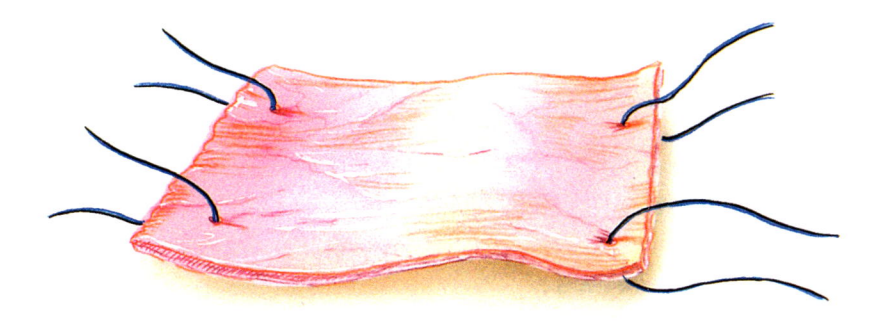

FIGURA 8.14. O enxerto fascial é preparado para inserção na área da glabela.

relação ao supercílio a sutura for colocada, maior é a obtenção do levantamento do supercílio. Suturo com linha "polidioxanona 3-0 "(PDS, Ethicon, Somerville, NJ) através dos furos e aperto até que consiga a elevação desejada". Se a elevação do supercílio for maior que 0,5 cm, será criada uma redundância no escalpo próximo da incisão. Deve-se esperar que essa área do escalpo retorne ao normal em aproximadamente 2 semanas.

Antes de completar o fechamento, faço a inserção de um dreno cirúrgico TLS® através de uma das incisões centrais. O tubo do dreno é conectado a um "tubo a vácuo *red-top*". Instrui-se o paciente a trocar o tubo a vácuo periodicamente, contendo ou não sangue ou soro. Fico sempre impressionado com a quantidade de líquido que se acumula em um período de 24 horas.

Fecho as incisões do escalpo com categute 4-0. Na região temporal não suturo a lâmina superficial da fáscia temporal do retalho à camada superficial subjacente da lâmina profunda da fáscia temporal. O vetor de tração não é ideal. O vetor apropriado é determinado na cirurgia, pegando-se a margem proximal do retalho com pinças e puxando na direção pretendida da sutura. Além do mais, é difícil manter a posição transposta do retalho na área da fossa temporal, porque aquela parte do retalho que suporta a parte lateral do supercílio não é revestida por periósteo. Minha preferência é determinar a altura apropriada da parte lateral do supercílio e manter essa altura por meio do método descrito a seguir.

Meu método preferido de fixação do retalho é inteiramente externo. Coloco uma sutura "Prolene® 3-0" (Ethicon, Somerville, NJ) em uma agulha PS2 através do aspecto anterior das incisões longitudinais central e média. Um pequeno "corte" na pele do escalpo em ambos os lados da incisão é tudo que se precisa, e uma pinça é colocada distalmente em cada extremidade da sutura, após a remoção da agulha. A enfermeira, em seguida, lava o cabelo do paciente. Uma pomada de "bacitracina" (E. Fouguera and Co., Melville, NY) é aplicada nas incisões. A enfermeira, então, remove as pinças de uma das extremidades das suturas de "Prolene", separando-as para permitir a colocação de esponjas da Reston® de 4 × 6 cm (3M Corp., St. Paul, MN) em torno delas (Figura 8.15). A sutura é fixada às esponjas.

Coloco algodão embebido com óleo mineral na frente e atrás de cada orelha e sobre o algodão são colocadas compressas de gazes. Oito curativos com gazes abertas são feitos. Dois conjuntos de quatro são, então, dobrados em três partes (de comprido) e são colocadas firmemente debaixo do mento até o escalpo, no qual são colocadas sob as suturas de Prolene®. Uma faixa facial elástica envolve a face desde o mento até o topo do escalpo. As esponjas de Reston® são então puxadas cranialmente até que o supercílio seja elevado na distância pretendida. Um segundo curativo segura as esponjas da Reston contra o escalpo e estabiliza sua posição. Sempre protejo a frente com um curativo macio para evitar queimaduras de atrito pela bandagem envolvente.

No dia seguinte, removo todo o curativo e o dreno. As suturas de Prolene® usadas para suspender os supercílios também são removidas. Substituo o curativo da fronte, com instruções para removê-lo, no dia seguinte, em casa. Após este tempo, o paciente pode tomar banho de chuveiro e lavar o cabelo com xampu. No entanto, pede-se aos pacientes para não pentear ou escovar os cabelos, pelo menos até a próxima consulta, uma semana mais tarde. Os pacientes devem continuar a dormir de costas com a cabeça elevada. Dizemos-lhes para não usarem quaisquer medica-

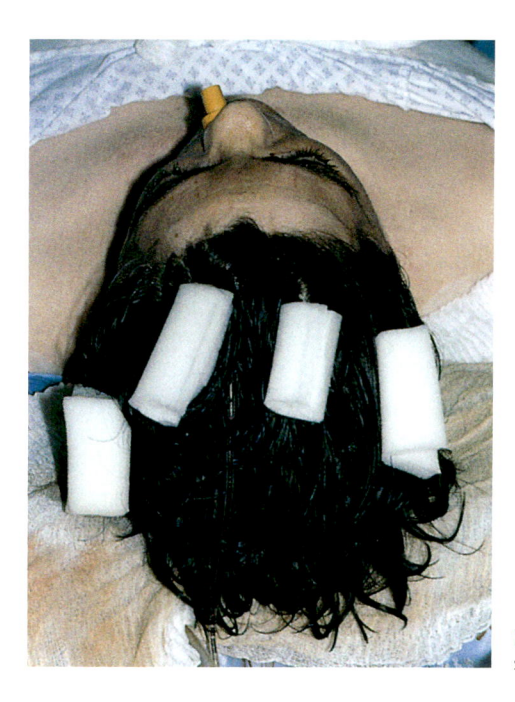

FIGURA 8.15 Esponjas de "Reston" enroladas em torno das suturas "prolene" de suspensão.

mentos antiinflamatórios, com exceção do Tylenol (acetaminofeno). Qualquer atividade que envolva esforço, flexão ou um aumento no débito cardíaco deve ser evitada. Em 2 semanas permito que o paciente participe de atividades esportivas.

O edema, normalmente, é mínimo, porém, raramente, pode ser dramático. Comumente observa-se equimose na região da parte lateral da órbita, resolvendo-se, em geral, em 3 a 5 dias.

Não encontrei casos de alopecia cirúrgica. Tentei o método de fixação descrito por Hamas e Rohrich para a suspensão da aponeurose epicrânica (13), mas fui incapaz de reproduzir aqueles excelentes resultados sem uma incidência inaceitável de alopecia.

Sempre sigo o protocolo descrito anteriormente e sempre obtive bons resultados com essa abordagem (Figuras 8.16 a 8.20).

Complicações

Alopecia

Encontrei alopecia cirúrgica ocasionalmente quando usei determinados métodos de fixação interna ou o método descrito por Hamas e Rohrich (13). Não achei o "minoxidil" (Rogaine®) especialmente útil no restabelecimento do crescimento do cabelo, e o quanto antes a área calva era removida, mais cedo o paciente ficava satisfeito. Não observei alopecia cirúrgica quando usei a fixação externa descrita anteriormente.

Fraqueza dos Nervos

Vivenciei um único caso de fraqueza do ramo temporal do nervo facial. Essa condição foi gradualmente resolvida durante um período de 2 meses.

Perda Sensitiva

O único perigo realmente grande com essa técnica endoscópica para a fronte é o dano ao ramo lateral do nervo supra-orbital. Essa lesão ao nervo pode ser evitada, colocando-se a incisão média no nível da crista temporal, medial ao suposto trajeto do nervo (Figuras 3.2 e 3.5) combinada com uma dissecação inferior ao periósteo. Áreas de hiperestesia são infreqüentemente percebidas após a cirurgia. Felizmente, essa condição é normalmente temporária.

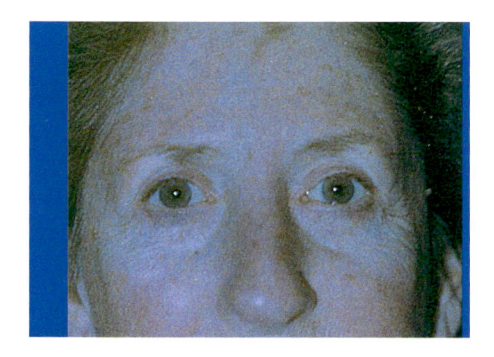

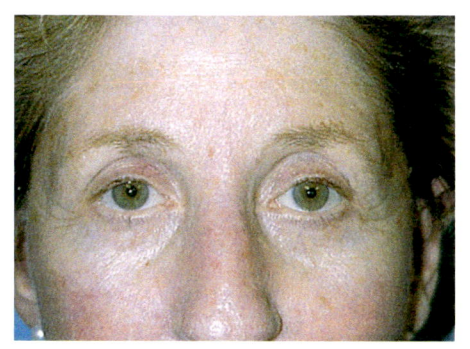

Capítulo 8 ◆ *LIFTING* (LEVANTAMENTO) ENDOSCÓPICO DO SUPERCÍLIO – UMA TÉCNICA PESSOAL

FIGURA 8.16 Antes (*acima*) e 1 ano após (*abaixo*) o levantamento (*lifting*) endoscópico do supercílio.

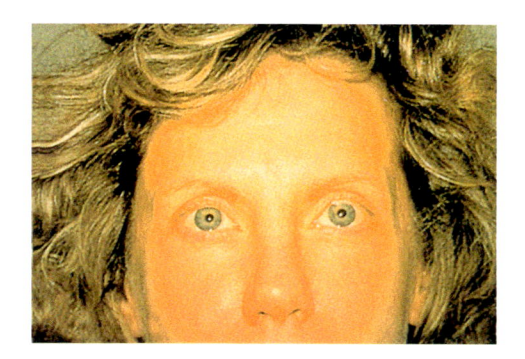

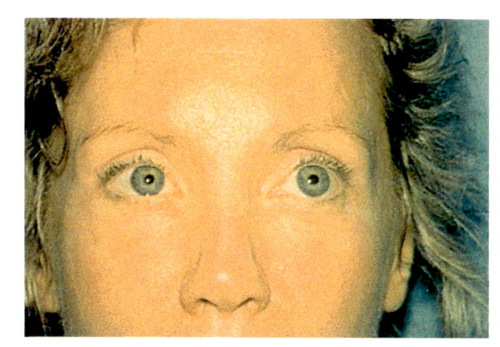

FIGURA 8.17 Antes (*acima*) e 3 anos após (*abaixo*) o levantamento (*lifting*) endoscópico do supercílio.

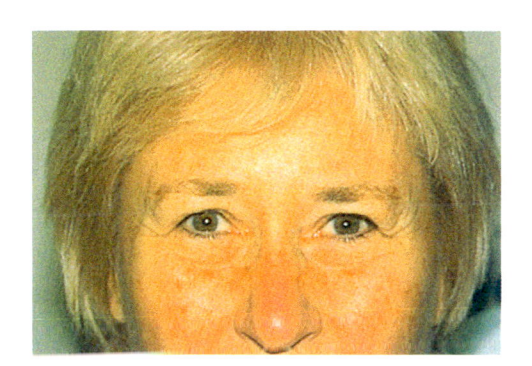

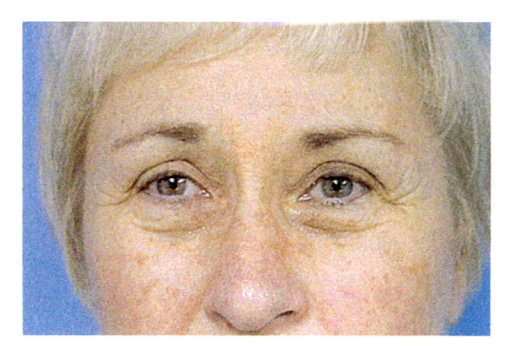

FIGURA 8.18 Antes (*acima*) e 1 ano após (*abaixo*) o levantamento (*lifting*) endoscópico do supercílio.

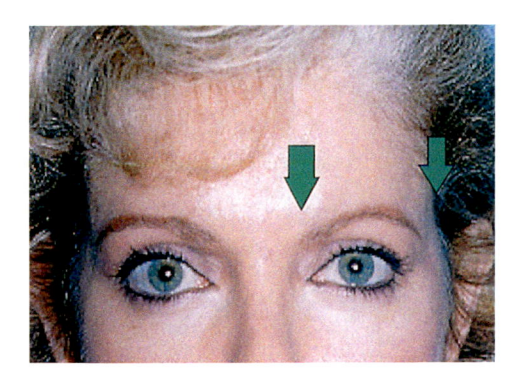

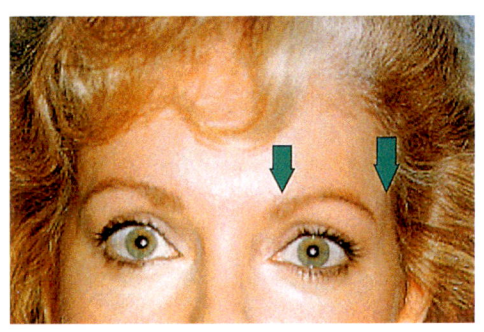

FIGURA 8.19 Antes (*acima*) e 2 anos após (*abaixo*) o levantamento (*lifting*) endoscópico do supercílio.

Resultados

Na minha experiência, a satisfação do paciente com essa técnica é alta. Tenho alguns poucos pacientes pós-cirúrgicos que ficaram insatisfeitos porque a parte lateral do supercílio não foi elevada um pouco mais. Quando pedi aos membros desse grupo para levantar o supercílio até o nível desejado, invariavelmente demonstraram um supercílio arqueado, extremamente alto, que seria impossível de ser conseguido cirurgicamente ou resultaria em uma aparência desagradável após a cirurgia. Reoperei um único paciente que teve um grau moderado de assimetria antes e após o procedimento cirúrgico inicial. Isto foi corrigido com a excisão do escalpo na área temporal.

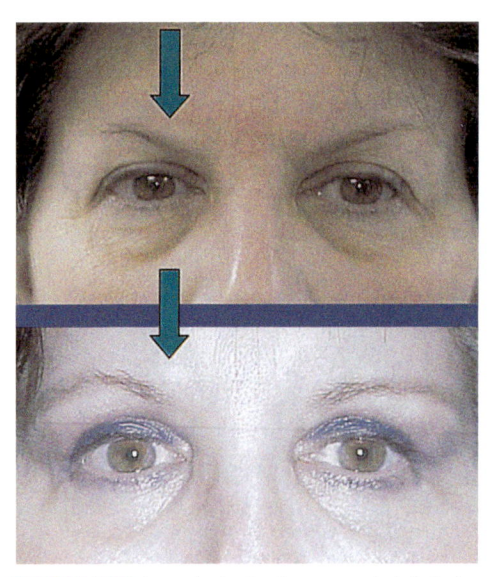

FIGURA 8.20 Antes (*acima*) e 6 meses após (*abaixo*) um levantamento (*lifting*) central do supercílio.

REFERÊNCIAS BIBLIOGRÁFICAS

1. Daniel RK, Tirkanits B. Endoscopic forehead lift: aesthetics and analysis. *Clin Plast Surg* 1995;22:605-618.
2. Koch RJ, Troel RJ, Goode RL. Contemporary management of the aging brow and forehead. *Laryg* 1997;107:710-715.
3. Green JP, Goldberg RA, Shorr N. Eyebrow ptosis. *Int Ophthal Clin* 1997;37:97-122.
4. Farkas LG. *Anthropometry of head and face*, 2nd ed. New York: Rayen, 1994.
5. Mckinney P, Mossie RD, Zukouski ML. Criteria for the forehead lift. *Aesthetic Plast Surg* 1991;15:141-147.
6. Freund RM, Nolan WB III. Correlation between brow lift outcomes and aesthetic ideais for eyebrow height and shape in females. *Plast Reconstr Surg* 1996;97:1343-1348.
7. Knize DM. Transpalpebral approach to the corrugator supercilii and procerus muscles. *Plast Reconstr Surg* 1995;95:52-60.
8. Paul MD. Superiosteal transblepharoplasty forehead lift. *Aesthetic Plast Surg* 1996;20:129-134.
9. Price CI. Minimally invasive plastic surgery: an historical perspective. Course handout at the Endoscopic Aesthetic Surgery Symposium, Baltimore, December, 1993.
10. Knize DD. Reassessment of the coronal incision and subgaleal dissection for foreheadplasty. *Plast Reconstr Surg* 1998;102:478-489.
11. Daniel RK, Tirkanits B. Endoscopic forehead lift: an operative technique. *Plast Reconstr Surg* 1998;98:1148-1157.
12. Guyuron B, Michelow BJ. Refinements in endoscopic forehead rejuvenation. *Plast Reconstr Surg* 1997;100:154-160.
13. Hamas RS, Rohrich RJ. Preventing hairline elevation in endoscopic browlifts. *Plast Reconstr Surg* 1997;99:1018-1022.
14. Kobienig BJ, Van Beeks A. Calvarial fixation during endoscopic brow lift. *Plast Reconstr Surg* 1998;102:238-240.
15. Mixter RC. Endoscopic forehead fixation with histoacryl. *Plast Reconstr Surg* 1998;101:2006-2007.
16. Nigzi ZB, Salsberg CA. Endoscopic forehead lifts: the postoperatively adjustable technique. *Plast Reconstr Surg* 1998;101:2006.
17. Gallagher T, Glover WB, Ingrami AE Jr, et al. An outer table suspension technique for endoscopic browlift. *Aesthetic Plast Surg* 1997;21:262-264.
18. Morselli PG. Fixation for forehead endoscopic lifting, a simple, easy, no-cost procedure [Letter]. *Plast Reconstr Surg* 1996;97:1309-1310.
19. Eppley BL, Coleman JJ III, Sood R, et al. Resorbable screw fixation for endoscopic brow and midfacial lifts. *Plast Reconstr Surg* 1998;102:241-243.
20. Marchac D, Ascheman J, Arnaud E. Fibrin glue fixation in forehead endoscopy: evaluation of our experience with 206 cases. *Plast Reconstr Surg* 1997;100:704-712.
21. Roberts TL III, Ellis LB. In pursuit of optional rejuvenation of the forehead: endoscopic brow lift with simultaneous carbon dioxide laser resurfacing. *Plast Reconstr Surg* 1998;101:1075-1084.
22. Knize DM. A study of the supraorbital nerve. *Plast Reconstr Surg* 1995;96:564-569.
23. Knize DM. Limited incision forehead lift for eyebrow elevation to enhance upper blepharoplasty. *Plast Reconstr Surg* 1996;97:1334-1342.

9

FRONTOPLASTIA ABERTA

TIMOTHY J. MARTEN

Inovações, novas idéias e a aplicação cirúrgica dos avanços tecnológicos resultaram na evolução das técnicas de frontoplastia e reformularam as opções de tratamento no rejuvenescimento da fronte em envelhecimento. Cirurgiões plásticos e seus pacientes podem, atualmente, escolher não apenas a partir das tradicionais técnicas "abertas", mas também a partir de incisões endoscópicas "limitadas" mais recentes, assim como a partir de outros procedimentos de frontoplastia com pequenas incisões e "cicatrizes menores". Essas técnicas mais recentes são atualmente usadas de forma rotineira em minhas cirurgias e naquelas de muitos de meus colegas.

No entanto, o novo nem sempre é o melhor em todos os casos, e a história mostrou que nem todos os pacientes ficam sempre mais bem servidos com uma única cirurgia. Em muitas situações, a frontoplastia aberta tradicional, e suas variações, discutivelmente apresenta procedimentos úteis e eficientes e a melhor solução para determinados problemas do paciente.

Argumentos comuns contra o uso das técnicas abertas incluem a possibilidades de uma cicatriz visível, alopecia periincisional e parestesias após procedimentos no escalpo. Embora esses problemas ocorram e, na realidade, foram relatados, são resultado de erros no planejamento e na técnica, que podem ser evitados se uns poucos princípios básicos são seguidos e importantes ramos nervosos são protegidos. Além disso, qualquer um desses problemas pode potencialmente ocorrer após incisão endoscópica ou outra incisão pequena e procedimentos de frontoplastia de cicatrizes limitadas.

■ SELEÇÃO DO PACIENTE

Em minha experiência, a incisão endoscópica e outras incisões e procedimentos de frontoplastia com cicatriz pequena provaram ser mais úteis em pacientes mais jovens, com uma linha capilar baixa ou normal baixa, que possui uma hiperfunção mínima ou modesta do ventre frontal do músculo occipitofrontal e enrugamento transversal da fronte, que se submete à cirurgia de frontoplastia isoladamente ou à cirurgia de pálpebra e da fronte. Para esses pacientes, e nessas situações, uma incisão coronal completa não é necessária se o cirurgião for capaz de realizar a modificação do músculo com um grau de precisão quase igual ao da técnica aberta.

Incisão endoscópica e outras incisões menores e técnicas de cicatriz pequena não foram tão úteis para pacientes que apresentavam deformidades de envelhecimento avançadas e linhas capilares elevadas, em homens com pele espessa e naqueles pacientes que se submeteram à *liftings* faciais concomitantes. Esses indivíduos formam um contingente grande de pacientes na minha clínica e a experiência mostrou que obtêm maior benefício com as técnicas abertas. A redução global, relativamente modesta, no comprimento da incisão obtida quando se usa uma abordagem endoscópica, uma incisão pequena ou uma abordagem de cicatriz mínima em um paciente que se submete a um *lifting* facial, que já possui incisões na parte temporal do escalpo, em minha opinião, não compensa, geralmente, em muitos casos, as vantagens proporcionadas pelas técnicas abertas.

As técnicas de frontoplastia mantêm o padrão para comparação com outros procedimentos e acredito que esses procedimentos oferecem vantagens distintas na precisão da modificação do músculo e no controle da posição e da configuração da linha capilar. Além disso, as *técnicas abertas permitem uma remoção real, em vez de redistribuição do excesso tecidual.* Minha experiência mostra que isso proporciona melhora geral e resultados prolongados com redução na necessidade de uma segunda cirurgia em muitos pacientes.

Quando se avalia um paciente em perspectiva para uma frontoplastia, o foco do cirurgião deve estar na identificação das deformidades presentes e na seleção do procedimento mais condizente com as necessidades específicas do paciente. Uma análise cuidadosa, considerada em conjunto com as preocupações do paciente e sob as circunstâncias sob as quais o procedimento será realizado, permitirá uma seleção racional da técnica mais apropriada. A fidelidade total a um procedimento é arbitrária, ilógica, limita as possibilidades e não oferece os melhores benefícios a todos os pacientes.

Os objetivos fundamentais de técnicas abertas e de outras técnicas de frontoplastia são os mesmos e as diferenças entre os procedimentos correspondem, em grande parte, à extensão da incisão usada, se as cirurgias forem corretamente realizadas. Os cirurgiões tecnicamente capazes de fechar incisões abertas sem complicações são capazes de escolher entre esses procedimentos, conforme indicado pela circunstância de seu paciente, e não ficam restritos apenas à classe ou ao tipo de técnica. Finalmente, cada cirurgião deve decidir pelo(a) paciente como obter o melhor benefício para as suas necessidades específicas.

■ PLANEJAMENTO PRÉ-OPERATÓRIO

Planejamento da Incisão

Tradicionalmente, a incisão de frontoplastia aberta era normalmente feita atrás da linha capilar frontal, em um esforço bem intencionado de esconder a cicatriz resultante. Para pacientes que apresentavam linhas capilares baixas ou que necessitavam apenas de um *lifting* moderado da fronte, essa era, de fato, apropriada. No entanto, em muitos casos, a mudança de um retalho maior produzia deslocamento artificial, sem estética e revelador da linha capilar. Esse problema pode ser evitado se uma incisão, pré-triquial ao longo da linha capilar, for usada nesses casos.

Ao escolher a localização para a incisão da frontoplastia, é importante considerar com o paciente o equilíbrio estético entre a fronte, a face e a linha capilar (1-4), incluindo como essas relações serão alteradas com um avanço do retalho. Em muitos casos, o evento cirúrgico apresenta a oportunidade de melhorar a posição e a configuração da linha capilar e a aparência global da face (Figura 6.1).

Embora o uso de diretrizes rígidas para caracterizar a posição da altura ideal da fronte e da linha capilar seja arbitrário e ignore determinadas variações de raça, de etnia e de sexo, essenciais para a individualidade, uma fronte atraente pode ser definida quantitativamente em relação a outras características faciais e como uma fração da altura total da face. Uma relação útil a esse respeito é o modelo fundamental dos artistas de "terços faciais iguais" (4,5). Este método prático de análise facial especifica que, na maioria das faces atraentes, a altura da fronte deve ser um terço da altura total da face e igual ou aproximada da altura das partes média e inferior da face (Figura 9.1).

Estudos antropomórficos mostraram que, em muitas culturas, a maioria das faces julgadas como "ideais" apresentava linhas capilares ligeiramente mais baixas e alturas menores da parte superior da face (6). Além disso, é comumente observado que à medida que a pessoa envelhece, a altura da parte superior da face aumenta tanto absolutamente quanto em relação aos outros segmentos da face. Nesse sentido, uma fronte alta parece não apenas menos atraente e desproporcional, mas *velha*. (4,5) (Figura 9.2).

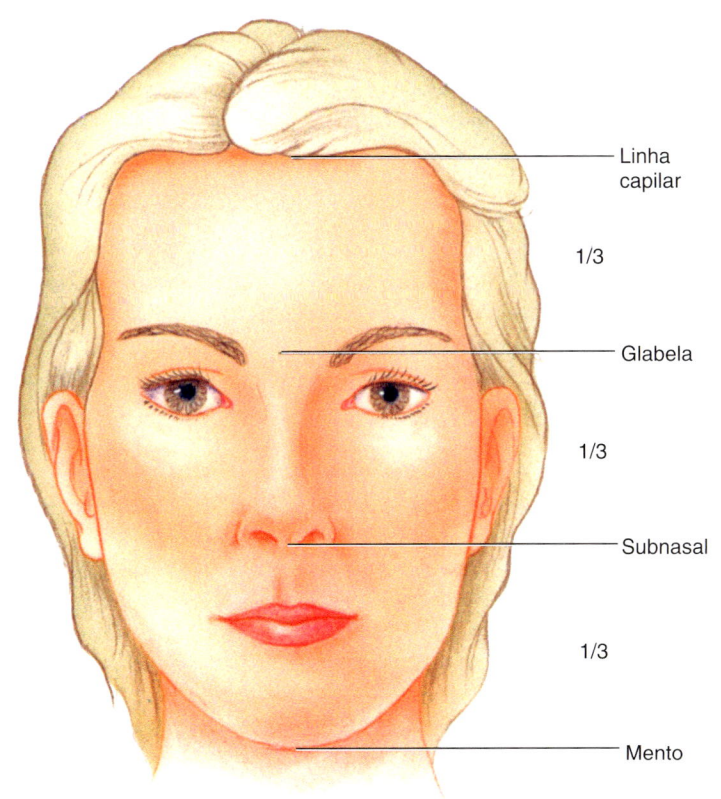

FIGURA 9.1 A face atraente e proporcional. O cânone artístico dos "terços faciais iguais" especifica que na face atraente e proporcional, a altura da fronte deve ser um terço da altura total da face e igual ou aproximadamente da altura tanto da parte média quanto da parte inferior da face.

A   **B**

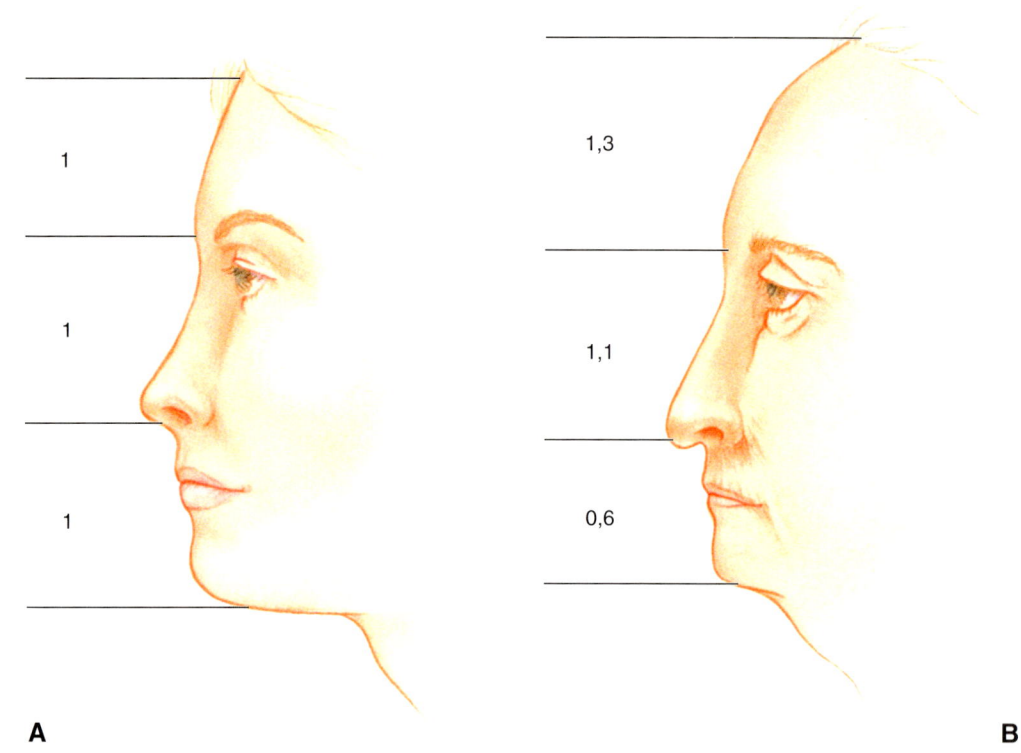

FIGURA 9.2 Envelhecimento e desproporção facial. À medida que a pessoa envelhece, a altura da fronte aumenta tanto absolutamente quanto em proporção a outras características faciais. Por essa razão, uma fronte alta parece não apenas desproporcional e menos atraente, mas também velha. **A:** A face jovem é dividida em terços iguais. **B:** Na face envelhecida, o terço facial superior (fronte) é tipicamente maior do que os segmentos faciais médio e inferior.

Igualmente importante na determinação da localização da incisão como altura preexistente da fronte, é a estimativa do cirurgião da necessidade de *deslocamento do retalho* necessária para produzir a elevação desejada do supercílio. Isso pode ser avaliado, admitindo-se a observação clínica de que 1 mm de elevação do supercílio, geralmente produz de 1,5 a 2 mm de retrodeslocamento da linha capilar anterior quando a dissecação do retalho é realizada no plano de subaponeurose epicrânica. Essa proporção, quando considerada em conjunto com as alturas existentes e "ideais" da fronte e a elevação desejada do supercílio, ajuda a estabelecer as diretrizes para a realização da incisão. Para pacientes com linhas capilares baixas ou nos quais a mudança prevista da linha capilar será esteticamente *aceitável,* uma incisão coronal é a preferida. Ao contrário, em pacientes com linhas capilares altas ou naqueles nos quais a mudança prevista da linha capilar será esteticamente *aceitável,* a incisão feita ao longo da linha capilar deve ser considerada. Com base nessa suposição, pacientes mais idosos com escalpos atróficos, cabelo fino e esparso, estão propensos à queda de cabelo e devem ser considerados candidatos às incisões na linha capilar. Felizmente, a cicatrização é normalmente excelente em tais situações, e esses pacientes geralmente são receptivos a esse tipo de plano de incisão.

Os fatores do paciente devem ser também considerados quando selecionamos a localização da incisão da frontoplastia. Esses incluem o tipo de penteado usado, o nível de conforto do paciente com a possibilidade de que a cicatriz possa ficar visível e a noção do paciente do "que é melhor". Seria um erro, por exemplo, fazer a incisão ao longo da linha capilar de pacientes muito críticos e excessivamente preocupados com a aparência, na qual a marca registrada do penteado é drasticamente movida para trás, mas é enfático em exigir que a cicatriz não fique visível. Além disso, provavelmente é um erro escolher uma incisão na linha capilar para o paciente que investiu muito tempo e dinheiro para estabelecer uma linha capilar natural com transplantes de cabelo ou para qualquer paciente que pareça convencido, por qualquer razão que seja, de que uma técnica coronal ou endoscópica, ou qualquer outra, seja melhor, mesmo se contra-indicada.

Finalmente, a realização da incisão da frontoplastia deve ser apresentada ao paciente como uma escolha entre duas técnicas imperfeitas. Uma incisão com uma cicatriz quase perfeita ao longo da linha capilar pode ser revista, dissimilada com maquilagem ou tatuada (7), mas é normalmente percebida apenas com um exame mais detalhado. Uma grande mudança da linha capilar anterior, no entanto, fica imediatamente óbvia, mesmo a distância e pode parecer velha, artificial ou até mesmo grotesca. Essa aparência de "peruca fora do lugar" é difícil de esconder e sua correção é um desafio.

Se uma incisão coronal for escolhida, sua realização é planejada como mostrado na Figura 9.3. Este plano mantém a incisão bem no interior do cabelo denso do escalpo, mas mais próxima da fronte. Além disso, proporciona uma dissecação mais fácil e um efeito mecânico melhor na fronte, colocando a incisão como um divisor de águas entre os ramos medial e lateral dos nervos supra-orbitais (Figura 3.5).

Se uma localização pré-triquial na linha capilar for escolhida, sua realização é planejada como mostrado na Figura 9.4. Quando este plano é empregado, apenas uma pequena quantidade de escalpo com cabelo é removida.

Indiferentemente, se uma incisão de frontoplastia aberta for realizada na linha capilar ou na posição coronal, sua parte temporal deve começar imediatamente acima da parte mais superior do "sulco helicino-facial" e estender-se direta e superiormente para se unir, como apropriado, à parte coronal ou pré-triquial (linha capilar) da incisão (Figuras 9.3 e 9.4). Não deve ser realizada ao longo da linha capilar temporal superior e não deve ser voltada para trás sobre a parte temporal do escalpo. Se a parte temporal da incisão for feita ao longo da linha capilar temporal superior, normalmente, ficará óbvia quando cicatrizada, porque o cabelo é fino e tende a crescer posteriormente nessas áreas. Se a parte temporal da incisão da frontoplastia é virada para trás à medida que precede superiormente a partir do "sulco helicino-facial", um reposicionamento adequado do retalho da fronte ao longo de um vetor orientado superiormente, resultará em um defeito que não pode ser fechado. Além disso, se um *lifting* facial concomitante for realizado com esse tipo de plano de incisão, a pele da bochecha será avançada até a área temporal do escalpo (8-10) (Figura 9.5).

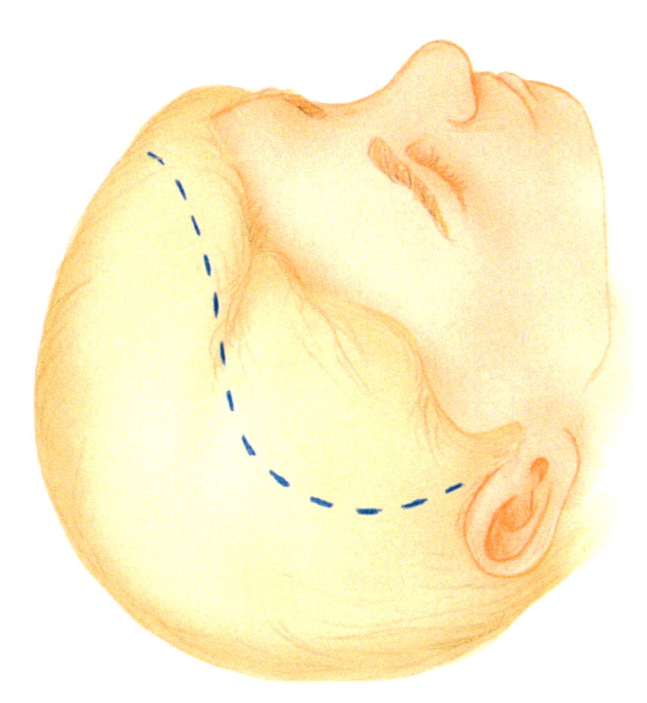

FIGURA 9.3 Planejamento para uma incisão coronal. Se uma localização "coronal" para a incisão da frontoplastia for escolhida, a incisão deve ser planejada dois ou três dedos transversos posteriores à linha capilar do paciente, ao invés de mais posteriormente, como na posição tradicional "orelha a orelha".

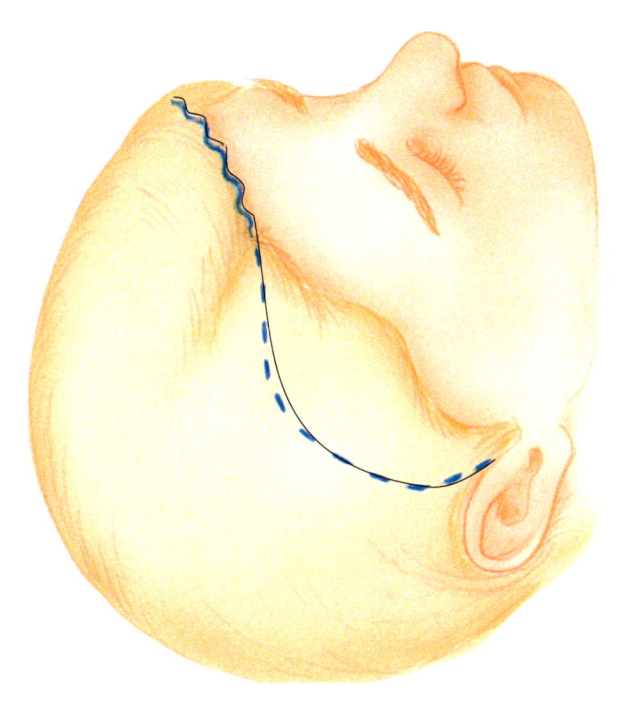

FIGURA 9.4 A: Planejamento para uma incisão pré-triquial (linha capilar). Se a localização de uma incisão pré-triquial (linha capilar) for escolhida, a incisão é marcada imediatamente dentro do cabelo fino, ao longo da linha capilar existente, após suas ondulações naturais. É então continuada em direção à parte temporal do escalpo, é virada inferiormente e é conduzida bilateralmente até a raiz da orelha (ou na continuidade com as incisões de *lifting* faciais, se o *lifting facial* é realizado concorrentemente).

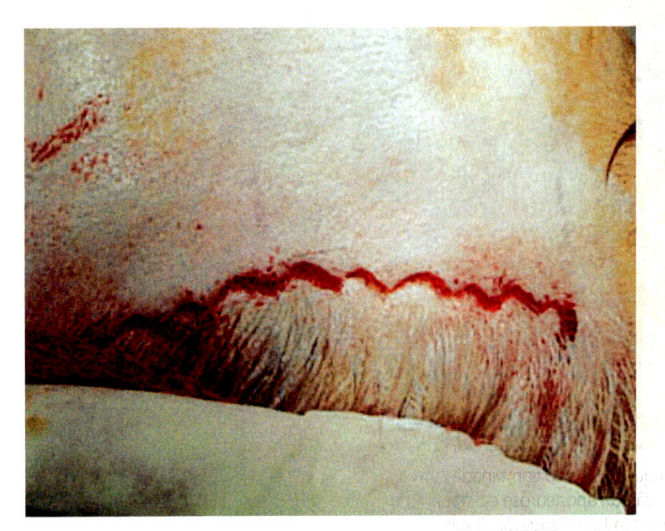

FIGURA 9.4 B: Incisão na linha capilar. A incisão ao longo da linha capilar deve ser feita com uma lâmina de bisturi nº 15 como uma linha ondulada aleatória, seguindo suas ondulações naturais. Isso resulta em uma transição mais neutra da pele da fronte para o escalpo e ajuda a evitar uma cicatriz em linha reta e uma "aparência de peruca".

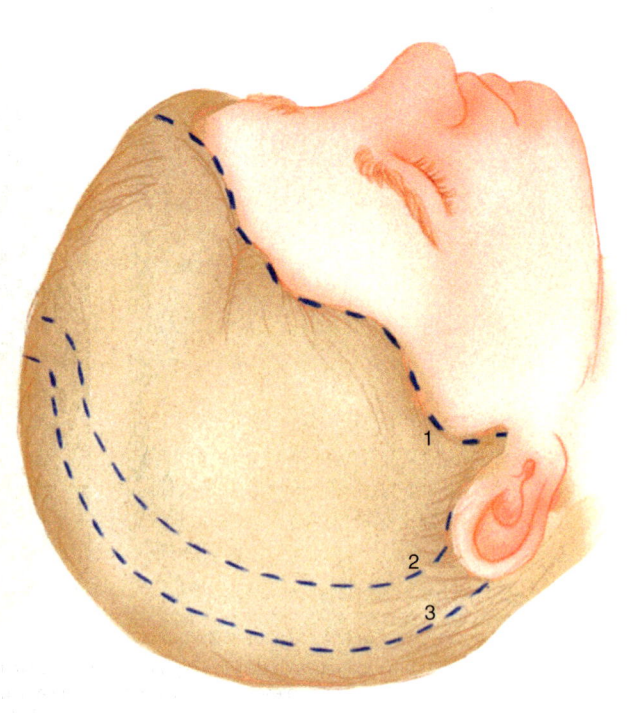

FIGURA 9.5 Planos de incisão que devem ser evitados nas frontoplastias. A parte temporal da incisão da frontoplastia não deve ser colocada ao longo das linhas capilares temporal ou frontotemporal (*1*), não devem ser viradas posteriormente sobre a parte temporal do escalpo (*2*) e não deve ser colocada em uma posição pós-auricular (*3*).

Frontoplastia com Rebaixamento da Linha Capilar

Muitos pacientes que procuram a frontoplastia estão preocupados pela existência de uma fronte alta e pela perspectiva de que uma cirurgia na fronte irá piorar sua deformidade (Figuras 9.6 e 6.1A). Uma elevação da linha capilar, na realidade, inevitavelmente ocorre quando técnicas de frontoplastia coronal, endoscópica e com incisão e cicatriz pequena são usadas e é, pelo menos, parte da razão pela qual muitos cirurgiões consideram a frontoplastia como contra-indicada em pacientes com uma linha capilar muito alta. Embora o uso de uma incisão pré-triquial (linha capilar) evite o retrodeslocamento da linha capilar, ela resulta no encurtamento da fronte, não em um verdadeiro rebaixamento da linha capilar (isto é, a distância entre o supercílio e a linha capilar diminui, mas a linha capilar, na realidade, não é rebaixada). Uma incisão pré-triquial, quando combinada com a mobilização do retalho da parte posterior do escalpo e com a liberação da fixação da aponeurose epicrânica, no entanto, permite que o escalpo seja avançado e a linha capilar seja, na realidade, rebaixada, quando indicado (5) (Figuras 9.6 e 6.1B).

Quando somente uma modesta quantidade de rebaixamento da linha capilar frontal é necessária, a parte posterior do retalho do escalpo é escavado em um plano de subaponeurose epicrânica (Figuras 4.5 a 4.7 e 4.17) até que o grau desejado de avanço seja obtido. Em certos casos, isso requer estender a escavação do escalpo até bem sobre o occipício. Quando um grau maior de rebaixamento da linha capilar frontal é necessário e apenas a escavação do escalpo é insuficiente, é planejada uma incisão transversa na aponeurose epicrânica (galeatomia) para liberar seu efeito de fixação. Essa manobra produz graus variados de expansão do escalpo e maior avanço na linha capilar (Figura 9.7).

Bons candidatos para uma frontoplastia com rebaixamento da linha capilar incluem o paciente com uma linha capilar alta, boa mobilidade do escalpo, cabelos saudáveis e sem doença no escalpo, que não se submeteu a nenhuma cirurgia anterior no escalpo e aceita a cicatriz resultante. Candidatos quase ideais incluem aqueles com pouca mobilidade do escalpo e cabelos finos e frágeis ou aqueles que se submeteram à uma cirurgia anterior no escalpo (transplantes pilosos, retalhos pilosos e frontoplastia). O procedimento não deve ser realizado em fumantes inveterados, aqueles com doença significativa no escalpo, pacientes com uma história de perda de cabelo inexplicável ou induzida por estresse, ou qualquer paciente relutante ou resistente em aceitar a troca por uma cicatriz ao longo da linha capilar frontal.

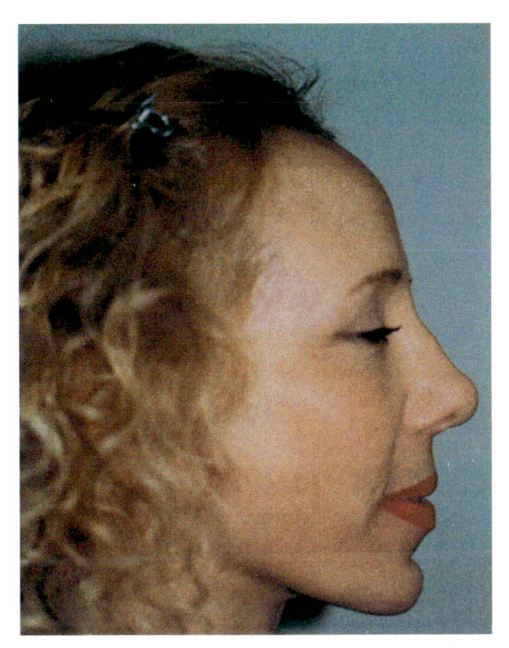

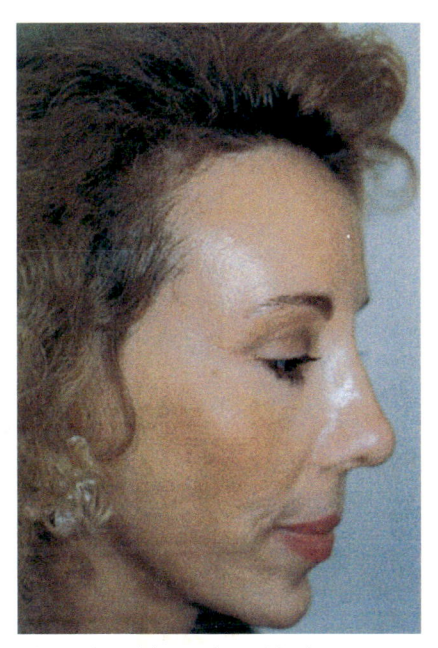

FIGURA 9.6 Frontoplastia com rebaixamento da linha capilar. Uma incisão pré-triquial, quando combinada com a mobilização do retalho da parte posterior do escalpo e com a liberação da amarração da aponeurose epicrânica, permite o avanço do escalpo e o efetivo rebaixamento da linha capilar, quando indicado (veja também Figura 6.1A e B).

Incisão em "W-Plastia" de Connell

A "W-plastia" de Connell é um plano de incisão de frontoplastia bem nascida e engenhosa, que evita simultaneamente o retrodeslocamento da linha capilar temporal, alarga um topete central estreito e equilibra a linha capilar frontal. É ainda um outro exemplo da utilidade proporcionada pelas técnicas abertas na melhora da posição e configuração da linha capilar. A técnica de "W-plastia" encontra sua aplicação mais ampla em homens com padrão de calvície masculino, mas é aplicável a determinadas mulheres com recessão da linha capilar temporal. Obtém-se um topete central menos pontiagudo e mais largo, junto com uma linha capilar melhorada em geral e mais equilibrada. Uma cicatriz ao longo da parte central da linha capilar frontal também é evitada, e somente a pele da fronte precisa ser excisada (Figura 9.8).

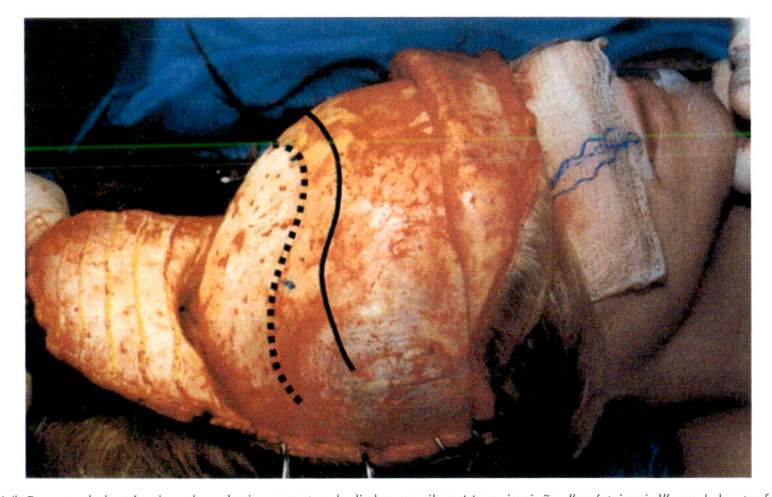

FIGURA 9.7 Visão geral da técnica de rebaixamento da linha capilar. Uma incisão "pré-triquial" ondulante foi feita ao longo da linha capilar frontal e continuada inferiormente na parte temporal do escalpo. Um retalho da fronte foi subseqüentemente levantado e as tradicionais manobras das frontoplastia (p. ex., excisão do músculo corrugador do supercílio) foram realizadas. Um retalho da parte parietoccipital do escalpo foi levantado posteriormente em um plano de subaponeurose epicrânica até a protuberância occipital e a aponeurose epicrânica foi cortada com múltiplas incisões, para permitir a expansão do retalho. A *linha pontilhada* marca a posição original da linha capilar no crânio. A *linha contínua* marca a posição da linha capilar no crânio após a mobilização do retalho do escalpo, o corte da aponeurose epicrânica e o avanço do escalpo. A distância entre as duas linhas representa a quantidade de rebaixamento da linha capilar.

A **B**

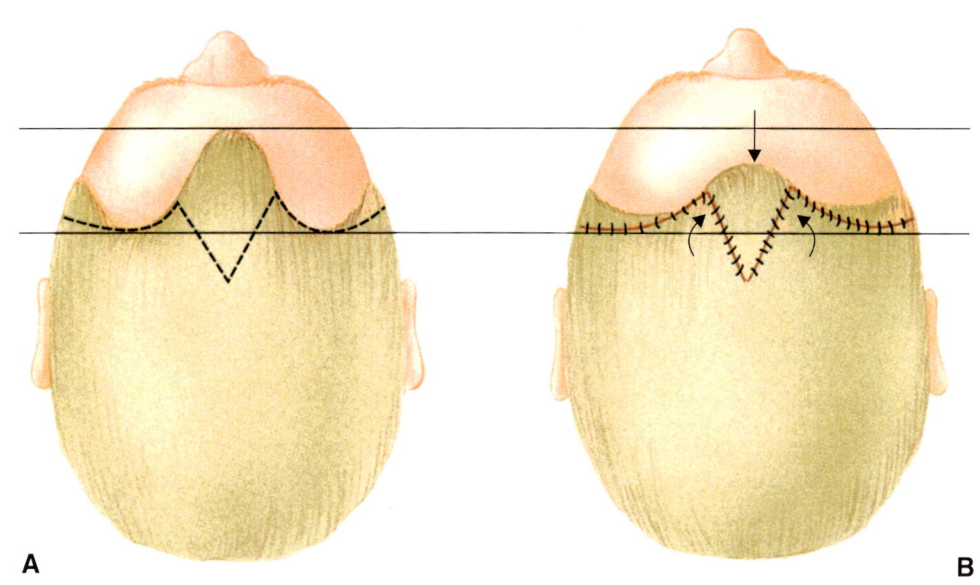

FIGURA 9.8 Incisão em "W-plastia" de Connel. **A:** Planejamento para uma incisão em "W-plastia". **B:** A incisão em "W-plastia" após o avanço do retalho. O topete central move-se posteriormente à medida que o retalho da fronte é levantado, e os trígonos temporais adjacentes de cabelo do escalpo no retalho da parte posterior do escalpo são simultaneamente avançados e "desviados para dentro" contra ele.

A incisão da "W-plastia" é conceitualmente franca, mas pode, entretanto, ser confusa quando realizada pela primeira vez. O planejamento deve ser cuidadoso e feito antes que quaisquer incisões, excisão cutânea ou do escalpo, e deve-se tomar cuidado, assegurando que os triângulos da parte temporal do escalpo que possuem cabelo, no retalho posterior, sejam avançados adequadamente e sejam "virados medialmente" contra a parte central do escalpo no retalho da fronte.

Planejando a Modificação dos Músculos Corrugadores do Supercílio

Os músculos corrugadores do supercílio (Figuras 2.1, 2.4 e 2.6 a 2.8) exercem uma ação complexa no aspecto medial do supercílio e na parte central inferior da fronte, resultando em um movimento medial dos supercílios e no enrugamento vertical da glabela. Como tal, sua ação é a causa subjacente das pregas verticais na glabela e o principal agente de uma aparência de dor, tristeza e melancolia, que tipicamente, ocorre com o envelhecimento. Uma miectomia parcial dos corrugadores suaviza com eficiência essas expressões e é realizada como parte da maioria dos procedimentos de frontoplastia.

O planejamento para a modificação dos músculos corrugadores do supercílio deve ser feita após o exame das partes média a inferior da fronte, em repouso e enquanto o paciente franze a testa. A profundidade e a configuração das pregas da glabela devem ser avaliadas e a quantidade de hipertrofia muscular presente deve ser observada.

Com exceção daqueles pacientes com deformidades brandas, provocadas pelo envelhecimento, a hipertrofia muscular normalmente é evidente, mesmo em repouso, como uma protuberância bilateral discreta da parte central média do supercílio. Isso freqüentemente resulta em uma "masculinização" da fronte feminina e produz uma aparência "acromegálica" ou pesada no homem. A redução da hipertrofia muscular reduz o peso do supercílio na maioria dos pacientes e ajuda a recompor e a suavizar uma aparência de repouso forçado não feminina ou excessivamente masculina.

Em alguns poucos pacientes a saliência e o peso na área central do supercílio resulta de uma margem supra-orbital proeminente. Nesses casos, uma melhora adicional pode ser conseguida por meio da recomposição óssea dessas áreas com uma grosa nasal, um osteótomo ou uma broca movida a motor.

Planejando o Tratamento das Pregas da Glabela ("Linhas de Franzimento" ou "Linhas de Semicerramento")

O planejamento do tratamento para as pregas da glabela depende do tipo e grau de deformidade presente e da quantidade de hiperatividade do músculo corrugador. Os pacientes com deformidades brandas ou moderadas necessitam de atenuação somente da ação do músculo corrugador do supercílio e, normalmente, são adequadamente tratadas por uma excisão quase total desses músculos (Figuras 9.9 a 9.13). Na ausência de ação muscular contínua, as pregas superficiais sofrem um grau surpreendente de auto-reparo.

Em pacientes com deformidades moderadas a graves, um retalho com pequeno pedículo duplo é criado no lado interno do retalho da fronte, abaixo da prega situada ao longo de seu eixo longo, fazendo incisões paralelas de cada lado (Figuras 9.14 e 9.15). Isso isola ainda mais uma determinada prega de atividade muscular deformante e, com a cicatrização, o retalho irá se enrolar e se contrair abaixo dela. Isso ajuda a neutralizar a atrofia nessas áreas. Em deformidades severas, o retalho com pedículo duplo é escavado e separado de sua prega correspondente. Isso fornece um grau maior de isolamento da prega e uma contração adicional do retalho que se situa atrás dela (Figura 9.16).

Não é incomum que os cirurgiões erroneamente suponham que puxando lateralmente o retalho da fronte, sem tratar os músculos que atuam na pele da glabela, irá suavizar as pregas da glabela. No entanto, qualquer plano semelhante é conceitualmente falho e resulta em pouca melhora, se resultar alguma, porque ignora a fisiopatologia básica da formação da prega da glabela e não reconhece os músculos corrugadores do supercílio como a verdadeira origem do problema. *A tração lateral do retalho da fronte é ineficiente, sem lógica e destinada a resultar em grandes cicatrizes na parte temporal.*

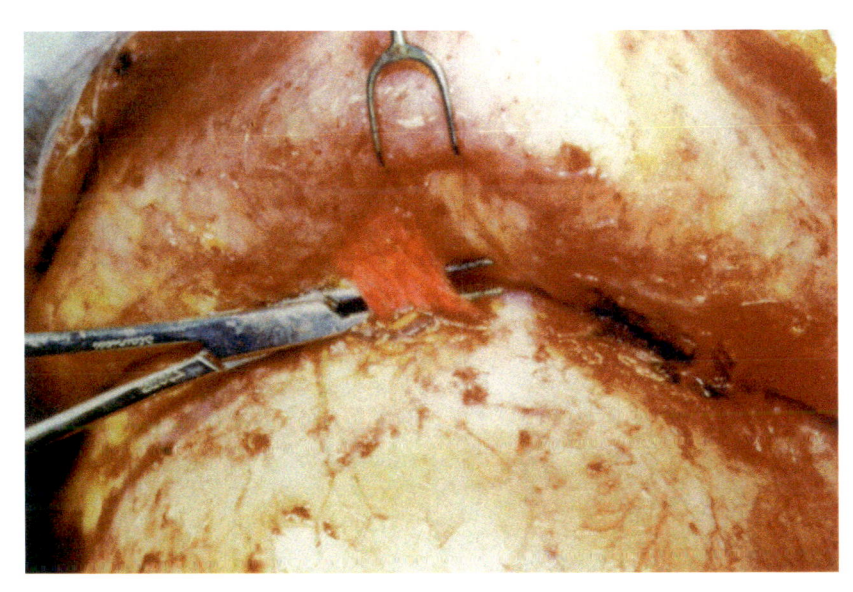

FIGURA 9.9 Isolamento do músculo corrugador do supercílio (vista do músculo corrugador do supercílio esquerdo a partir da cabeceira da mesa). Um retalho da fronte foi dissecado em um plano de subaponeurose epicrânica e virado inferiormente. O complexo dos músculos corrugador/abaixador do supercílio esquerdo foi levemente separado do tecido adjacente, dissecando-se cegamente com uma pequena pinça hemostática de ponta fina. Na maioria dos casos, a massa muscular isolada inclui não apenas os músculos corrugador e abaixador do supercílio, mas também os ramos do nervo supratroclear. (*Observação*: a cor do músculo foi intensificada.)

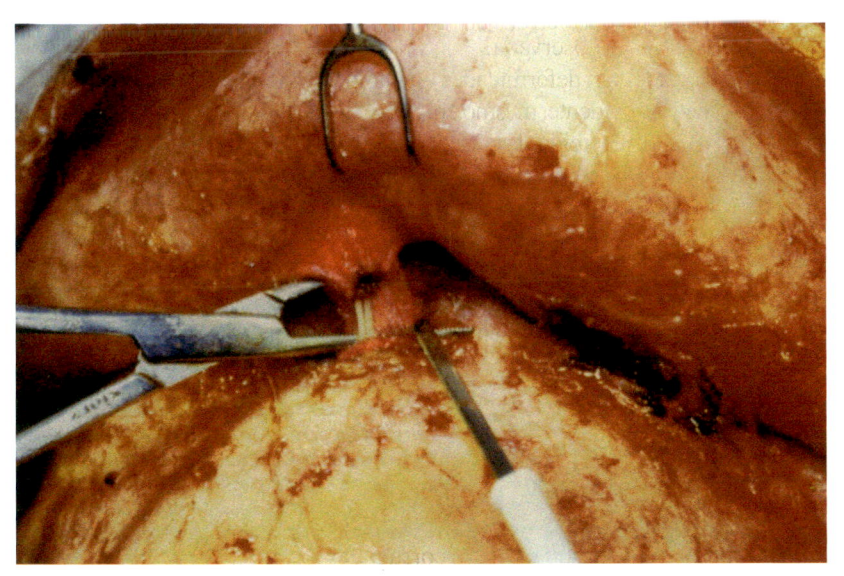

FIGURA 9.10 Divisão do músculo corrugador do supercílio (mesma vista da Figura 9.9). Uma vez que o complexo dos músculos corrugador/abaixador do supercílio foi isolado, a pinça hemostática é mantida aberta para separar a massa muscular. O músculo corrugador do supercílio é, em seguida, dividido de forma incrementada próximo de sua origem, usando um cautério de ponta fina com regulagem baixa de energia. Se realizado cuidadosamente, os ramos dos nervos supratrocleares podem ser identificados e preservados à medida que as fibras musculares são separadas. Freqüentemente, mais do que um ramo do nervo supratroclear é identificado e pode ser preservado como mostrado. (*Observação*: a cor foi intensificada.)

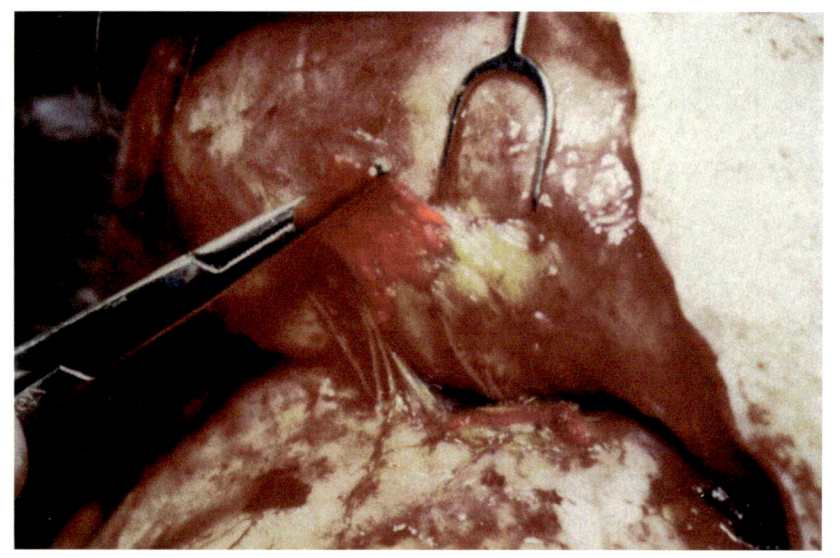

FIGURA 9.11 Separação do músculo corrugador do supercílio do tecido adjacente (vista ligeiramente diferente do músculo corrugador do supercílio esquerdo nas Figs. 9.9 e 9.10). É muitas vezes útil usar uma pequena pinça hemostática para segurar os ventres do músculo transeccionado e puxá-los anterior e lateralmente na direção de sua inserção, para separá-los ainda mais das estruturas adjacentes antes de removê-los. (*Observação*: a cor do músculo foi intensificada.)

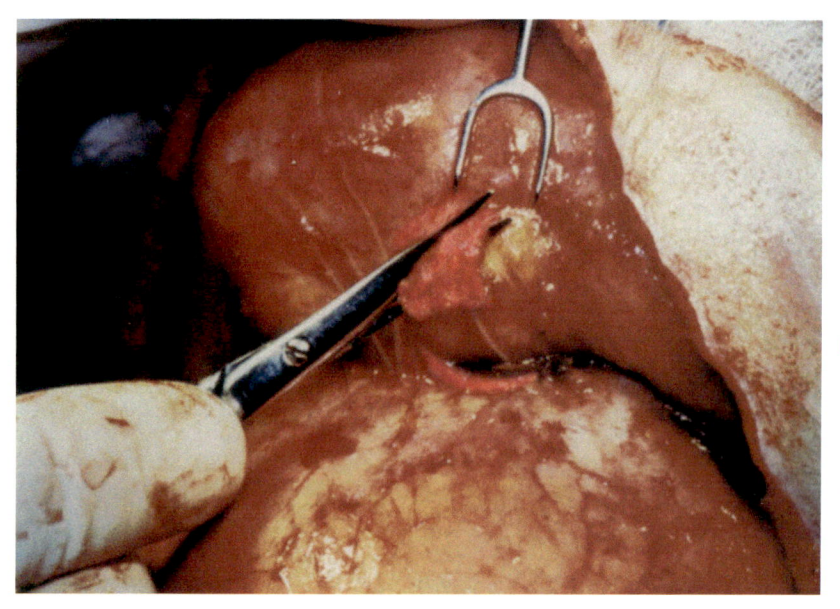

FIGURA 9.12 Excisão do músculo corrugador do supercílio. Uma vez transeccionado próximo de sua origem e separado do nervo supratroclear, o complexo dos músculos corrugador e abaixador do supercílio, agora fixado apenas à pele da parte medial da fronte, é quase totalmente removido usando-se uma tenotomia ou outra tesoura pontiaguda pequena, de acordo com o planejamento pré-operatório (vista semelhante à do músculo corrugador do supercílio esquerdo na Figura 9.11). (*Observação*: a cor do músculo foi intensificada.)

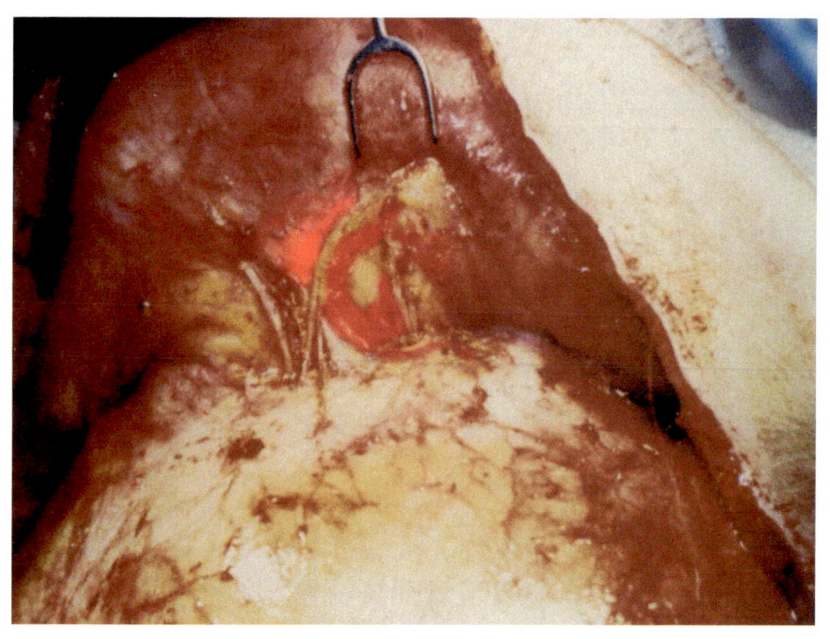

FIGURA 9.13 Incisão inicial completada do músculo corrugador do supercílio. Após a excisão do complexo dos músculos corrugador/abaixador do supercílio, o retalho deve ser colocado de volta na fronte e uma verificação do contorno da glabela deve ser realizada. A inspeção e a palpação devem demonstrar contornos lisos e uma redução na proeminência da parte medial da fronte. Se necessário, faz-se a excisão adicional do músculo, de forma incrementada, até que todo o contorno esteja liso (vista semelhante àquela do músculo corrugador do supercílio nas Figuras. 9.10 e 9.11). (*Observação*: a cor do músculo foi intensificada.)

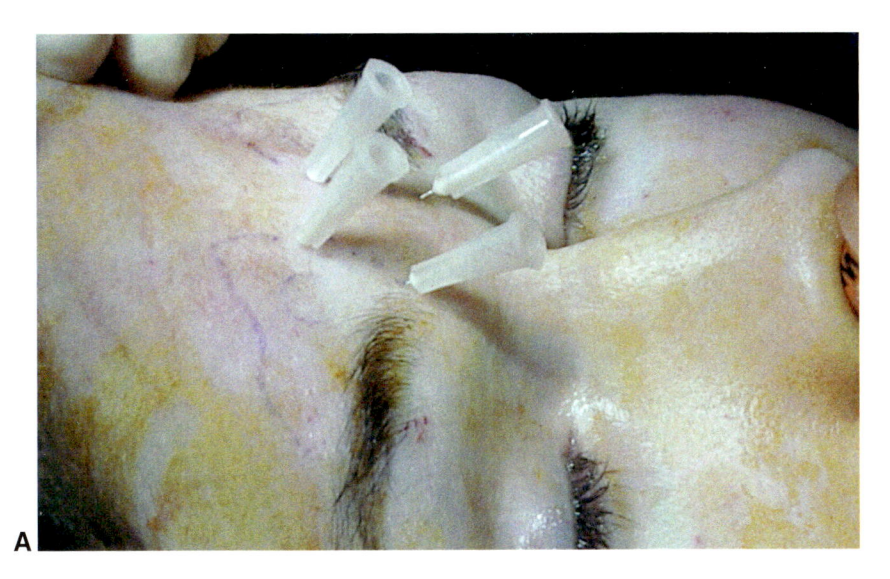

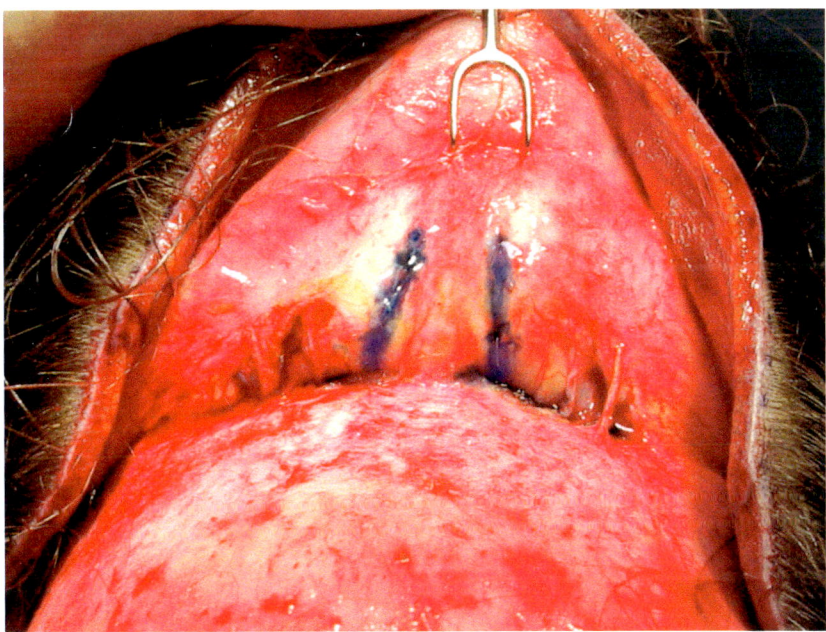

FIGURA 9.14 A: Transferindo a localização das pregas da glabela para a face interna do retalho. A localização de cada prega da glabela é transferida para a face interna do retalho usando duas pequenas agulhas hipodérmicas. Isso é realizado perfurando-se o retalho com as agulhas nas extremidades superior e inferior de cada prega. **B:** A marcação do local das pregas da glabela na face interna do retalho. Uma linha é marcada na face interna entre os pontos protuberantes das agulhas com azul de metileno ou outro corante cirúrgico estéril e hidrossolúvel. Isso marca a localização de cada prega na face interna do retalho, como mostrado.

Planejando o Tratamento das Pregas na Parte Superior do Nariz

O músculo prócero (veja Figuras 2.1 e 2.3 a 2.5) é responsável pelo enrugamento transversal e pelo espessamento na raiz do nariz, e pelo abaixamento da parte medial do supercílio. Como tal, sua atuação é o agente principal de uma aparência zangada, ameaçadora, furiosa ou agressiva (Figura 6.4C). A miotomia transversal suaviza eficientemente essas expressões e é comumente realizada como parte do procedimento da frontoplastia.

Diferente do tratamento dos músculos hiperativos em outras partes da fronte, a miotomia, e não a miectomia, normalmente é o suficiente quando se trata do músculo prócero, e, na maioria dos pacientes, uma transecção transversa do músculo é planejada acima ou abaixo da prega. A

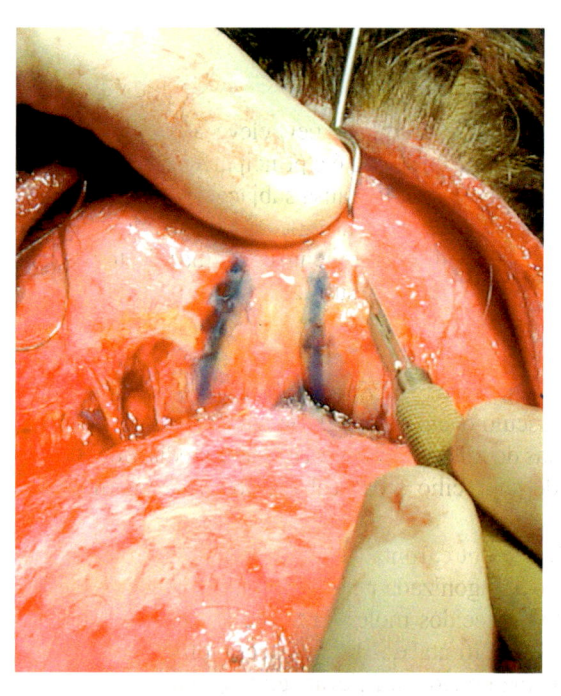

FIGURA 9.15 Tratando as pregas da glabela. As agulhas são removidas após a localização e a marcação das pregas da glabela na face interna do retalho e as incisões são cuidadosamente realizadas em ambos os lados de cada linha marcada com um bisturi ou uma pequena tesoura pontiaguda contra a ponta de um dedo que repousa na pele da face externa do retalho.

transecção do músculo prócero não deve ser planejada diretamente abaixo de uma determinada prega, porque provavelmente esse procedimento irá acentuá-la.

A miotomia do músculo prócero inevitavelmente resultará em alguma elevação da parte medial do supercílio, mesmo que nenhuma excisão seja feita centralmente no escalpo. Isso é porque o músculo prócero é o abaixador predominante da parte central do supercílio e o principal antagonista do ventre frontal do músculo occipitofrontal. Em pacientes com uma posição pré-operatória alta da parte central da fronte, freqüentemente é melhor subcorrigir a deformidade na parte superior do nariz, se presente, e deixar uma parte ou todo o músculo prócero intacto. Na maioria dos casos, a *elevação excessiva da parte medial do supercílio é muito mais desagradável do que uma subcorreção de uma prega transversal no nariz.*

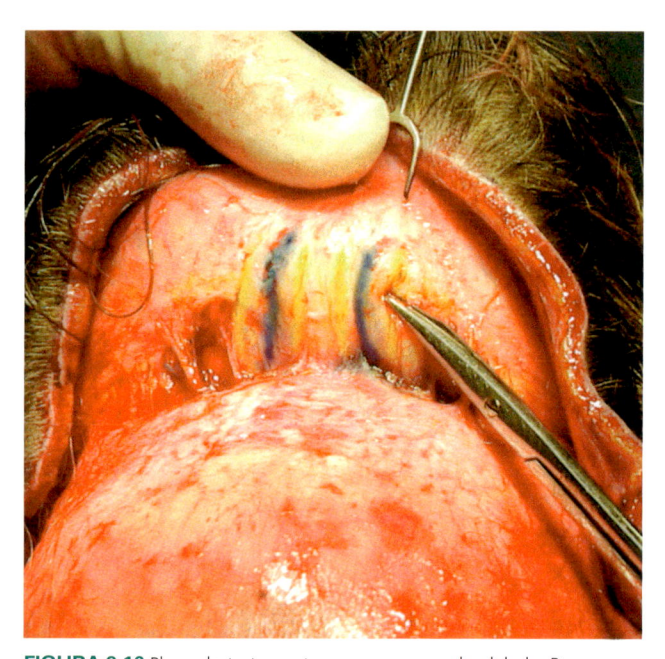

FIGURA 9.16 Plano do tratamento para as pregas da glabela. Para as pregas mais profundas e atrofia grave da derme, cada prega deve ser escavada adicionalmente em um plano subcutâneo e liberada do tecido que se situa atrás dela, após a realização de incisões na face interna do retalho, como mostrado na Figura 9.15. (As incisões foram realizadas de cada lado da linha marcada.)

Planejando a Modificação do Ventre Frontal do Músculo Occipitofrontal E Tratamento das Pregas Transversais da Fronte

Os ventres frontais do músculo occipitofrontal são responsáveis pela elevação do supercílio e pelo enrugamento transversal da fronte. Assim sendo, sua ação é o principal agente das expressões de atenção, reflexão, reconhecimento e surpresa, e são a causa subjacente da aparência de abatimento, de cansaço e de fadiga que ocorrem com o envelhecimento e a hiperatividade do músculo (Figura 6.4A). O reposicionamento do supercílio em conjunto com uma miectomia subtotal do frente frontal do músculo occipitofrontal, efetivamente suaviza essas expressões e atenua as aparências desagradáveis que as acompanham.

Uma cuidadosa consideração do rearranjo anatômico dos ventres frontais do músculo occipitofrontal explica seu efeito na fronte e nas alterações que ocorrem na parte superior da face com o envelhecimento. Os ventres frontais do músculo occipitofrontal são elevadores poderosos da parte central da fronte e são fortes antagonistas do músculo prócero, da parte medial do músculo orbicular do olho, do músculo abaixador do supercílio e da "cabeça oblíqua" dos músculos corrugadores do supercílio (Capítulo 2).

Sobre o terço lateral do supercílio, a ação do ventre frontal do músculo occipitofrontal é consideravelmente mais fraca e é vigorosamente antagonizada pelas fibras laterais mais fortes do músculo orbicular do olho. Como resultado, os tecidos moles da fronte descem com o envelhecimento, a contração de compensação do ventre frontal do músculo occipitofrontal eleva, com eficiência, a parte medial do supercílio, mas faz pouco para elevar seu terço lateral. Tentativas contínuas, porém, ineficientes, para elevar a parte lateral do supercílio, resultam em uma aparência característica consistindo em densas pregas transversais na parte central da fronte e na elevação exagerada da parte medial do supercílio (Figura 6.4A).

Embora o reposicionamento do retalho da fronte corrija a ptose do supercílio, reduza a invasão da pele do supercílio na pálpebra, resultando, na maioria dos pacientes, em uma redução acentuada no estímulo para a ativação do ventre frontal do músculo occipitofrontal, a experiência mostrou que determinadas pessoas com hiperatividade habitual do ventre frontal do músculo occipitofrontal e pregas transversais profundas na fronte obtêm uma melhora no resultado quando o reposicionamento do supercílio é combinado com uma "miectomia parcial do ventre frontal". Além disso, o *enfraquecimento do ventre frontal na parte central da fronte restaura o equilíbrio muscular favorável entre os músculos elevadores e abaixadores da parte medial do supercílio, após a realização de uma miectomia no músculo corrugador do supercílio.* Isso ajuda a manter a parte medial do supercílio em uma posição baixa e melhorar a configuração geral do supercílio em muitos pacientes. Como tal, é uma manobra útil e eficiente.

O planejamento para a miectomia do ventre frontal é determinado antes da cirurgia, com base na gravidade do enrugamento transversal da fronte, no grau de atividade muscular em "repouso" e na posição da parte medial do supercílio. Embora uma redução na ação do ventre frontal seja benéfica em muitos casos, *é geralmente um erro eliminar toda a sua atividade, e sob nenhuma circunstância o músculo deve ser totalmente removido.* Isso resultará em depressões na fronte, em irregularidades subcutâneas, em adesões e em expressões bizarras e superficiais, tipificadas pela paralisia "reveladora" da parte central da fronte e pelas discinesias laterais desagradáveis na margem de ressecção do músculo. É igualmente um erro usar técnicas nas quais o ventre frontal do músculo occipitofrontal é cortado ou entrecortado múltiplas vezes ou na qual o ramo frontal do nervo facial é danificado intencionalmente.

PREPARAÇÕES PRÉ-OPERATÓRIAS

Todos os pacientes passam por uma avaliação física antes da cirurgia, e pede-se que evitem agentes conhecidos como causadores de disfunção plaquetária por 2 semanas antes do procedimento cirúrgico. Todos os pacientes que fumam são aconselhados a parar e informados, especificamente, que o risco de complicações graves, incluindo perda de cabelo e escamação cutânea, é significativamente mais alto do que em não-fumantes. Todos os pacientes são instruídos a não tingir, a não fazer "permanente" ou não tratar quimicamente os cabelos durante o período de 2 semanas antes da cirurgia, e são advertidos que essas práticas podem resultar em quebra de cabelo ou em perda de cabelo após a cirurgia.

CONSIDERAÇÕES COM RELAÇÃO À ANESTESIA

A frontoplastia aberta é demorada e tecnicamente exigente, e testa a paciência, a concentração e a calma de quase todos os cirurgiões. É altamente recomendado que todo cirurgião que não realize esse procedimento regularmente, requisite os serviços de um anestesista ou de uma enfermeira competente certificada com formação em anestesiologia. Isso é especialmente verdadeiro quando o procedimento tiver que ser realizado em um paciente que é excessivamente apreensivo ou que possui uma história de dificuldades anestésicas, hipertensão ou outros problemas clínicos significativos. O cirurgião deve evitar o agravamento e a frustração de tentar dominar um procedimento tecnicamente exigente, enquanto carrega nos ombros a responsabilidade de supervisionar a administração de um anestésico, monitorizar o paciente e administrar os problemas perioperatórios. A maioria das técnicas de frontoplastia abertas pode ser realizada usando-se anestesia local com sedação, mas qualquer anestésico administrado com habilidade é adequado (11).

SEQÜENCIANDO A FRONTOPLASTIA COM OUTROS PROCEDIMENTOS PARA REJUVENESCER A FACE

Os procedimentos usados para rejuvenescer a face devem ser realizados em uma seqüência lógica se um efeito benéfico é esperado e se deformidades secundárias devem ser evitadas. Isso é especialmente verdadeiro para a frontoplastia se houver planos para uma blefaroplastia concomitante ou um *lifting* facial.

A frontoplastia deve sempre ser realizada antes da blefaroplastia superior. Essa abordagem permite que se estabeleçam posição e configuração ideais do supercílio antes que a pele e o tecido adiposo da pálpebra sejam sacrificados. *É um erro artístico e técnico sério realizar a excisão do tecido palpebral primeiro e, subseqüentemente, tentar ajustar a posição do supercílio adequadamente.* Isso, na melhor das hipóteses, resulta em uma elevação comprometida da parte lateral do supercílio. Na pior das hipóteses, resulta em falta de pele na pálpebra, disfunção palpebral e uma excisão excessiva não premeditada do pré-elevador e da gordura "GROO" (gordura retro-orbicular do olho) (Figuras 4.1, 4.18 e 4.20). Apesar das afirmações contrárias, não é possível, até mesmo para o cirurgião mais experiente, prever com precisão, a quantidade apropriada de tecido palpebral a ser removido antes que a frontoplastia tenha sido realizada.

Alguma sedimentação invariavelmente ocorre na fronte com o tempo após uma frontoplastia e isso pode levar ao reaparecimento de redundância na pálpebra superior, não presente no período imediatamente pós-cirúrgico. Para a maioria dos pacientes, esta é mínima e aceitável, e a blefaroplastia pode ser realizada concomitantemente com a cirurgia da fronte. Para pacientes que exigem a perfeição possível, no entanto, pode ser melhor retardar a blefaroplastia em até 3 meses ou mais após a sua cirurgia na fronte. Nesse período, a posição do supercílio irá estabilizar-se e uma excisão mais precisa da pele da pálpebra pode ser feita.

Geralmente é preferível realizar uma frontoplastia após a conclusão de uma cirurgia plástica da face. Isso permite que a redundância avançado nas áreas da parte superior da bochecha e da têmpora, durante as cirurgias plásticas da face e da parte média da face, seja alisada e elevada. Deve-se tomar cuidado, no entanto, para assegurar que as manobras de cirurgia plástica da face não comprometam a mobilização e a elevação da região temporal e da parte lateral do supercílio.

SEQÜÊNCIA OPERATÓRIA

Marcações Pré-Operatórias

As protuberâncias do músculo corrugador do supercílio geralmente são marcadas topograficamente enquanto o paciente está alerta e cooperativo, e é capaz de franzir as sobrancelhas e fazer carrancas. A localização das pregas da glabela e da parte superior do nariz e o planejamento da incisão são, então, marcados com a face do paciente em repouso após administração da sedação ou um anestésico geral começar a fazer efeito, mas antes que o escalpo seja preparado e o anestésico local seja aplicado. É útil também se a linha sagital mediana for marcada nesse momento. A marcação da linha mediana de cada lado da incisão facilita o realinhamento do retalho na hora do fechamento da incisão.

Enrolando, Trançando e Raspando o Cabelo

Não se pode determinar adequadamente as alterações na inclinação da haste do pêlo e fazer corretamente uma incisão no escalpo que não danifique os folículos pilosos se o cabelo da paciente foi trançado, enrolado com faixas de borracha, amarrado com fita, saturado com lubrificantes cirúrgicos ou contido de qualquer outra forma. Por causa disso, essas manobras por mais que pareçam convenientes, devem ser evitadas.

A raspagem do cabelo antes da cirurgia também é pouco aconselhável, porque obscurece a inclinação da haste do pêlo e efetivamente induz o cirurgião a remover uma determinada quantidade de escalpo. Isso pode provocar muitos problemas, incluindo a elevação excessiva da parte central da fronte e suturas muito apertadas. *Apesar das afirmações em contrário não é possível, mesmo para o cirurgião mais experiente, prever com precisão a quantidade apropriada a ser removida antes do procedimento cirúrgico.*

Preparação da Cirurgia e do Campo Cirúrgico

Todos os pacientes recebem uma lavagem cirúrgica completa de todo o escalpo, face, orelhas, nariz, ombros e parte superior do tórax e, em seguida, o campo cirúrgico é preparado, deixando descobertas toda a cabeça e a região do pescoço, da clavícula para cima. Nenhum material é usado para cobrir a cabeça porque obscurece a inclinação da haste do pêlo e pode comprometer a incisão adequada do escalpo.

Injetando o Anestésico Local

Depois que a sedação foi administrada ou quando a anestesia geral foi estabelecida, realizam-se os bloqueios dos nervos supra-orbital e supratroclear com 0,5% de lidocaína tamponada com epinefrina. Os locais propostos para as incisões também são infiltrados com a mesma solução.

Anestesia local é administrada mesmo se a anestesia geral for empregada, para reduzir o sangramento e a quantidade total necessária de anestésico.

Imediatamente antes que as incisões sejam feitas, o escalpo no local da incisão deve ser superinflado com uma solução adicional diluída de lidocaína-epinefrina. Isto produz um tamponamento hidrostático parcial, que reduz significativamente o sangramento e facilita a determinação da inclinação do folículo piloso à medida que a incisão é feita.

Realizando as Incisões

A realização das incisões é uma fase-chave em qualquer procedimento de frontoplastia no qual o cirurgião exerce controle direto sobre a qualidade da cicatriz resultante. Não deve ser realizada apressadamente ou executada de modo negligente ou imprudente.

Realizando uma Incisão Coronal

Todas as incisões realizadas no escalpo devem ser precisamente paralelas aos folículos pilosos para evitar danificá-los. Uma incisão realizada fora desse padrão danificará os folículos pilosos e resultará em alopecia ao redor da incisão. Freqüentemente, essa ocorrência é confundida após a cirurgia com uma "larga cicatriz".

Para realizar adequadamente as incisões, o cirurgião deve também reconhecer que a inclinação da haste do pêlo-folículo piloso não é uniforme no escalpo e é diferente em diversos locais ao longo de uma determinada incisão. Por essa razão, o ângulo da lâmina do bisturi com o escalpo (isto é, sua inclinação de um lado a outro) deve ser alterado correspondentemente à medida que uma incisão é realizada, para se evitar lesão aos folículos pilosos. A incisão apropriadamente concluída resultará, portanto, em margens do retalho que serão chanfradas em graus variados e em direções diferentes ao longo de sua extensão.

Não é necessário nem produtivo realizar incisões ondulantes, em "ziguezague" ou outros tipos irregulares de incisões quando se usa o plano de incisão coronal. Uma incisão simples em linha reta realizada precisamente paralela aos folículos pilosos produz a cicatriz menos evidente e a menor quantidade de deformidades secundárias (Figura 9.3).

Realizando uma Incisão Pré-Triquial (Linha Capilar)

A porção de uma incisão pré-triquial situada ao longo da linha capilar frontal deve ser feita como uma linha sinuosa, ondulante, aleatoriamente logo dentro dos limites do cabelo fino, na parte mais anterior da linha capilar, paralela aos folículos pilosos, ou ligeiramente chanfrada posteriormente (Figura 9.4).

Não é necessário exagerar a chanfradura da incisão na linha capilar para se obter crescimento do cabelo através da cicatriz, e a incisão é mais bem-feita dentro dos limites do cabelo fino ao longo da linha capilar existente e não mais posteriormente, dentro dos limites do cabelo mais grosso do escalpo ("pré-triquial" não é literalmente preciso e é um termo errôneo). Se a incisão for realizada muito distante dentro dos limites da linha capilar, o cabelo fino seria eliminado e uma linha capilar com aparência muito menos natural, com uma transição abrupta da pele da fronte para o cabelo grosso resultaria após a cirurgia.

A porção da incisão pré-triquial situada ao longo da linha capilar frontal deve ser feita com uma lâmina nº 15, de modo que suas ondulações naturais possam ser acompanhadas. Não pode ser realizada apropriadamente com uma lâmina nº 10 ou com uma lâmina de bisturi maior, porque uma aparência em linha reta irregular da linha capilar ocorrerá, o que tende, por si só, a atrair a atenção.

À medida que a incisão pré-triquial continua lateralmente, deve seguir pelo cabelo mais fino, situado nos trígonos temporais, ao invés de mais posteriormente contra o cabelo mais grosso do escalpo. Isso evita uma transição anormal nessas áreas. A porção restante da incisão sobre a parte temporal do escalpo é feita como uma linha reta precisamente paralela aos folículos pilosos, como é feito quando se emprega uma incisão coronal.

Elevação do Retalho da Fronte

O plano abaixo do qual o retalho da fronte é levantado, nos procedimentos da frontoplastia aberta, está sujeito a considerável discussão, e vários cirurgiões relataram bons resultados usando as dissecações de subaponeurose epicrânica, subperiosteal, subcutânea e de duplo plano. Prefiro o plano de subaponeurose epicrânica-subperioesteal em muitos casos, em razão de sua segurança, facilidade de dissecação e do aceso excelente que proporciona para a modificação muscular. Além disso, se o devido cuidado for tomado, o ramo lateral do nervo supra-orbital também será preservado e as parestesias e disestesias pós-cirúrgicas podem ser evitadas.

Incisões são feitas de acordo com o plano pré-operatório e são realizadas pelo plano dos folículos pilosos precisamente paralelas a eles. Uma tração suave é, em seguida, exercida sobre as extremidades da incisão com ganchos de dentes duplos e a aponeurose é cortada. O restante da aponeurose é aberta com uma tesoura Metzenbaum de pontas rombas, especialmente com uma dissecação cuidadosa superolateralmente sobre a face medial das fossas temporais, bilateralmente. A incisão não deve ser realizada acentuadamente para baixo até o periósteo ou pelo periósteo nessas áreas, porque resultará em uma divisão da parte distal do ramo lateral do nervo supra-orbital. A divisão deste nervo é responsável pela maioria das parestesias pós-operatórias incômodas no escalpo vivenciadas pelos pacientes (12).

Conforme a incisão é aberta, o sangramento é encontrado ao longo das margens da incisão. Geralmente, o sangramento mais intenso é encontrado temporariamente a partir de vasos maiores próximos da aponeurose epicrânica, enquanto um sangramento menos intenso é observado superiormente, a partir de vasos menores que se situam no interior do plano dos folículos pilosos. *Os vasos da aponeurose epicrânica devem ser cuidadosamente pinçados e cauterizados, mas o cautério deve ser usado com precaução nos níveis mais superficiais e terminantemente evitado próximo do plano dos folículos.* O cautério no interior desse plano destrói os folículos, resultando em uma alopccia periincisional localizada. O sangramento a partir de vasos menores, que se situam no interior do plano dos folículos pilosos, é mais bem controlado, superinflando-se o tecido adjacente com injeção adicional local de solução anestésica diluída ou fixando-se uma pinça hemostática à aponeurose epicrânica e permitindo que ela se incline sobre a margem do retalho, comprimindo, dessa forma, a margem (Figura 9.17).

Uma combinação de uma técnica romba e cortante cuidadosa em conjunto com uma tração suave proporcionada por um assistente com dois ganchos cutâneos de dentes duplos, é usada para elevar o retalho da fronte em um plano das subaponeuroes epicrânica-pré-periosteal. Ganchos cutâneos são movidos ao longo da extensão da incisão, quando necessário, para facilitar a dissecá-

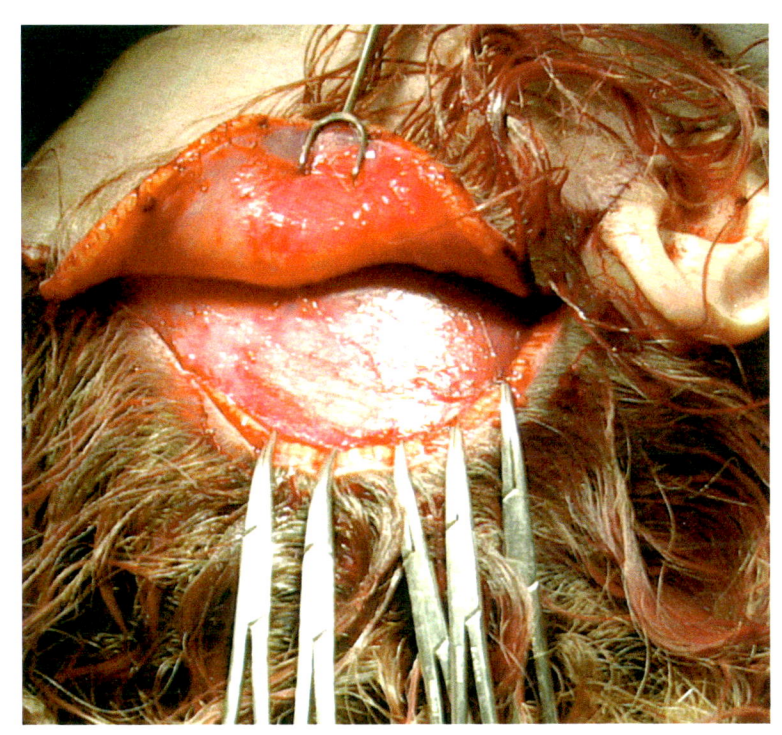

FIGURA 9.17 Controlando o sangramento da margem do retalho da fronte. O sangramento proveniente de vasos menores, que se situam no interior do plano dos folículos pilosos, é mais bem controlado hiperinflando-se o tecido adjacente por meio de injeção adicional de solução anestésica local diluída ou fixando uma pinça cirúrgica à aponeurose epicrânica e permitindo que fique dependurada sobre a margem do retalho, comprimindo-o.

ção. A dissecação cortante é normalmente necessária abaixo da parte central do retalho, ao longo das margens supra-orbitais e sobre a face súpero-lateral da margem orbital, enquanto a dissecação romba é geralmente eficiente lateralmente, na região temporal sobre a fáscia do músculo temporal.

Sobre a parte lateral da órbita encontram-se ligamentos espessos ancorando o retalho à margem lateral da órbita. Esses "pontos fixos" ou "ligamentos orbitais" (Capítulo 4) devem ser liberados para se obter uma elevação adequada da parte lateral do supercílio. Frequentemente, isso requer dissecação sobre a borda da margem lateral da órbita e, para cima, até o septo orbital (Figura 9.18).

À medida que a dissecação avança em direção ao tronco principal do nervo supra-orbital, deve-se tomar cuidado para evitar lesão ao *ramo lateral*, que se situa mais lateral (Figuras 3.2 a 3.12), conforme faz a transição da superfície do periósteo para a parte profunda da aponeurose epicrânica. Esse nervo importante é muitas vezes considerado erroneamente como um "ramo periósteo", que pode ser sacrificado inconsequentemente. Se o cuidado necessário for tomado, ele pode ser identificado e preservado em muitas dissecações abertas (Figura 9.19).

Liberando e Mobilizando a Parte Lateral do Supercílio

Embora seja ilusoriamente fácil elevar a parte lateral do supercílio antes da cirurgia, puxando superiormente a pele acima do supercílio, é muito mais difícil fazê-lo durante a cirurgia, puxando a partir de um ponto mais superiormente em um retalho composto da fronte dissecado em um plano subaponeurose epicrânica. Isso é especialmente verdade com relação aos pacientes com pele espessa, com ptose avançada do supercílio, nos quais a escavação padrão e a liberação do retalho provou, muitas vezes, ser inadequada na liberação da parte lateral do supercílio e proporcionando a elevação adequada desta parte. Nesses casos, uma elevação adicional da parte lateral do supercílio é obtida, estendendo-se a escavação até a têmpora e a parte lateral da face.

O prolongamento da escavação sobre a têmpora e a parte lateral da face é realizada de modo incrementado no plano pré-periósteo-subaponeurose epicrânica, sobre a sutura frontozigomática e abaixo da parte lateral do músculo orbicular do olho, usando-se um elevador de pele Cottle e

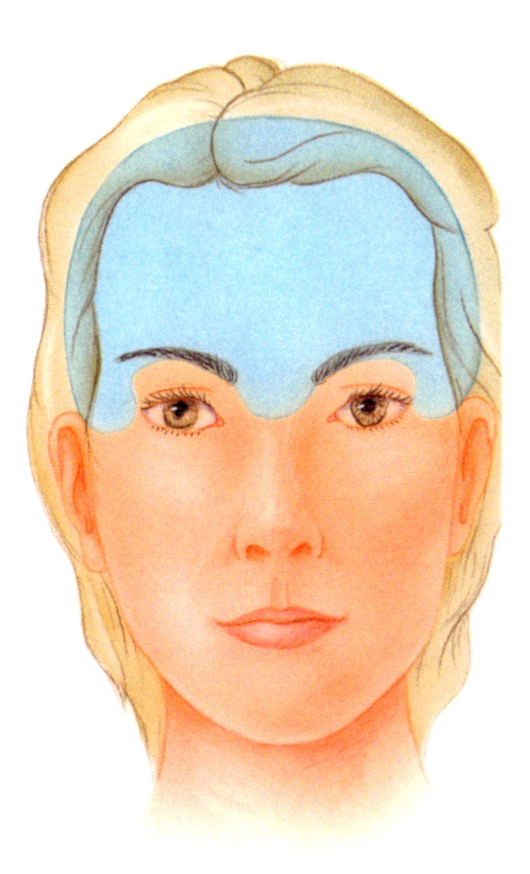

FIGURA 9.18 A extensão da escavação da fronte. A fronte é escavada em um plano inferior à aponeurose epicrânica como mostrado. Sobre a parte lateral da órbita, ligamentos densos são encontrados ancorando o retalho à margem lateral da órbita. Esses ligamentos devem ser liberados para se obter uma elevação lateral adequada do supercílio.

uma técnica de rolamento de lado a lado e de empuxo suave. A dissecação violenta nessa região leva à lesão dos ramos do nervo motor e à paralisia da fronte e da pálpebra. O prolongamento da escavação da lâmina superficial da fáscia temporal é, então, quando necessário, cuidadosamente realizado mais lateralmente. Deve-se tomar cuidado quando se disseca lateralmente à "veia sentinela", porque esta estrutura se situa logo medial ao ramo frontal do nervo facial (veja Figuras 3.1B e 4.15). A dissecação continua como descrita até a liberação adequada da parte lateral da fronte seja obtida. Isso é determinado retornando-se o retalho para a fronte, avançando-o superiormente e avaliando-se a quantidade de liberação conseguida.

Miectomia do Músculo Corrugador do Supercílio

Uma ressecção quase total dos músculos corrugadores dos supercílios (Figuras 2.1, 2.4 e 2.6 a 2.8) diminui acentuadamente as pregas da glabela e reduz as pseudo-expressões de raiva, desaprovação e desdém. A ressecção do músculo corrugador do supercílio começa retraindo-se suavemente o retalho da fronte para baixo com dois ganchos cutâneos com dentes duplos de 10 mm para expor a face inferior da parte inferior da parte média da fronte. Deve-se tomar cuidado para proteger os ramos laterais dos nervos supra-orbitais se forem identificados, dissecados e preservados. A origem dos músculos corrugadores dos supercílios é vista situando-se bem medial ao feixe neurovascular supra-orbital, na face inferior da margem supra-orbital, próximo à raiz do nariz, e o próprio músculo estende-se lateralmente e insere-se na fronte abaixo da parte medial do supercílio.

O músculo corrugador do supercílio é, então, separado do tecido adjacente, por dissecação romba com uma pequena pinça hemostática de pontas finas, guiada pelas marcações superficiais feitas antes da cirurgia (Figura 9.9). Essa manobra é normalmente mais fácil de realizar se uma contrapressão leve com a ponta do dedo é colocada na parte externa lateral do retalho com a mão oposta. Na maioria dos casos, a massa muscular isolada inclui não apenas o músculo corrugador do supercílio, mas também ramos do nervo supratroclear (Figuras 3.2 e 3.11) e parte da porção

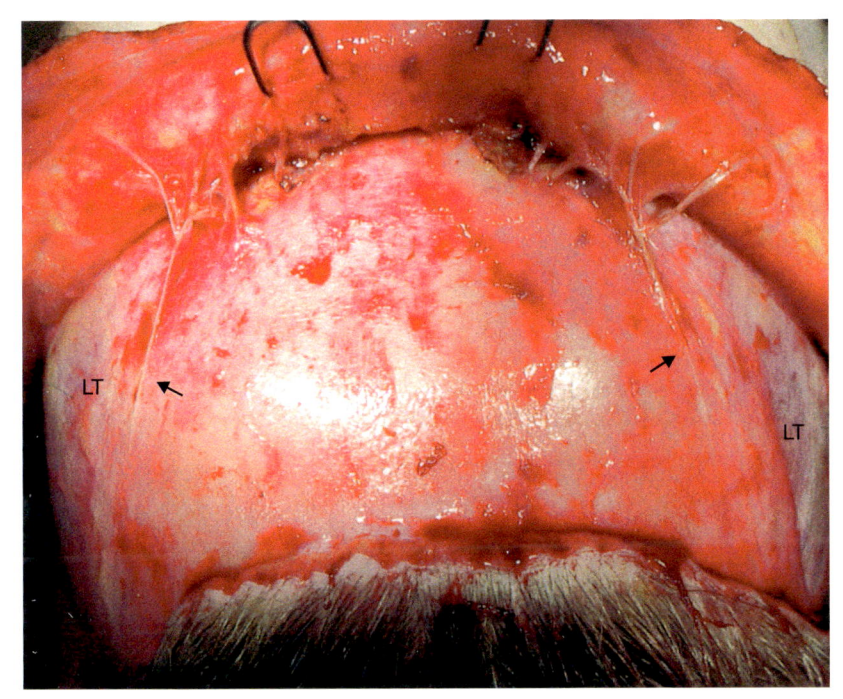

FIGURA 9.19 Ramo lateral do nervo supra-orbital. À medida que a dissecação prossegue em direção ao tronco principal do nervo supra-orbital, deve-se tomar muito cuidado para evitar lesão aos ramos mais profundos, que se situam lateralmente (*setas*), à medida que fazem uma transição da superfície do periósteo para a parte profunda da aponeurose epicrânica. Esses nervos importantes são muitas vezes considerados erroneamente como um "ramo periósteo", que pode ser inconseqüentemente sacrificado. Se o devido cuidado for tomado, esses nervos podem ser identificados e preservados em muitas dissecações abertas. (Observe a relação do ramo lateral com a linha temporal, *LT*.)

superior situada mais superficialmente do músculo orbicular do olho. É, portanto, um erro cortar o músculo isolado *en masse,* ou ao contrário, dividi-lo sem cuidado.

A técnica para excisão do músculo corrugador do supercílio é mostrada nas Figuras 9.9 a 9.13. À medida que o músculo corrugador do supercílio é dividido, os nervos supratrocleares são vistos como feixes intramusculares de fibras brancas finas, orientadas verticalmente, cruzando superiormente em direção à pele da parte média da fronte. É, muitas vezes, útil a dissecação cega com a agulha do cautério, com o cautério desligado à medida nos aproximamos do nervo ou dos próprios ramos do nervo. As fibras musculares podem, então, ser separadas do nervo e divididas. Tipicamente, mais do que um ramo do nervo supratroclear é identificado e pode ser preservado (Figura 9.10). Deve-se tomar cuidado para assegurar que a gordura subcutânea não seja removida junto com o músculo corrugador do supercílio, porque isso resultará em desagradáveis irregularidades no contorno e depressões na superfície.

Um erro comum é ressecar essa parte mais medial do músculo corrugador do supercílio apenas e deixar o resíduo muscular lateralmente, próximo ao nervo supra-orbital. Isso freqüentemente resulta em irregulares pós-cirúrgicas no supercílio e o cirurgião deve estar atento ao contorno do músculo corrugador do supercílio restante após a realização da excisão inicial. Isso é mais bem realizado de modo incremental, de acordo com o plano pré-concebido e é mais facilmente executado, com uma pequena tesoura, contra a ponta de um dedo colocada na pele da face anterior do retalho. Normalmente, o nervo supra-orbital deve ser isolado e, pelo menos, uma parte do músculo que se situa entre ele e a pele da fronte deve ser cortada. O retalho é recolocado na fronte freqüentemente durante essa dissecação e todos os contornos são cuidadosamente verificados. A excisão do músculo continua até que se consigam contornos lisos e regulares.

Se a dissecação for feita cuidadosamente a partir de uma abordagem aberta, o cirurgião observador pode distinguir entre os músculos corrugador do supercílio e o abaixador do supercílio e cada músculo pode, se desejado, ser isolado e abordado independentemente. Como uma questão prática, no entanto, uma parte do músculo abaixador do supercílio é normalmente cortada com a massa do músculo corrugador do supercílio em razão da íntima relação de suas origens (Figuras 9.9 a 9.13).

Isso é benéfico na maioria dos casos e reduz a porção oblíqua da prega da pele da glabela que se estende para baixo até a margem medial da órbita. O imperativo clínico é realizar uma redução suave da massa muscular em projeção lateral a cada prega da glabela e não uma identificação e dissecação precisas de cada músculo. Essa abordagem resulta simultaneamente em uma redução da proeminência do supercílio associada à idade e do movimento glabelar desagradável.

Tratando as Pregas da Glabela

O plano para tratamento das pregas da glabela ("linhas de franzimento" ou "linhas de semicerramento") depende do grau de deformidade presente e necessariamente varia de paciente para paciente. Os pacientes com pregas mínimas requerem apenas uma redução na massa do músculo corrugador do supercílio para atenuar a ação do músculo e para permitir o auto-reparo das pregas da pele. Pacientes com pregas mais profundas e atrofia dérmica significativa requerem manobras adicionais para se obter uma correção mais abrangente.

Para tratar pregas profundas da glabela com atrofia dérmica significativa, o retalho da fronte é retraído anteriormente pelo assistente com ganchos de dentes duplos e a localização de cada prega da glabela é transferida para a face interna do retalho usando-se duas pequenas agulhas hipodérmicas (Figura 9.14).

A maioria dos pacientes apresenta-se com duas pregas, cada uma situando-se logo lateral à linha mediana e, portanto, normalmente são feitas duas marcas. Se existe apenas uma prega central ou se mais duas estão presentes, a localização dessas é transferida para a face interna do retalho como descrito. As agulhas são, então, removidas e as incisões são cuidadosamente feitas em ambos os lados de cada linha marcada com um bisturi ou com um apequena tesoura afiada contra a ponta de um dedo repousando na face externa da pele do retalho (Figura 9.15). Deve-se tomar cuidado para assegurar que a gordura subcutânea não seja danificada, especialmente quando se cauteriza essa área. As incisões paralelas feitas de cada lado da prega da glabela, na face posterior do retalho da fronte, tratam adequadamente as linhas de franzimento associadas com atrofia dérmica moderada ou grave.

Para pacientes com pregas mais profundas e atrofia dérmica grave, cada prega deve ser adicionalmente escavada no plano subcutâneo e liberada do tecido que se situa atrás dela (Figura 9.16). Isso é realizado normalmente com uma pequena tesoura de pontas finas e ela separa as pregas do pequeno pedículo duplo de retalho miofascial que se situa atrás dele. Com o tempo, esse retalho se contrai, criando um pequeno rolo de tecido abaixo da prega. Isso ajuda a restaurar a perda de volume e isola ainda mais a prega de qualquer ação residual do músculo.

Modificação Óssea da Órbita e da Margem Supra-Orbital

Em alguns pacientes, uma aparência enérgica ou feroz pode resultar de uma margem supra-orbital proeminente ou pesada. Isso é incompletamente corrigido apenas com a excisão do músculo corrugador do supercílio e, nesses casos, melhora adicional pode ser freqüentemente obtida pela redução direta do excesso ósseo nessas áreas. Osteoectomias limitadas também podem ser usadas para suavizar a invasão da margem lateral da órbita na parte lateral da pálpebra superior e para eliminar exostoses visíveis em outros lugares na parte superior do esqueleto facial.

A redução de uma margem supra-orbital ressaltada pode ser conseguida usando-se osteótomos, grosa ou brocas movidas a motor. Quando se contorna o osso ao redor do supercílio, o cirurgião deve lembrar-se que a margem supra-orbital é "pneumatizada" nesse local e a presença de seios frontais limita a quantidade de redução que realmente pode ser feita. Normalmente, no entanto, a quantidade de redução necessária para diminuir a proeminência excessiva do supercílio não é suficiente para comprometer a parede anterior do seio.

A redução óssea começa cortando-se o periósteo superior à área a ser tratada e refletindo um retalho periósteo para baixo. Na maioria dos casos, uma redução óssea é, então, realizada de modo incrementado com um raspador nasal grosseiro de carbono (Figura 9.20). À medida que a margem supra-orbital é afinada e a parede anterior do seio é aproximada, o osso suprajacente aos seios toma uma aparência escura ou azulada. Esse achado sutil, porém, distinto marca o limite prático de redução na maioria dos casos.

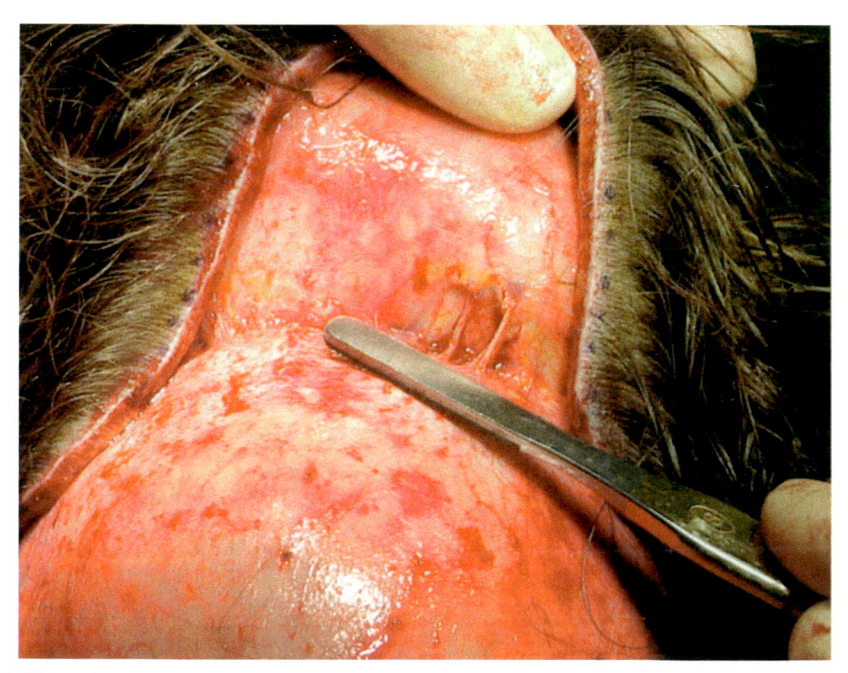

FIGURA 9.20 A redução óssea do supercílio proeminente. Em alguns pacientes, uma aparência ameaçadora ou enérgica resulta de uma crista supra-orbital proeminente e uma melhora adicional pode ser obtida por meio da redução direta do excesso ósseo. Na maioria dos casos, isso pode ser realizado de forma incrementada com um raspador nasal grosso de carboneto.

Miotomia do Músculo Prócero

A divisão do músculo prócero (Figuras 2.1 e 2.3 a 2.5) resulta em uma redução de sua expressão cutânea (pregas transversais do nariz), mas também proporciona uma oportunidade para influenciar e melhorar a estética do nariz. Isso é decorrente do fato de que o nível de miotomia redefine o ápice do ângulo nasofrontal e sutilmente altera a extensão aparente do nariz. Pacientes com narizes de aparência curta, geralmente são mais apropriadamente tratados com uma miotomia alta, mais superior, do que aqueles com narizes de aparência mais longa. Isso se deve a uma transecção alta que resulta em um grande fragmento do músculo nasal (inferior), que irá retrair-se inferiormente para produzir um efeito semelhante a um enxerto de raiz. Para pacientes com narizes mais longos, uma miotomia baixa, mais inferior, é normalmente mais apropriada. Essa manobra abaixa discretamente a posição aparente do ângulo nasofrontal e dá a ilusão de um nariz menor.

Embora a divisão do músculo prócero reduza o enrugamento transversal do nariz, a miotomia não deve ser realizada diretamente abaixo de uma prega, porque isso pode acentuá-la. Diferente do tratamento de outros músculos da fronte, a experiência mostrou que a ressecção do músculo prócero não é necessária e apenas a miotomia é adequada.

O nível de transecção do músculo prócero, uma vez determinado externamente, é transferido para a face interna do retalho, perfurando-o perpendicularmente com uma agulha hipodérmica no nível escolhido para a miotomia do músculo (Figura 9.21A) e marcando diretamente o músculo com azul de metileno ou outro corante estéril hidrossolúvel, no ponto em que a agulha penetra o lado posterior do retalho (Figura 9.21B). A agulha é, então, removida e o músculo é dividido transversalmente ao longo da linha marcada usando-se uma tesoura de pontas finas contra a ponta do dedo que repousa na superfície externa da pele do retalho (Figura 9.21C e D).

A chanfradura da margem cortada do fragmento superior do músculo é geralmente necessária, quando uma transecção alta é feita para se evitar depressões palpáveis ou visíveis na glabela, em razão do músculo ser relativamente grosso nessa área (Figura 9.21E). Quando a transecção é realizada inferiormente, em um local em que o músculo é mais fino, as margens cortadas do músculo normalmente não precisam ser chanfradas.

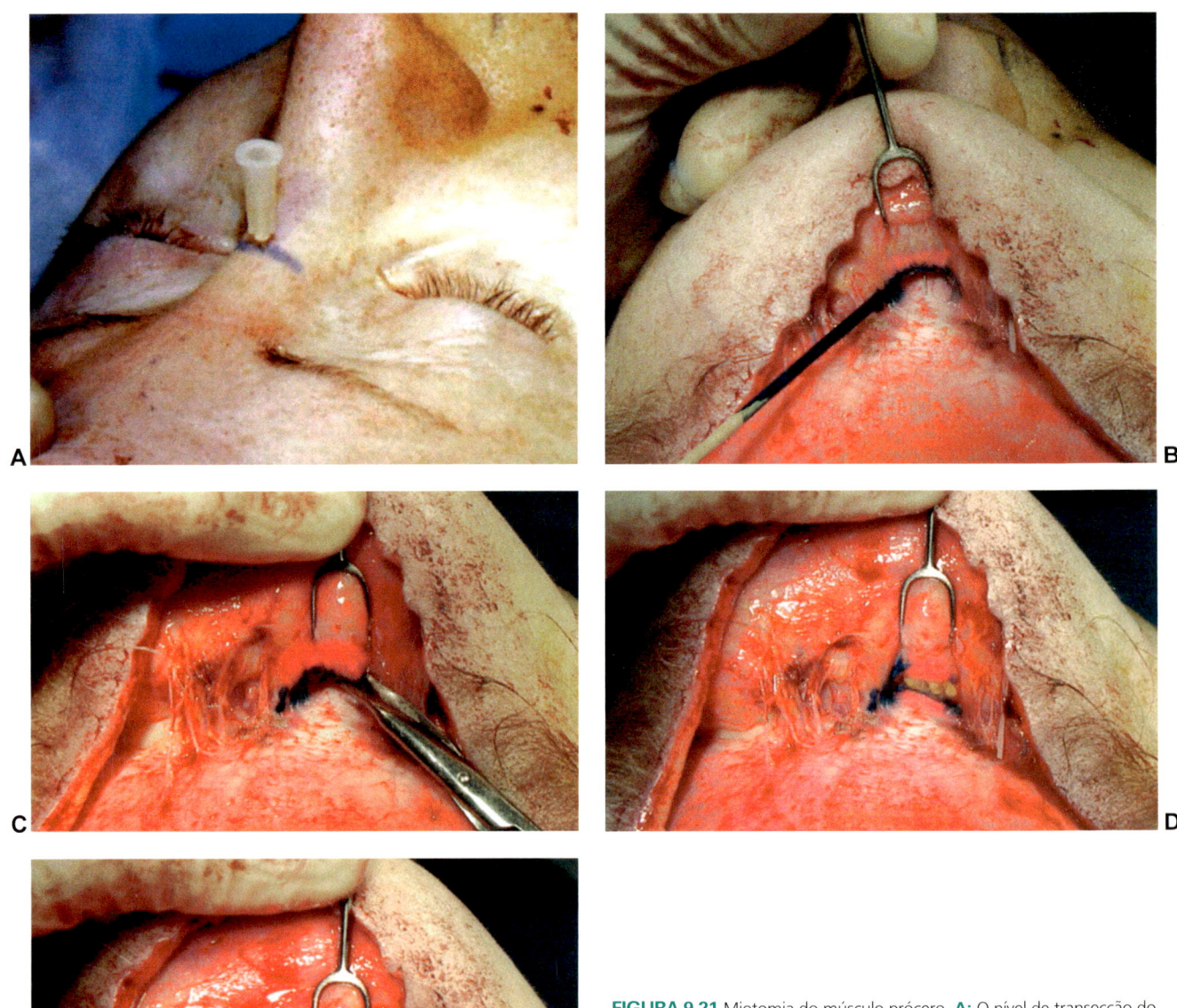

FIGURA 9.21 Miotomia do músculo prócero. **A:** O nível de transecção do músculo prócero, quando determinado externamente, é transferido para a face interna do retalho, perfurando-o perpendicularmente com uma agulha hipodérmica. **B:** O músculo é marcado com azul de metileno ou outro corante estéril hidrossolúvel, no ponto no qual a agulha penetra no lado interno do retalho. **C:** A agulha é, em seguida, removida e o músculo dividido transversalmente, ao longo da linha marcada, usando-se um par de tesouras de pontas finas, contra a ponta de um dedo que repousa na superfície externa da pele do retalho. **D:** A divisão completa do músculo. **E:** Se a transecção do músculo prócero é realizada superiormente onde o músculo é espesso, o fragmento superior é aparado para assegurar contornos suaves. (*Observação*: a cor do músculo foi intensificada em B até E.)

Miectomia do Ventre Frontal do Músculo Occipitofrontal

Embora o reposicionamento do tecido ptótico da fronte suavize a invasão do supercílio sobre a pálpebra e acentuadamente reduza o estímulo para a ativação do ventre frontal do músculo occipitofrontal, a experiência mostra que se obtém um resultado melhor quando o reposicionamento do retalho da fronte é combinado com uma ressecção parcial do ventre frontal do músculo occipitofrontal. Essa miectomia *subtotal* é efetuada removendo-se seqüencialmente faixas transversas de espessura parcial da fáscia e do ventre frontal do músculo occipitofrontal da parte média da fronte com uma tesoura pequena (Figuras 9.11 e 9.22).

A quantidade de adelgaçamento é determinada antes da cirurgia e depende da extensão da deformidade do paciente, do grau de contração habitual do ventre frontal do músculo occipitofrontal e da quantidade desejada de atividade residual do ventre frontal. A miectomia na parte central da fronte ajuda a manter uma posição baixa da parte medial do supercílio e uma configuração atraente do supercílio, especialmente quando uma miectomia do músculo corrugador do supercílio foi realizada, restaurando o equilíbrio adequando do músculo. A miectomia do ventre frontal do músculo occipitofrontal, geralmente, não é necessária lateral aos feixes do nervo supra-orbital e é realizada raramente na parte lateral da fronte. Evitar a miectomia nessas áreas também ajuda a manter a posição lateral do supercílio e sua configuração atraente após a cirurgia.

O ventre frontal do músculo occipitofrontal, sob nenhuma circunstância, deve ser totalmente ressecado a partir de qualquer área. Isso pode resultar em depressões na fronte, irregularidades subcutâneas e expressões bizarras tipificadas por paralisia da parte central da fronte e discinesias marginais. É, igualmente, um erro empregar qualquer técnica na qual o ventre frontal do músculo occipitofrontal seja multisseccionado (miotomia) ou o ramo frontal seja intencionalmente danificado. Pacientes assim tratados podem parecer melhor em repouso, mas transmitem uma mensagem subliminar de desinteresse ou hostilidade em ambientes sociais, em virtude da perda do gesto amigável de elevação do supercílio e da incapacidade para expressar atenção, admiração ou surpresa.

Frontoplastia de Rebaixamento da Linha Capilar

O procedimento de rebaixamento da linha capilar é realizado em conjunto com uma frontoplastia aberta, empregando uma incisão pré-triquial (linha capilar). Um retalho da fronte é levantado em um plano subaponeurose epicrânica e a modificação dos músculos corrugadores, prócero e ventre frontal do músculo occipitofrontal é, então, realizada como anteriormente descrita e como indicada. A posição existente da linha capilar é geralmente marcada no periósteo do crânio como um ponto de referência para uso posterior no procedimento. A marcação da linha mediana no retalho também é útil e facilita o alinhamento da ferida no momento do fechamento.

Depois que as manobras iniciais da frontoplastia foram completadas, é exercida uma tração na margem *posterior* do retalho do escalpo e uma combinação da técnica romba e cortante é usa-

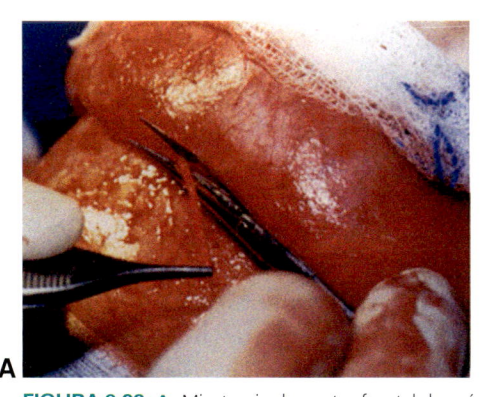

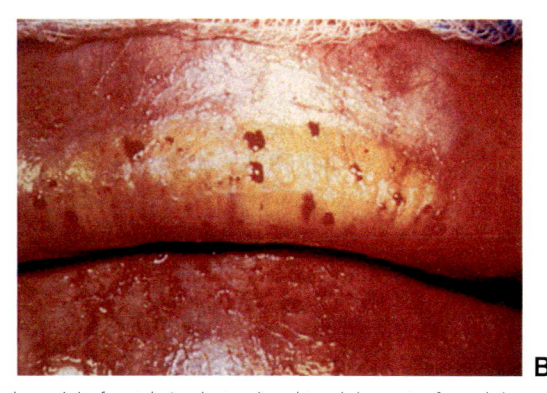

FIGURA 9.22. A: Miectomia do ventre frontal do músculo occipitofrontal. A miectomia subtotal do ventre frontal do músculo occipitofrontal é realizada removendo-se seqüencialmente faixas transversais, de espessura parcial, da fáscia e do ventre frontal do músculo occipitofrontal da parte medial da fronte com um pequeno par de tesouras.
B: Miectomia completa do ventre frontal do músculo occipitofrontal. A fáscia e o ventre frontal do músculo occipitofrontal foram quase totalmente removidos. Algumas poucas fibras musculares restantes, verticalmente orientadas, podem ser vistas sobrepondo-se à gordura subcutânea.

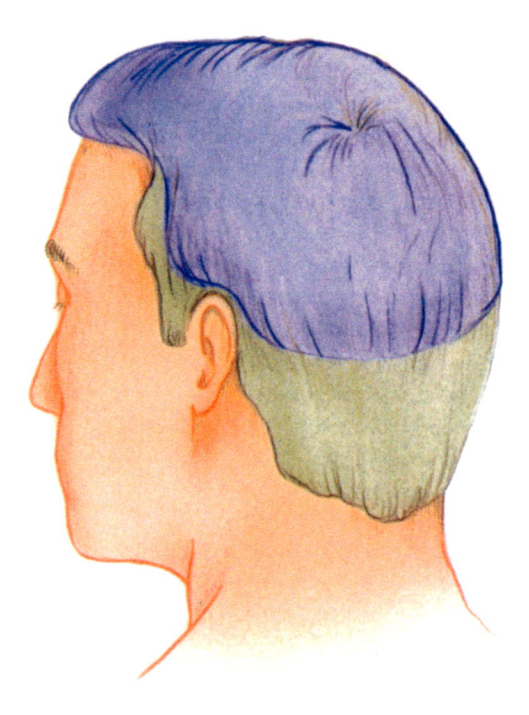

FIGURA 9.23 A extensão da escavação do escalpo para a frontoplastia de rebaixamento da linha capilar. Uma combinação da técnica cega (romba) e cortante é usada para determinar um grande retalho parietoccipital em um plano inferior à aponeurose epicrânica, em um plano pré-periosteal até, e algumas vezes além, da protuberância occipital externa.

da para solapar um grande retalho parietooccipital em um plano periósteo, inferior à aponeurose epicrânica, até a protuberância occipital externa, e algumas vezes, além (Fig. 9.23). Inicialmente, a dissecação é normalmente feita com uma tesoura de Metzenbaum. Conforme a dissecação prossegue mais posteriormente, um dissecador curvado de mama ou um instrumento semelhante forte e curvo, pode ser usado.

Embora a mobilização do escalpo até a protuberância occipital externa seja adequada na maioria dos casos, os ligamentos nucais e as artérias occipitais devem ser divididas, e a escavação do retalho é realizada mais posteriormente até a "junção cérvico-occipital", quando é necessário um avanço máximo do retalho. Nesses casos, escavação adicional da parte temporal pode ser necessária para proporcionar o acesso necessário e os vasos occipitais divididos devem ser identificados e ligados ou controlados de outra maneira. A divisão das artérias occipitais resulta quase inevitavelmente na divisão dos nervos occipitais maiores e em alguma dormência e parestesias na parte posterior do escalpo. Pacientes que desejam o rebaixamento máximo da linha capilar que necessite escavação estendida da parte posterior do escalpo, devem compreender e aceitar esse fato. A tração é, então, exercida sobre a aponeurose epicrânica da parte posterior do escalpo, usando-se ganchos cutâneos com dentes duplos de 10 mm e são realizadas incisões múltiplas transversalmente a cada 1 a 2 cm, sob visão direta, para liberação da amarração da aponeurose epicrânica e para permitir a expansão do retalho (Figura 9.7). A hemostasia deve ser realizada com extremo cuidado para evitar lesão térmica ao retalho ou aos folículos pilosos e todos os pontos de sangramento devem ser especificamente identificados e levantados e mantidos afastados do retalho com pinças finas antes de serem cauterizados.

Observa-se que cada incisão na aponeurose resulta em uma expansão do retalho do escalpo de 1 a 2 mm. Se a posição original da linha capilar foi marcada no crânio antes do início da mobilização do escalpo e do corte da aponeurose, podemos avaliar o grau de expansão do retalho e a quantidade de rebaixamento da linha capilar. As incisões na aponeurose são continuadas até que o grau desejado de avanço do retalho seja obtido.

Dependendo da espessura do escalpo, de sua mobilidade e do grau no qual o retalho é mobilizado e a extensão na qual a aponeurose epicrânica é liberada, quantidades variadas de escalpo podem ser avançadas e quantidades consideráveis de pele a fronte são removidas ao longo da linha capilar frontal na hora do fechamento. Comumente, 15 a 25 mm podem ser removidos centralmente e 30 a 40 mm ou mais lateralmente, sem elevar excessivamente o supercílio.

Colocação do Dreno

A experiência mostra que o dreno reduz o edema e a equimose pós-operatórios e permite que os pacientes retornem ao trabalho e ao convívio social mais rápido. Por essa razão, os drenos são usados rotineiramente na maioria dos casos. No entanto, os drenos não são um substituto para a hemostasia deficiente e não evitam a formação de hematoma.

Um dreno de sucção fechado (Silastic Jackson-Pratt), flexível, multiperfurado, redondo, 7-Fr, é usado em pacientes femininas, e é recomendado um local centrolateral de inserção em uma porção do retalho da parte posterior do escalpo contendo cabelo. Em pacientes masculinos ou quando a frontoplastia para rebaixamento da linha capilar é realizada, um dreno 10-Fr é normalmente usado. O local de inserção está localizado, em geral, aproximadamente a um ou dois dedos transversos laterais à linha mediana e um ou dois dedos transversos posteriores à margem posterior do retalho. Quando usamos uma técnica de rebaixamento da linha capilar, o dreno ainda é colocado centrolateral, mas mais posteriormente.

A incisão perfurante para a inserção do dreno deve ser feita com cuidado, precisamente paralela aos folículos pilosos. As incisões para colocação do dreno realizadas negligentemente podem danificar os folículos, resultando em alopecia periincisional. O dreno deve ser passado a partir do lado inferior do retalho para fora, para evitar arrastar o cabelo para dentro do local da inserção à medida que o dreno é retirado. Ele deve, então, ser ancorado com uma sutura de náilon amarrada a ele com firmeza, mas frouxamente ao escalpo. Isso permite tumefação sem danificar o folículo e facilita a remoção do dreno.

Após o dreno ter sido apropriadamente fixado no local de saída, sua parte perfurada deve ser direcionada ínfero-medialmente para a glabela. Em seguida, sua extensão deve ser aparada enquanto mantemos o retalho posterior avançado, de forma que sua ponta repouse próxima da glabela.

Suspensão e Reposicionamento do Retalho da Fronte

A suspensão e o reposicionamento do retalho da fronte devem ser realizados da forma planejada para produzir a elevação desejada do supercílio e a sua apropriada configuração. Esses determinantes são demonstrados no plano pré-operatório e devem guiar o cirurgião durante essa etapa do procedimento.

Nas técnicas de frontoplastia aberta, a suspensão do retalho é efetuada, fazendo uma excisão excessiva do escalpo, freqüentemente em conjunto com algum tipo de fixação cranial. As *proporções de excisão* (a proporção do escalpo ou da pele da fronte removida para a elevação do supercílio) servem como guia no reposicionamento do retalho da fronte e permite ao cirurgião avaliar a quantidade de pele da fronte ou do escalpo a ser removida. Essas proporções são apenas aproximações e variam dependendo da mobilidade do escalpo, da localização da incisão e da elasticidade do tecido. Todavia, são úteis, especialmente quando são usadas em conjunto com a experiência e uma boa avaliação cirúrgica.

A experiência mostra que 1 a 2 mm de remoção de pele da fronte na linha capilar anterior (incisão pré-triquial) produzirá aproximadamente 1 mm de elevação na fronte. Para incisões feitas em uma localização coronal, algumas vezes, deve-se realizar a remoção de 2 a 3 mm de escalpo ou mais para produzir os mesmos 1 mm de elevação da fronte. Para incisões situadas mais posteriormente, essas proporções tornam-se mais imprecisas e chegam a 4:1 ou mais.

A determinação precisa da quantidade de pele ou de escalpo a ser removida é difícil, por causa da variação da lassidão tecidual e porque graus variáveis de mobilidade estão presentes no retalho da parte posterior do escalpo. A aparação simples do retalho anterior para se ajustar contra o posterior, normalmente resulta em uma excisão insuficiente e leva a um resultado imprevisível e decepcionante. O uso de um marcador do retalho (marcador D'Assumpção, marcador de Pitanguy ou marcador de Marten), no entanto, permite que esses fatores sejam considerados e proporcionem um método confiável para que excisões apropriadas sejam realizadas (Figura 9.24).

Três pontos de suspensão inicial são geralmente usados para fixar o retalho da fronte e sua posição é escolhida para produzir a configuração e a elevação desejadas do supercílio. Uma incisão é feita centralmente e duas lateralmente (Figura 9.25).

Uma incisão piloto central é feita primeiro, para assegurar o alinhamento apropriado da fronte e dos retalhos do escalpo. Usando um marcador de retalho, o cirurgião afere o excesso na

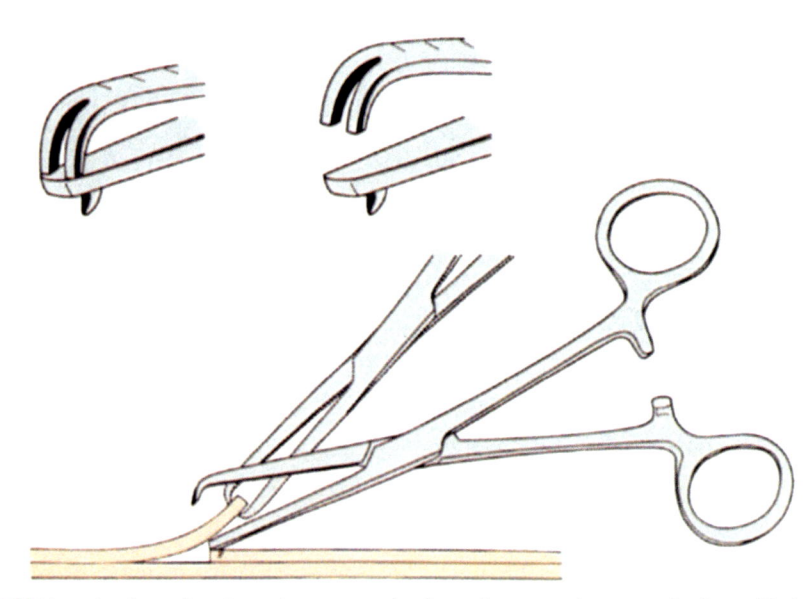

FIGURA 9.24 Marcador do retalho. O uso de um marcador do retalho proporciona um método confiável para a realização de excisões apropriadas da pele do escalpo e da fronte. O pino na parte inferior do mordente da pinça do marcador é designado para ser colocado próximo da borda da margem posterior do retalho e permite ao cirurgião empurrar o retalho do escalpo para frente. Isso fornece um método de avaliação precisa do grau de mobilidade e frouxidão presente posteriormente no retalho do *escalpo*. O retalho da *fronte* é, então, puxado sobre a pinça do mordente inferior do instrumento, e quando a elevação correta do supercílio e a tensão apropriada são conseguidas, o instrumento é fechado. No fechamento, a parte superior do mordente da pinça do instrumento marca a posição precisa da margem do retalho do escalpo abaixo dele. Isso serve como um guia valioso para o grau de excesso presente e é, especialmente, útil em medir a profundidade das incisões "piloto" feitas inicialmente no retalho, nos pontos de suspensão inicial. *Topo:* Vista em *close-up* da ponta do desenho. *Inferior:* Ilustração esquemática do instrumento em uso.

parte média da fronte a ser medido e o retalho é marcado. Uma incisão em T é feita em seguida por meio do ponto marcado (Figura 9.26). Fazer a incisão piloto central em forma de T, facilita a colocação da sutura e simplifica a excisão do tecido excessivo do retalho adjacente. Essa incisão, se localizada no interior do escalpo piloso (*i. e.,* se uma incisão coronal foi usada), deve ser feita precisamente paralela aos folículos pilosos para evitar danificá-los. O retalho é, então, suspenso nesse ponto, com uma sutura cutânea de colchoeiro vertical semi-oculta de náilon 4-0 com o nó dado no lado do escalpo se a incisão foi feita ao longo da linha capilar, ou uma sutura interrompida simples, do mesmo material, se feita mais posteriormente em uma posição coronal no escalpo piloso. Uma extremidade dessa sutura é intencionalmente deixada longa para identificá-la como ponto de suspensão. Invariavelmente, é fixada muito firmemente quando é inicialmente colocada e deve ser removida e substituída após a aparação do retalho e a colocação das suturas adjacentes. Essa abordagem evita necrose local, marcas de sutura, cicatriz e perda de cabelo.

É extraordinariamente fácil, mas um erro artístico grave, elevar em excesso a parte medial do supercílio. Para a maioria dos pacientes, ou quando em dúvida, é melhor remover pouco (2 a 3 mm) ou não remover o escalpo centralmente, porque a excisão dos músculos abaixador e corrugador do supercílio, em si e por si mesmos, resulta em diversos milímetros de elevação da parte medial do supercílio. Além disso, deve ser lembrado que mesmo uma elevação maior pode ocorrer se o músculo prócero for dividido.

Após a suspensão da parte central do retalho, são feitas as incisões pilotos laterais. Sua localização não é arbitrária e é escolhida após a observação do efeito de uma tração *direcionada - superiormente* em vários locais sobre a parte lateral do supercílio. Fundamental para selecionar esses pontos é que *o próprio vetor de mudança do retalho da fronte esteja sempre direcionado superiormente.* Não há componente lateral de mudança e o escalpo não deve ser removido lateralmente da região da têmpora (Figura 9.27C).

Uma vez que a localização apropriada da sutura de suspensão lateral é determinada, a parte lateral do retalho da fronte é elevada de acordo com o plano pré-operatório e a configuração adequada do supercílio é confirmada. Na maioria das mulheres, esse é um arco flexível com a parte lateral do supercílio situando-se a 0,5 cm ou mais acima de sua parte mais medial. Nos homens, a

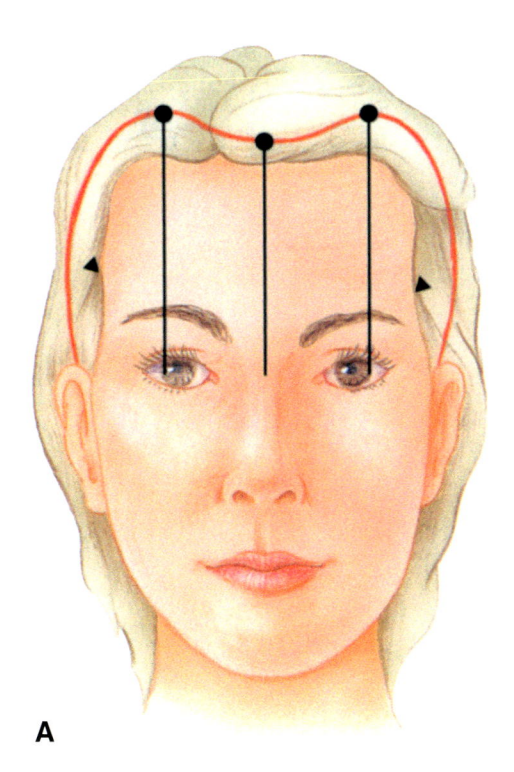

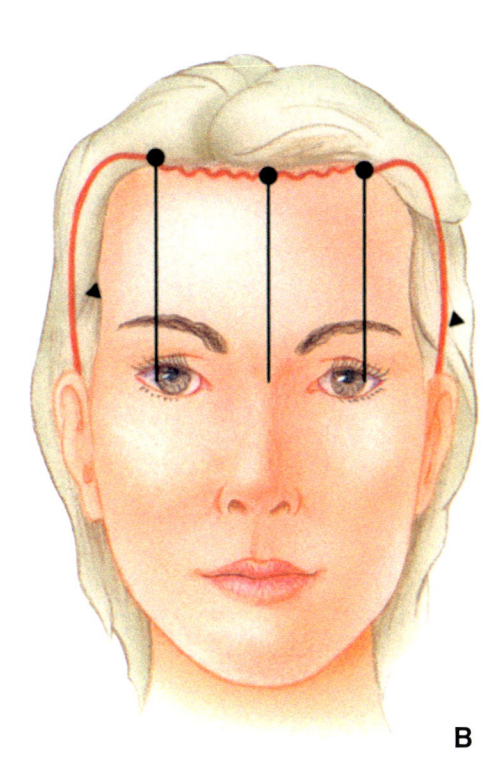

FIGURA 9.25 Colocação da sutura de suspensão. Três pontos de suspensão são geralmente usados para segurar o retalho da fronte. Uma incisão é feita centralmente e duas lateralmente. O ponto de suspensão central é ajustado com pouca ou nenhuma tensão e realinha a fronte e os retalhos do escalpo e ajusta a altura da parte medial do supercílio. Os pontos de suspensão laterais são selecionados para produzir o melhor efeito sobre a parte lateral do supercílio e são, geralmente, colocados ao longo de uma vertical baixada através da parte lateral do limbo esclerocorneal, mas não são necessariamente colocados simetricamente. **A:** Pontos de suspensão para incisão coronal. **B:** Pontos de suspensão pré-triquial (linha capilar). *Pontos triangulares* mostrados na parte temporal do escalpo são locais para suspensão opcional da aponeurose epicrânica até à fáscia do músculo temporal (Figura 9.28).

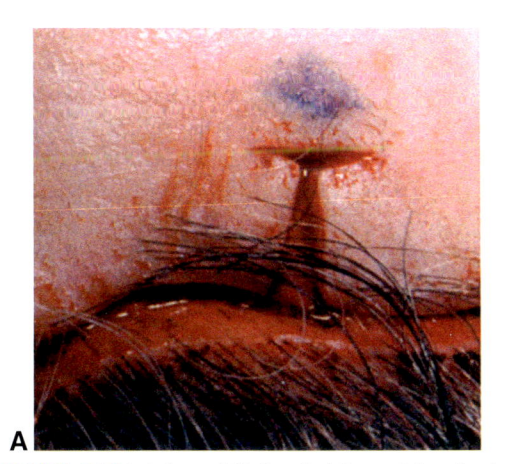

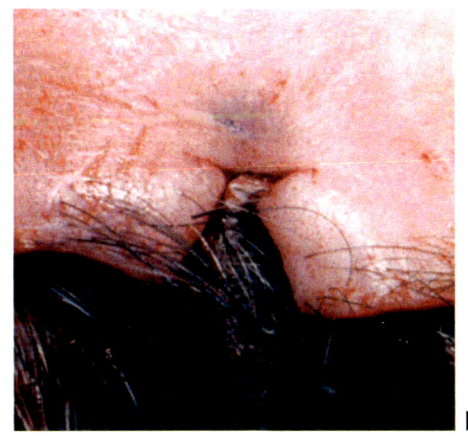

FIGURA 9.26 Incisão em "T". Uma incisão em T é realizada no ponto marcado para a suspensão do retalho da fronte. A marcação da incisão piloto no formato de um T facilita a colocação da sutura e simplifica a excisão do tecido adjacente. **A:** Uma incisão em T foi feita no ponto marcado de suspensão. (Mostrado aqui para clareza em uma incisão na linha capilar; uma incisão em "T" também é útil quando uma incisão coronal é usada.) **B:** O retalho da fronte foi suspenso com uma sutura de colchoeiro vertical semi-enterrada com o nó amarrado na lateral do escalpo. (Se uma incisão coronal é usada, uma sutura interrompida simples pode ser usada.)

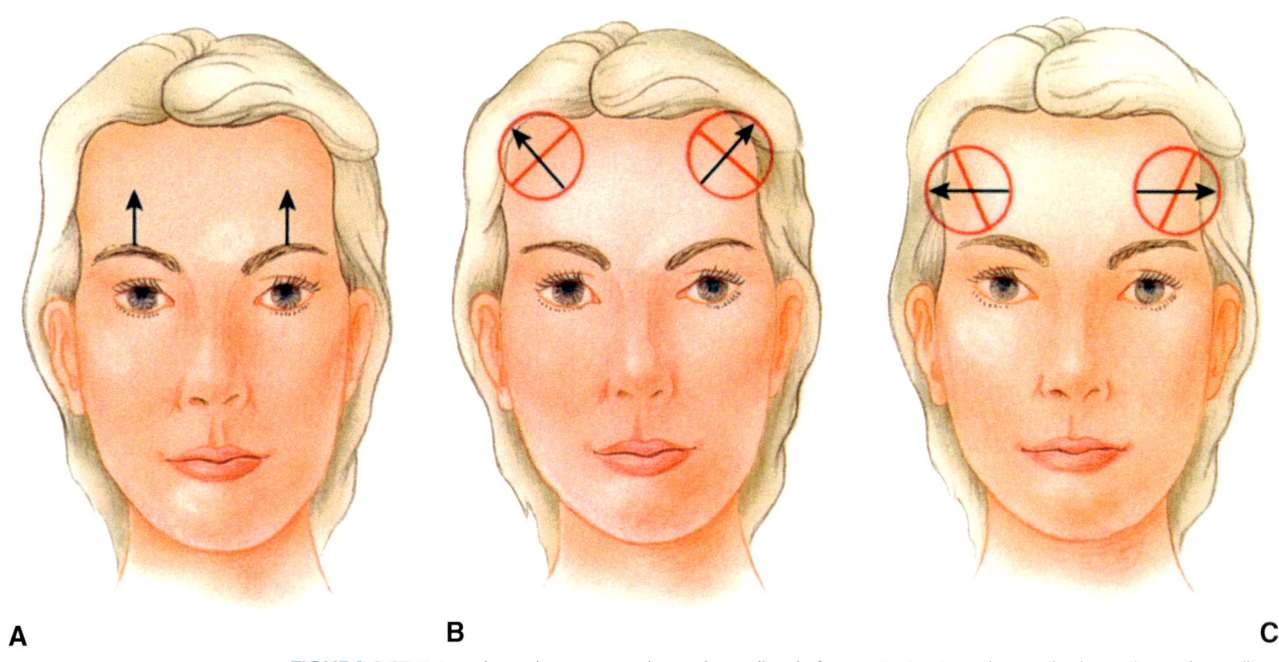

FIGURA 9.27 Vetor adequado para a mudança do retalho da fronte. **A:** O vetor adequando da mudança do retalho da fronte é sempre direcionado *superiormente*. Não há componente lateral de mudança. **B:** Vetor inadequado de mudança do retalho da fronte. Nenhuma tração deve ser feita obliquamente. **C:** Vetor inadequado de mudança do retalho da fronte. Nenhuma tração deve ser feita lateralmente e o escalpo não deve ser excisado lateralmente a partir da região da têmpora.

configuração do supercílio deve ser neutra ou quase neutra, com as partes lateral e medial dos supercílios situando-se quase no mesmo nível. Em indivíduos de pele espessa com uma fronte pesada, alguma correção excessiva inicial lateralmente pode ser apropriada.

Um marcador de retalho é usado para avaliar o excesso sobre a parte lateral da fronte e para marcar a profundidade das incisões pilotos laterais no retalho. As incisões, em forma de T feitas como descritas anteriormente, e o retalho são, então, suspensos nesse ponto com suturas cutâneas de colchoeiro verticais semi-enterradas com náilon 4-0, com os nós presos no lado do escalpo se a incisão foi feita ao longo da linha capilar, ou uma sutura interrompida simples do mesmo material se foi feita mais posteriormente em uma posição coronal na parte do escalpo piloso. Suturas mais profundas não são necessárias se o retalho da fronte foi adequadamente mobilizado e as incisões pilotos foram feitas corretamente e com cuidado, mas elas podem ser usadas, se desejado. Assim como com a sutura de suspensão central, uma extremidade de cada sutura lateral é intencionalmente deixada comprida, quando a sutura é cortada para marcá-la como um ponto de suspensão. Invariavelmente, essas suturas são amarradas muito firmemente quando são inicialmente colocadas e cada uma deve ser removida e substituída após o retalho ter sido aparado e as suturas adjacentes colocadas. Isso evita necrose local, marcas de suturas, cicatriz e perda de cabelo.

Deve-se tomar cuidado quando se suspende o retalho da fronte para assegurar que a tração das duas suturas de suspensão laterais esteja adequadamente equilibrada, e que a linha capilar frontal não tenha ficado inclinada nem para um lado nem para o outro. Isso é mais evidente em pacientes com recessão da linha capilar na parte temporal, nos quais o topete frontal é puxado para um lado ou para o outro. Negligência na colocação da sutura de suspensão central produz um resultado semelhante.

A suspensão do retalho da fronte deve ser feita com pouca ou nenhuma pressão. Se a elevação adequada do supercílio só puder ser obtida amarrando-se as suturas de suspensão firmemente, estas suturas devem ser liberadas e a parte lateral da fronte mobilizada até que um fechamento quase sem tensão possa ser executado. *A amarração das suturas firmemente é um erro sério que resulta em cicatrização deficiente e perda de cabelo.*

Para a maioria dos pacientes, três suturas de suspensão colocadas com uma tensão equilibrada e moderada, cuidadosamente ajustada por um marcador de retalho, são adequadas para assegurar uma posição do supercílio. Em pacientes com pele espessa e com supercílios laterais acen-

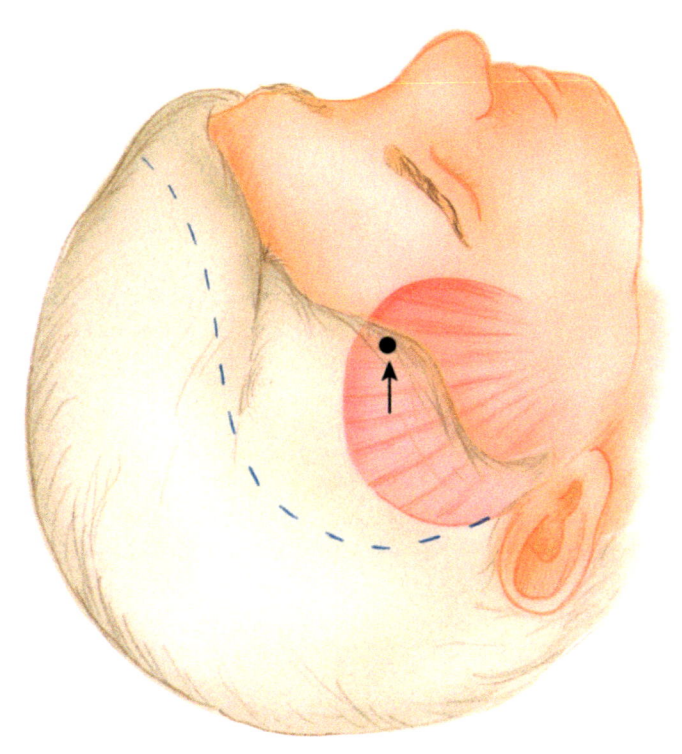

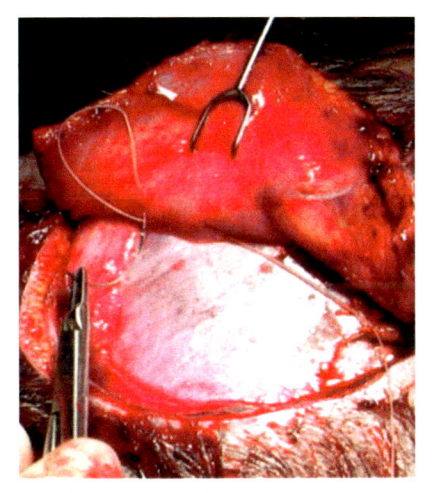

FIGURA 9.28 Suspensão lateral do supercílio. Em pacientes com frontes pesadas e supercílios laterais acentuadamente ptóticos, as suturas internas podem ser colocadas entre a aponeurose epicrânica e a fáscia do músculo temporal, próximo da crista temporal.

tuadamente ptóticos ou pesados ou nos outros, nos quais uma fixação adicional é necessária ou desejada, suturas internas podem ser colocadas lateralmente entre a aponeurose epicrânica e a parte mais medial da fáscia do músculo temporal, próximo da crista temporal (Figura 9.28). A fixação craniana da aponeurose epicrânica também pode ser feita mais superiormente, se desejado, usando-se túneis ósseos unicorticais convergentes, microparafusos, ou outras âncoras cranianas disponíveis. Isso ajuda ainda mais a promover a fixação do retalho acentuadamente ptótico ou pesado e reduz a tensão ao longo da incisão das suturas no escalpo.

Fechamento da Incisão e Excisão do Escalpo e da Pele

Após a colocação das suturas de fixação ou de suspensão, a pele ou o escalpo em excesso devem ser removidos e a incisão fechada. Se isso for feito cuidadosamente e diversos princípios gerais forem seguidos, o resultado será uma cicatriz excelente, sem enrugamento, protuberância, pequenos saltos ou perda de cabelo.

Quase todas as cicatrizes subótimas de uma frontoplastia podem ser seguidas diretamente a erros no planejamento ou na técnica e, raramente, a origem é o paciente. Esses erros incluem lesão aos folículos pilosos quando se realiza uma incisão ou aparação do escalpo, dano aos folículos pilosos a partir de uma cauterização negligente ou do manuseio indevido do retalho, inadequada mobilização dos tecidos, excisão excessiva da pele da fronte ou do escalpo, fechamentos com tensão excessiva, alinhamento deficiente das margens das incisões e estrangulamento do tecido por suturas muito apertadas.

No fechamento das incisões na frontoplastia, a tensão deve ser mínima e colocada em pontos-chave de suspensão ou apenas em pontos de fixação. Todas as áreas entre as suturas de suspensão devem ser aparadas com um excesso de 2 a 3 mm e as margens dos retalhos devem estar em contato entre si entre os pontos de suspensão antes que quaisquer outras suturas sejam feitas.

Quando se apara o escalpo redundante do retalho da fronte, as incisões devem ser feitas precisamente paralelas aos folículos pilosos. Se o retalho é aparado de qualquer outra maneira, os folículos pilosos serão danificados e ocorrerá alopecia marginal. Se foi feita uma incisão ao longo da linha capilar, a pele da margem do retalho da fronte deve ser moderadamente chanfrada para igualar-se à chanfradura do retalho do escalpo posterior a ela à qual será unida. No entanto, não é necessário aparar o retalho da fronte como uma linha ondulada para se obter uma cicatriz ondulada aleatória ao longo da linha capilar da parte frontal.

Aparar o retalho da fronte ao longo de uma linha reta ou a linha do retalho do escalpo, aproximando-o da incisão ondulada realizada inicialmente ao longo da linha capilar da parte frontal, é suficiente para criar uma cicatriz ondulada e uma linha capilar aleatória com aparência natural.

O fechamento da incisão deve ser preciso e deve ser alcançada a aposição derme a derme exata. Como uma incisão feita apropriadamente no escalpo é chanfrada em várias direções, em vários pontos ao longo de sua extensão, um fechamento simples com grampos é inadequado na maioria dos casos. Algumas suturas quase sempre serão necessárias para se conseguir uma aposição precisa da margem da incisão e evitar-se os pequenos saltos.

Para incisões feitas ao longo da linha capilar, uma aproximação inicial deve ser obtida, usando-se múltiplas suturas de colchoeiro, verticais semi-enterradas com náilon 4-0, com os nós amarrados frouxamente no lado do escalpo. O alinhamento final é então feito com o uso de suturas interrompidas simples de náilon 6-0 ou outra sutura fina de escolha. Para incisões feitas na posição coronal, a ferida dever ser cuidadosamente alinhada usando-se múltiplas suturas interrompidas simples fixadas frouxamente com náilon 4-0. Suturas mais densas não devem ser usadas porque a tentação de amarrar muito firmemente é muito grande.

Nenhum escalpo deve ser excisado lateralmente (temporalmente) quando se fecha uma incisão de frontoplastia. Puxar lateralmente a fronte não melhora as pregas da glabela ou suaviza a fronte e é a causa subjacente de largas cicatrizes temporais.

Deve-se resistir ao impulso de amarrar firmemente as suturas em qualquer lugar ao longo do fechamento, incluindo a parte temporal da incisão. *As suturas amarradas muito firmemente danificam os folículos pilosos e resulta em alopecia periincisional.*

A etapa final no fechamento da incisão é a remoção e a substituição das suturas de suspensão feitas inicialmente. Podem ser identificadas por suas longas caudas. Se essas suturas não forem removidas e substituídas, provavelmente estarão muito apertadas 1 a 2 dias após a cirurgia, podendo resultar em necrose do escalpo adjacente, em formação de cicatriz e na destruição do folículo piloso. A remoção e substituição na conclusão do fechamento evitarão estes problemas.

Curativos

Na finalização do procedimento, a cabeça do paciente é lavada e uma inspeção final da incisão suturada é feita para assegurar que foi conseguido o alinhamento preciso entre as margens. Caso contrário, as suturas devem ser removidas e substituídas, ou suturas adicionais devem ser colocadas, como indicado. Creme rinse ou condicionador são freqüentemente aplicados e o cabelo é cuidadosamente desembaraçado com um pente de dentes largos. Falha na lavagem, no acondicionamento e no desembaraçamento adequado do cabelo do paciente na finalização do procedimento resulta em entrelaçamento e embaraçamento sérios que podem ser traumáticos ou problemáticos para o paciente.

Embora não seja absolutamente necessário, um curativo leve de gaze felpuda (Kerlix), cilíndrica, não-estéril, enrolada frouxamente, é colocado na fronte e no occipúcio do paciente e é preso com uma touca em forma de "turbante", feita com um campo cirúrgico limpo. Isso confina o cabelo do paciente, esconde as linhas de sutura e retém qualquer vazamento proveniente das incisões. Não se devem usar curativos de pressão ou constritivos (Kling) ou materiais elásticos (*e. g.,* Coban, Elastoplast, Ace), porque estes são uma fonte importante de problemas, incluindo dor pós-operatória, perda de cabelo e descamação do escalpo e da pele.

■ CUIDADO PÓS-OPERATÓRIO

O cuidado pós-operatório apropriado do paciente que passou por uma frontoplastia aberta assegura o melhor resultado com as menores complicações. A maioria dos pacientes é tratada como pacientes ambulatoriais e pede-se que descansem calmamente com compressas de gelo sobre os olhos por 48 a 72 horas enquanto estão acordados, mesmo que a cirurgia da pálpebra não faça parte do procedimento. Para a maioria dos pacientes o edema alcança o pico durante esse período. Não se provou necessário ou produtivo aplicar compressas de gelo na fronte, a menos que o paciente o deseje.

Todos os pacientes recebem pomada oftálmica branda sem preservativo e solução lacrimal artificial, além de instruções específicas de seu uso. Pede-se ao pacientes para usar a pomada oftálmica todas as noites durante as três primeiras semanas após a cirurgia ou até que todos os sinais de irritação dos olhos tenham diminuído. As lágrimas artificiais são usadas, se necessário, durante todo o dia.

Deve-se pedir aos pacientes para retornarem ao consultório um dia após a cirurgia para serem examinados. As linhas de sutura devem ser cuidadosamente inspecionadas e *todas as suturas parecendo muito apertadas são cortadas*, mas deixadas *in situ*. A liberação de suturas potencialmente muito apertadas evita marcas de suturas, alopecia e formação de cicatriz. Deixar as suturas *in situ* após cortá-las e, em seguidas, removê-las posteriormente, impede o sangramento irritante que freqüentemente ocorre quando são removidas no momento em que são cortadas. *A separação das incisões é muito menos problemática e mais fácil de corrigir do que a necrose localizada, a formação de cicatriz, a destruição do folículo e a perda de cabelo que ocorrem – quando as suturas apertadas não são liberadas.*

Além disso, as suturas do escalpo podem ser colocadas muito firmemente, mesmo quando um fechamento em camadas é feito ou pontos profundos de fixação são usados. Além disso, a tumefação pós-operatória varia de paciente para paciente e não podemos supor que as suturas colocadas sob tensão apropriada, no momento da cirurgia, não ficarão muito apertadas no dia seguinte.

A produção do dreno é verificada na primeira consulta após a cirurgia e o dreno é removido se houve um acúmulo menor que 30 ml desde o procedimento cirúrgico. Este é o caso para a maioria dos pacientes. Se houver uma coleta maior que 30 ml, o reservatório é esvaziado e o dreno deixado no lugar mais um dia.

Após a remoção, os pacientes são instruídos a começarem uma rotina diária de banho e lavagem do cabelo. Isso ajuda a remover a formação de crostas sobre as linhas de sutura, mantém as incisões limpas e, normalmente, melhora o bem-estar geral do paciente. Os pacientes devem estar seguros de que a água, o xampu e os condicionadores não são prejudiciais e nem causarão infecção.

Os pacientes são instruídos a não fazer "permanente", tingimento, tintura, brilho, pigmentação, ou por outro lado, não tratar quimicamente o cabelo por 2 semanas após a cirurgia, porque esses tratamentos podem resultar em quebra do fio ou perda de cabelo. "Secadores modeladores" e "escovas modeladoras" devem ser usados com cuidado durante vários meses após a cirurgia, porque os pacientes podem queimar a fronte e o escalpo durante o uso desses produtos e o fazem inconscientemente.

As suturas geralmente são removidas em um período de 7 a 9 dias. Qualquer sutura que pareça muito apertada é removida imediatamente quando identificada. Se uma incisão ao longo da linha capilar foi usada, suturas finas são geralmente removidas 4 a 5 dias após a cirurgia, assim como acontece com as suturas de suspensão (suturas com caudas longas). As suturas restantes são removidas 4 a 5 dias mais tarde. Se uma incisão no escalpo (incisão coronal) foi usada, as suturas de suspensão (suturas com caudas longas) são removidas 3 a 5 dias após a cirurgia. As suturas restantes são removidas 4 a 5 dias mais tarde.

Quando os pacientes retornam ao trabalho e suas vidas sociais dependem de sua tolerância para a cirurgia e anestesia, sua capacidade de cicatrização, do tipo de trabalho que fazem, das atividades que apreciam e de como se sentem, especialmente com relação à sua aparência. Geralmente, pede-se aos pacientes para aguardarem de 7 a 10 dias, se possível, para se recuperarem da cirurgia. Tempo adicional de descanso é recomendado antes de uma aparição importante, apresentação, excursão, férias ou evento semelhante. Se o paciente estiver se sentindo bem e não tiver problemas, permite-se que retorne ao escritório e tenha uma atividade social limitada quando desejado.

Durante 10 a 14 dias após a cirurgia, aconselha-se aos pacientes que evitem fazer flexão, curvatura e todos os esportes, exercícios e atividades vigorosas. Depois desse tempo, permite-se que comecem gradualmente a se exercitarem até seu nível de atividade pré-cirúrgica. Depois de 4 a 6 semanas após a cirurgia, permite-se que se dediquem a atividades mais vigorosas.

EXEMPLOS DE CASOS

Os exemplos de casos nas Figuras 9.29 a 9.32 demonstram a melhora possível ao usar as técnicas de frontoplastia aberta.

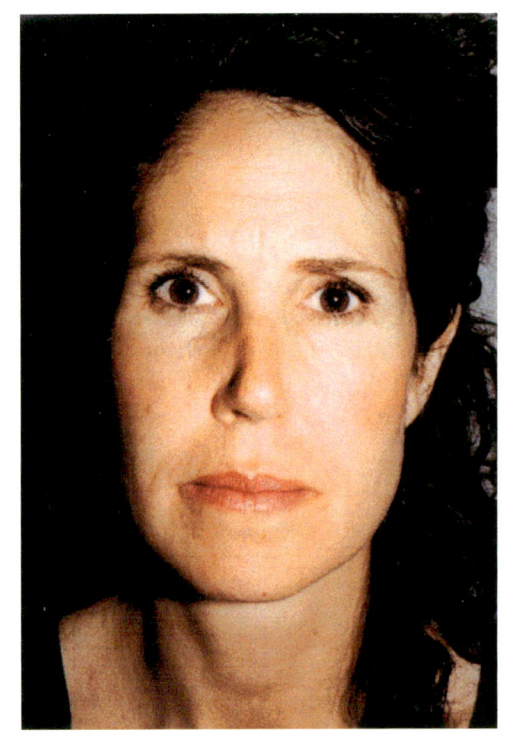

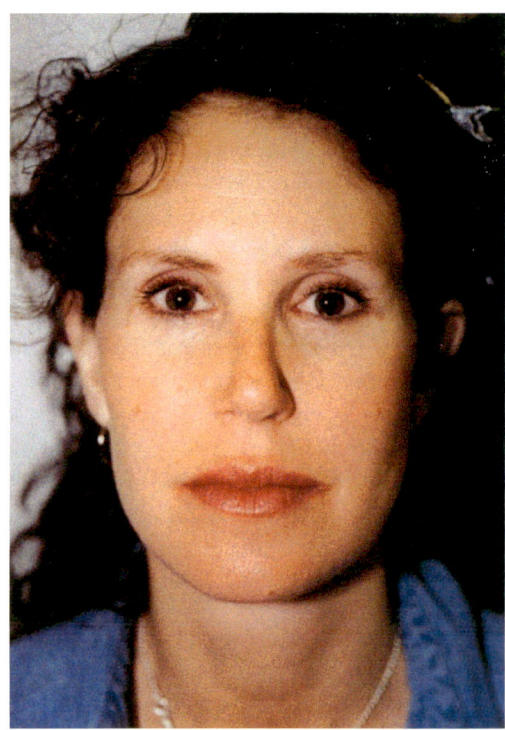

FIGURA 9.29 Estudo de caso. Uma mulher de 37 anos vista antes e 10 meses após uma frontoplastia coronal. *Lifting* facial do pescoço e blefaroplastia inferior também foram realizados.

A

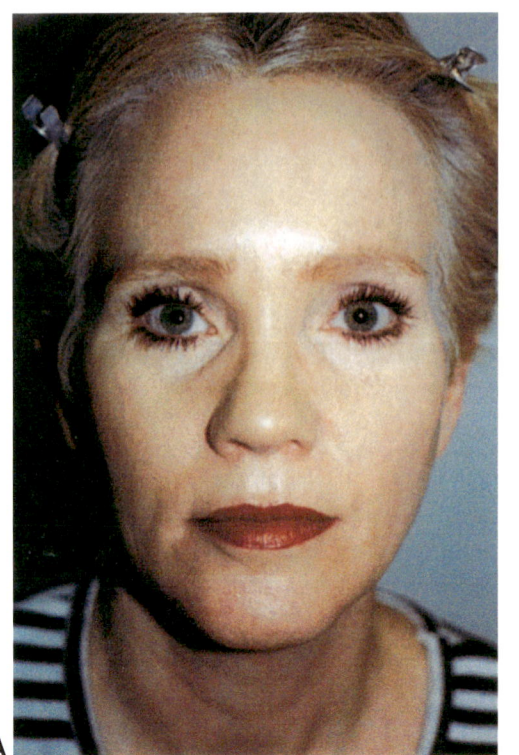

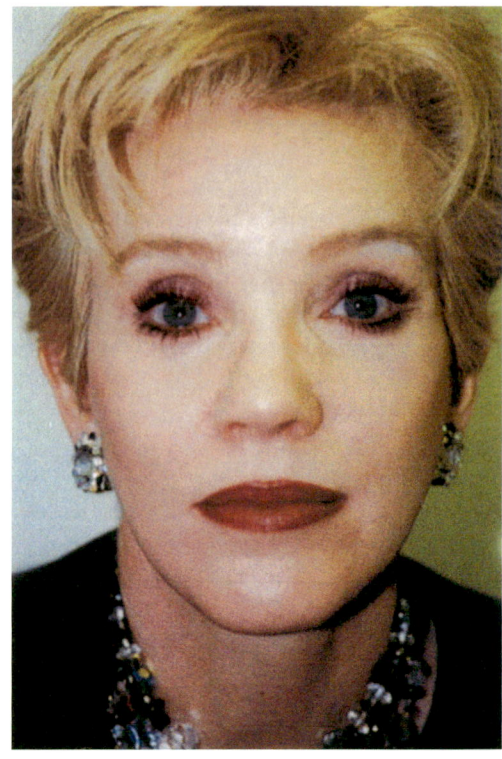

FIGURA 9.30 Estudo de caso. **A:** Uma mulher de 47 anos vista antes e 11 meses após uma frontoplastia pré-triquial (linha capilar), blefaroplastia inferior e *lifting* facial. Nenhuma cirurgia foi realizada na pálpebra superior.

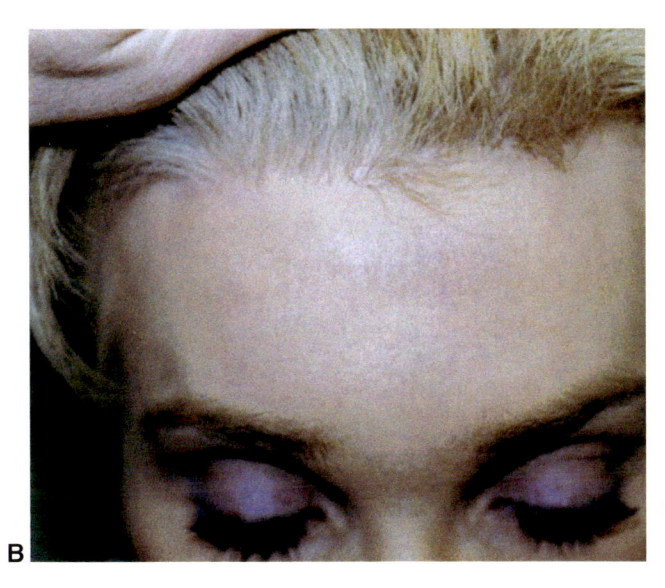

FIGURA 9.30 B: Vista em *close-up* da cicatriz fechada ao longo da linha capilar.

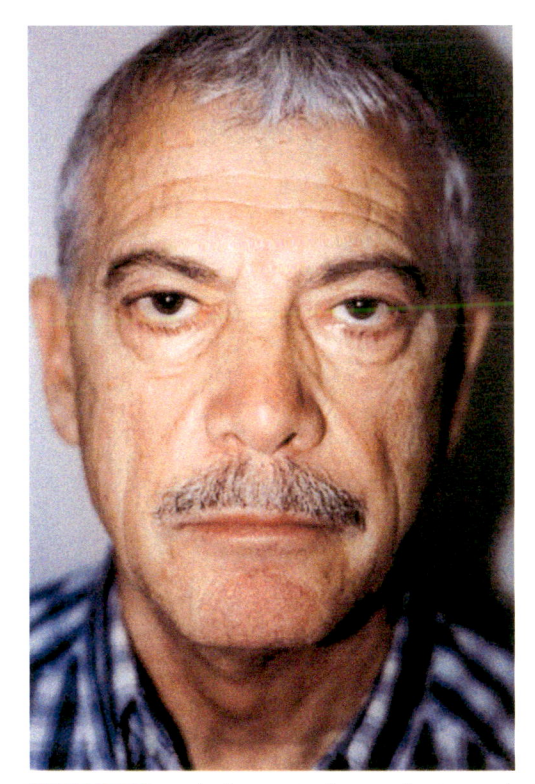

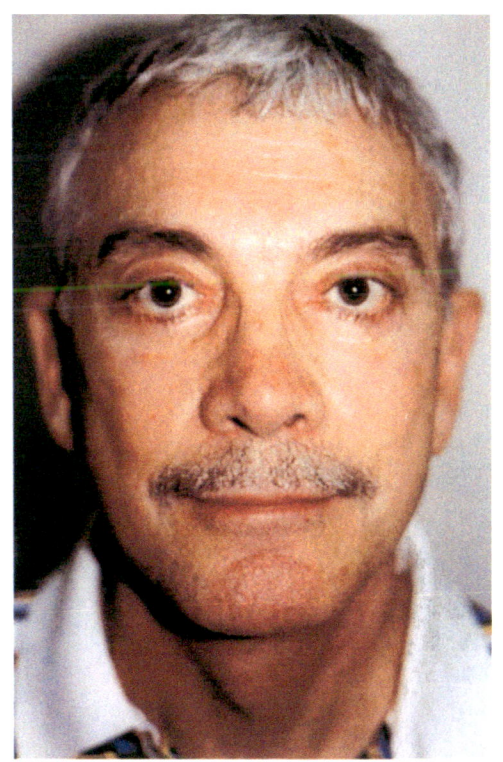

FIGURA 9.31 Estudo de caso. Um homem de 63 anos visto antes e 9 meses após frontoplastia. Foi realizado *lifting* facial do pescoço e blefaroplastia inferior.

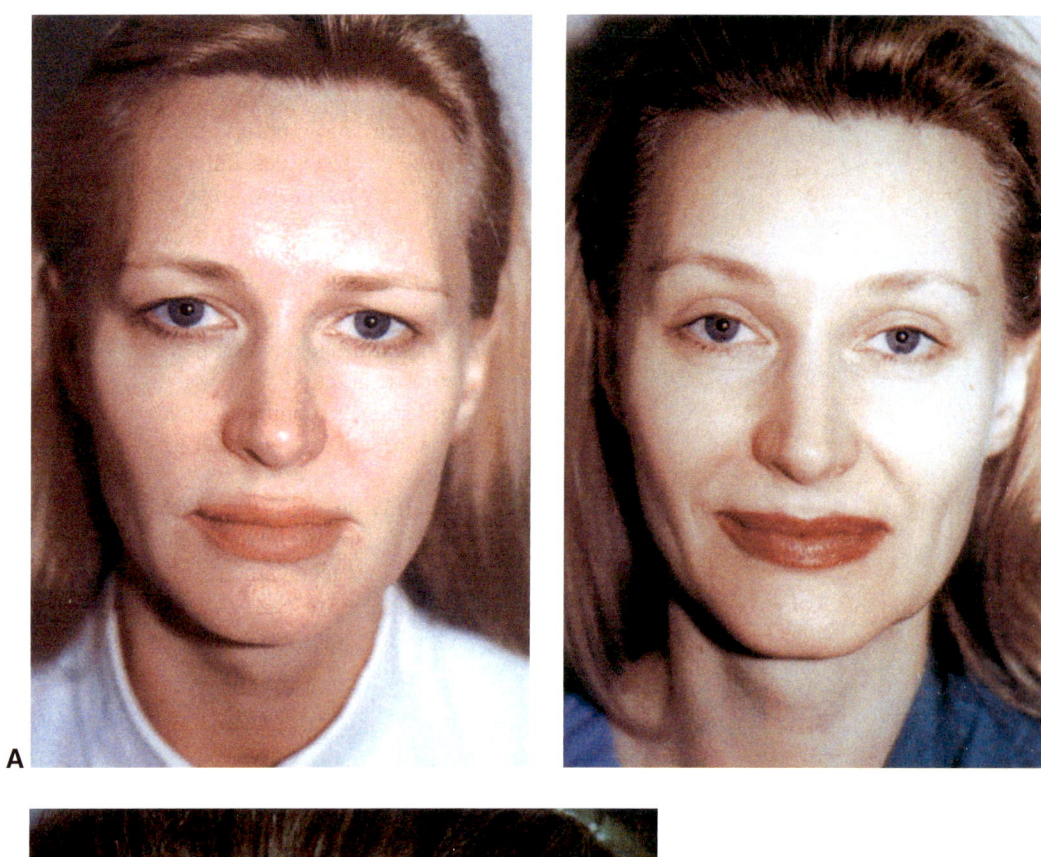

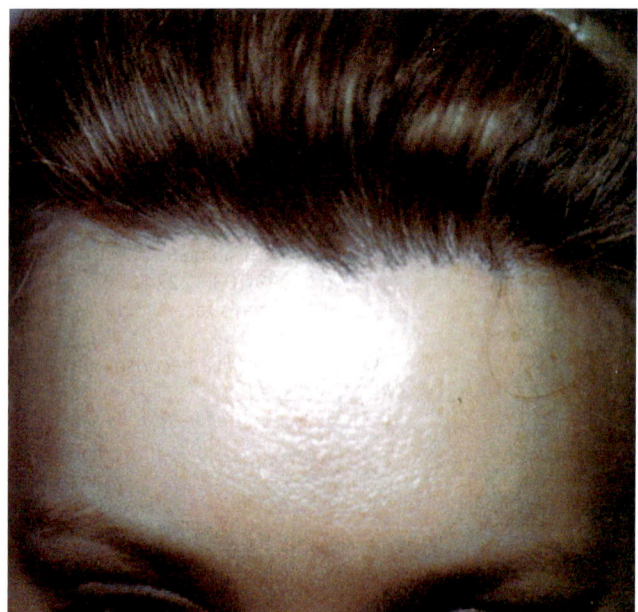

FIGURA 9.32 Estudo de caso. **A:** Uma mulher de 35 anos vista antes e 27 meses após frontoplastia para rebaixamento da linha capilar. **B:** Vista em *close-up* da cicatriz fechada ao longo da linha capilar.

COMPLICAÇÕES

Complicações foram raras com o uso das técnicas descritas (5,13,14) e, geralmente, os pacientes experimentam pouco mais do que uma tumefação branda e uma equimose ocasional. Planejamento deficiente, técnica medíocre e assistência perioperatória imprópria podem, no entanto, resultar em hematoma, alopecia, infecção, lesão nervosa, cicatrizes desalinhadas, problemas de contorno, assimetrias, parestesias, discinesias, descamações cutâneas ou do escalpo, disfunção palpebral, abrasões na córnea e síndromes do olho seco.

CONCLUSÃO

Quando se avalia a fronte em envelhecimento, o foco do cirurgião deve ser na identificação das deformidades presentes e na seleção do melhor procedimento condizente com as necessidades específicas do paciente. Uma análise cuidadosa, considerada em conjunto com as preocupações do paciente e as circunstâncias sob as quais o procedimento será realizado, permitirá uma seleção racional da técnica mais apropriada.

Os objetivos finais das técnicas de frontoplastia aberta e de outros tipos são os mesmos, e as diferenças entre esses procedimentos correspondem principalmente à extensão da incisão usada, se o procedimento for realizado corretamente. Os cirurgiões tecnicamente capazes de fechar, sem complicações, incisões abertas, são capazes de escolher entre essas classes de procedimentos, como indicado pelas circunstâncias de seus pacientes e não ficam restritos a apenas uma classe de técnica. Para muitos pacientes, a tradicional frontoplastia aberta, e suas variações, oferece a melhor solução para seus problemas específicos.

AGRADECIMENTO

As Figuras 6, 7, 9, 11 até 17, 19 até 22, 24, 26, 28 direita e 29 até 32 são cortesia do Dr. Timothy J. Marten, M.D.

REFERÊNCIAS BIBLIOGRÁFICAS

1. Tolleth H. Concepts for the plastic surgeon from art and sculpture. *Clin Plast Surg* 1987;14:585.
2. Rickets RM. Divine proportion in facial aesthetics. *Clin Plast Surg* 1982;9:401.
3. Huntley HE. *The divine proportion*. New York: Dover, 1970.
4. Powell H, Humphrieys B. *Proportions of the aesthetic face*. New York: Thieme-Stratton, 1984.
5. Marten TJ. Hairline lowering foreheadplasty. *Plast Reconstr Surg* 1999;103(1):224-236.
6. Farkas LJ, Kolar JC. Anthropometrics and art in the aesthetics of women's faces. *Clin Plast Surg* 1987;14:4.
7. Guyeron B. Medical-grade tatooing to camouflage depigmented scars. *Plast Reconstr Surg* 1995;95(3):575-579.
8. Connell BF, Marten TJ. Facelift. In: Cohen M, ed. *Mastery of plastic and reconstructive surgery*. Boston: Little, Brown, 1994.
9. Connell BF, Marten TJ. Deep layer techniques in cervicofacial rejuvenation. In: Psillakis G, ed. *Deep facelifting techniques*. New York: Thieme, 1994.
10. Marten TJ. Facelift: planning and technique. *Clin Plast Surg* 1997;24:269.
11. Marten TJ. Physician administered office anesthesia. *Clin Plast Surg* 1991;18:653.
12. Knize DM. A study of the supraorbital nerve. *Plastr Reconstr Surg* 1995;96:564.
13. Connell BF, Lambros VS, Neurohr GH. The foreheadlift: techniques to avoid complications and produce optimal results. *Aesthetic Plast Surg* 1989;19:217.
14. Connell BF, Marten TJ. The male foreheadplasty: recognizing and treating aging in the upper face. *Clin Plast Surg* 1991;18:653.

ÍNDICE REMISSIVO

Atenção: Os números em *itálico* são referentes às Figuras.

A

AA (Artéria Angular), *26*
ACE (Artéria Carótida Externa), *26*
AE (Aponeurose Epicrânica), *13*, 45-71
   plano profundo da, *ver PP-AE*
   coxim adiposo da, *ver CA-AE*
   relações da, *46, 60*
     com ângulo lateral do olho, *60*
     na parte inferior da fronte, *48*
       planos da, *48*
AF (Artéria Facial), *26*
AIO (Artéria Infra-Orbital), *26*
AIT (Artéria Infratroclear), *26*
AMM (Artéria Meníngea Média), *26*
   ramo da, *8*
     parietal, *8*
     frontal, *8*
AMO (Ângulo Medial do Olho)
   ligamento palpebral medial do, *ver LPM-AMO*
Anatomia, 1-99
   de superfície, 3-10
     do crânio, 3-10
   óssea, *4*
     da fronte, *4*
     da fossa temporal, *4*
   fronte, 11-23, 25-43, 91-99
     músculos da, 11-23
     nervos da, 25-43
     vasos da, 25-43
     estética da, 91-99
   fossa temporal, 11-23, 25-43
     músculos da, 11-23
     nervos da, 25-43
     vasos da, 25-43
AE, 45-71
   fáscias, 45-71
     temporais, 45-71
   endoscópica, 73-87
     da fronte, 73-87
     da fossa temporal, 73-87
   avaliação estética do paciente, 91-99
     pré-operatória, 91-99
       para frontoplastia, 91-99
Anestesia
   na frontoplastia aberta, 167
     considerações com, 167
APL (Artérias Palpebrais Laterais), *26*
Aplicação (ões)
   clínicas, 100-187
     frontoplastia, 101-131, 153-187
       com incisão limitada, 101-131
       aberta, 153-187
     lifting do supercílio, 133-150
       endoscópico, 133-150
APM (Artérias Palpebrais Mediais), *26*
Aponeurose
   epicrânica, *ver AE*
Arco
   superciliar, *98*
   de ouro, *98*
   de cabelo, *143*
Artéria
   meníngea média, *ver AMM*
   angular, *ver AA*
   carótida externa, *ver ACE*
   facial, *ver AF*
   temporal superficial, *ver ATS*
   infra-orbital, *ver AIO*
   infratroclear, *ver AIT*
   palpebrais laterais, *ver APL*
   palpebrais mediais, ver APM
   supratroclear, *ver AS*
   supra-orbital, *ver ASO*
AS (Artéria Supratroclear), *26*
ASO (Artéria Supra-Orbital), *26*
Assimetria
   facial, 96
ATS (Artéria Temporal Superficial)
   ramo da, *26*
     frontal, *26*
     parietal, *26*

B

Bernard-Morello
   cânula de, *142*
     endoscópica, *142*

C

CA-AE (Coxim Adiposo da Aponeurose Epicrânica), *15, 18, 21*
   sustentação incompleta do, *65*
     parede aponeurótica de, *65*
       exemplo da, *65*
   parede de suporte do, *69*
     aponeurótica, *69*
Cabelo
   arco de, *143*

Calvária
　espessura da, *6*
　face da, *6, 7*
　　externa, *6*
　　interna, *7*
Cantopexia
　lateral, *124*
Cânula
　endoscópica, *142*
　　de Bernard-Morello, *142*
CM-MOO (Cabeça Medial do Músculo Orbicular do Olho), *13, 18, 20*
CO-MCS (Cabeça Oblíqua do Músculo Corrugador do Supercílio), *13, 15, 18, 20, 21, 22*
Connel
　sinal de, *93*
　W-plastia de, *159, 160*
　　incisão em, *159, 160*
Crânio
　superfície do, 3-10
　　anatomia de, 3-10
　espessura do, *6*
　　tabela de medidas da, *6*
CT-MCS (Cabeça Transversal do Músculo Corrugador do Supercílio), *13, 15, 16, 18, 20, 21, 22*
Curativo(s)
　na frontoplastia aberta, *182*

■ D

Desproporção
　fascial, *156*
Dissecção
　não-endoscópica preliminar, *76*
　　sobre áreas, *76*
　　　da fronte, *76*
　　　da fossa temporal, *76*
Dreno
　colocação do, *177*
　　na frontoplastia aberta, *177*

■ E

Elevação
　do supercílio, 104, 106, 134
　　planejamento do nível de, 104
　　　na frontoplastia, 104
　　　com incisões no escalpo, 106
　　　na parte temporal, 106
　　mecânica da, 134
　do retalho, *109*, 168
　　da fronte, *168*
　do periósteo, *111*
　　ao longo da parte superior, *111*
　　da margem orbital, *111*
Endoscópio, *142*
Envelhecimento
　na parte superior, 92
　　da face, 92
　　　reconhecendo, 92
　da fronte, 94
　　e expressões inapropriadas, 94
　fascial, *156*

Enxerto
　fascial, *147*
　　para área da glabela, *147*
EPD (Espaço do Plano de Deslizamento), *16*
Equipamento
　do *lifting* do supercílio, 140, *141*
　　endoscópico, 140, *141*
　　　preparação do, 140
　　　suporte posicionado, *141*
Escalpo
　áreas sensitivas do, *32*
　marcações do, *105*
　　pré-operatórias, *105*
　linha de incisão no, *106*
　　vetor de reerguimento e, *106*
　incisões no, 106, *143*
　　parte temporal do, 106
　　　elevação do supercílio com, 106
　excesso no, *116*
　rolo do, *130*
　extensão da escavação do, *176*
　　para frontoplastia de rebaixamento, *176*
　　da linha capilar, *176*
　excisão do, 181
　　na frontoplastia aberta, 181
Espaço
　do plano de deslizamento, *ver EPD*
Espessura
　da calvária, *6*
　do crânio, *6*
　　tabela de medidas da, *6*
Esponja(s)
　de Reston, *148*
Estética
　pré-operatória do paciente, 91-99
　　avaliação para frontoplastia, 91-99
　do supercílio, 96, 134
Excisão
　do MCS, *162*
　na frontoplastia aberta, 181
　　do escalpo, 181
　　da pele, 181
Expressão(ões)
　inapropriadas, 94
　　envelhecimento e, 94
　　　da fronte, 94

■ F

Face
　parte superior da, 92
　　envelhecimento na, 92
　　　reconhecendo o, 92
　atraente, *155*
　　e proporcional, *155*
　rejuvenescimento da, 166
　　frontoplastia e, 166
　　　seqüenciando a, 166
Fáscia(s)
　temporais, *ver FT*
Flower
　sinal de, *93*
Forame
　do NSO, *39*
Fossa
　temporal, 11-23, 25-43, *26, 28, 39, 57, 73-87*

ÍNDICE REMISSIVO

músculos da, 11-23
nervos da, 25-43
  sensitivos, *28*
  motores, *39*
vasos da, 25-43
  relações dos, *26*
tecido mole da, 54
  e zona de fixação, *54*
relações da, *57*
planos da, *58*
  e ramo temporal do NF, *58*
áreas da, *63, 76*
  cortes microscópicos das, *63*
  dissecção não-endoscópica preliminar de, *76*
anatomia da, 73-87
  endoscópica, 73-87
Fronte
  músculos da, 11-23
  nervos da, 25-43
    sensitivos, *28*
    motores, *39*
  vasos da, 25-43
    relações dos, *26*
  áreas da, *32, 63, 76*
    sensitivas, *32*
    cortes microscópicos das, *63*
    dissecção preliminar de, *76*
      não-endoscópica, *76*
  tecidos moles da, *33, 54*
    ramos do NSO e, *33*
    e zona de fixação, *54*
  parte da, *48*
    inferior, *48*
      planos da AE na, *48*
  anatomia da, 73-87
    endoscópica, 73-87
  envelhecimento da, *92*, 94
    alterações, *92*
    e expressões inapropriadas, 94
  marcações na, 104, *105*
    intra-operatórias, 104
    pré-operatórias, *105*
  retalho da, *114, 115*, 168, *169*, 177
    estabilização do, *114*
      sutura para, *114*
    suspensão do, *115*
      pontos de, *115*
    elevação do, 168
      na frontoplastia aberta, 168
    sangramento da margem do, *169*
      controlando o, *169*
    suspensão do, 177
    reposicionamento do, 177
  pregas da, 165
    transversais, 65
    tratamento das, 165
  escavação da, *170*
  extensão da, *170*
Frontoplastia
  avaliação estética para, 91-99
    pré-operatória, 91-99
      do paciente, 91-99
  com incisão limitada, 101-131
    perspectiva histórica, 102
    indicações cirúrgicas, 103
    técnica cirúrgica, 104, 125
      pessoal, 104
    limitações da, 125
    resultados, 125
    conclusão, 130
    comentários finais, 130
      pessoais, 130
  técnicas de, 134
  endoscópica, 135
    aspectos controversos da, 135
  aberta, 153-187
    seleção do paciente, 154
    planejamento pré-operatório, 155
      incisão, 155
      rebaixamento da linha capilar, 158
      W-plastia de Connel, 159
      da modificação dos músculos corrugadores, 160
        do supercílio, 160
      do tratamento das pregas, 160, 163, 165
        da glabela, 160
        na parte superior do nariz, 163
        transversais da fronte, 165
      da modificação do ventre frontal, 165
        do músculo occiptofrontal, 165
    preparações pré-operatórias, 165
    anestesia, 166
      considerações, 166
    seqüenciando a, 166
      com rejuvenescimento da face, 166
    seqüência operatória, 166
      marcações pré-operatórias, 166
      cabelo, 167
        enrolando, 167
        trançando, 167
        raspando, 167
      preparação, 167
        da cirurgia, 167
        do campo cirúrgico, 167
      injetando anestésico local, 167
      incisões, 167
      elevação do retalho da fronte, 168
      parte lateral do supercílio, 169
        liberando a, 169
        mobilizando a, 169
      miectomia, 170, 175
        do músculo corrugador do supercílio, 170
        do ventre frontal do músculo occipito-
          frontal, 175
      tratando as pregas da glabela, 172
      modificação óssea, 172
        da órbita, 172
        da margem supra-orbital, 172
      miotomia do músculo prócero, 173
      rebaixamento da linha capilar, 175
      colocação do dreno, 177
      retalho da fronte, 177
        suspensão do, 177
        reposicionamento do, 177
      fechamento da incisão, 181
      excisão, 181
        do escalpo, 181
        da pele, 181
      curativos, 182
    cuidados pós-operatórios, 182
    exemplos de casos, 183
    complicações, 187
    conclusão, 187

FT (Fáscia Temporal), 45-71
  LS da, *ver LS-FT*
FZ (Suturas Frontozigomática), *4*

■ G

Glabela
  pele da, *18*, *119*
    músculos na, *18*, *119*
      transblefaroplastia, *119*
    enxerto para, *147*
      fascial, *147*
  pregas da, 160, *163*, 172
    tratamento das, 160, 172
      planejando o, 160
    transferência das, *163*
      para face interna do retalho, *163*

■ I

Incisão(ões)
  limitada, 101-131
    frontoplastia com, 101-131
      perspectiva histórica, 102
      indicações cirúrgicas, 103
      técnica cirúrgica, 104, 125
        pessoal, 104
          limitações da, 125
          resultados, 125
          conclusão, 130
          comentários pessoais finais, 130
  no escalpo, 106
    na parte temporal, 106
      elevação do supercílio com, 106
  planejamento da, 155
    na frontoplastia, 155
      aberta, 155
  coronal, *157*
    planejamento da, *157*
  pré-triquial, 157
    planejamento da, *157*
  na linha capilar, *158*
  planos de, *158*
    evitados nas frontoplastias, *158*
    em W-plastia, 159, *160*
    de Connel, 159, *160*
    inicial completada, *162*
      no MCS, *162*
    da frontoplastia aberta, 167, 181
      coronal, 167
      pré-triquial, 168
      fechamento da, 181
    em T, *179*
Instrumentação
  do *lifting* do supercílio, 140
    endoscópico, 140

■ L

Lacuna
  lateral, *8*
Lago
  venoso, *8*
Lâmina(s)
  ósseas, *5*
  da dura-máter, *8*
    parte encefálica, *8*
    externa, *8*
    interna, *8*
  profunda, *ver LP*
  superficial, *ver LS*
Levantamento
  do supercílio, 96, 133-150
    planejamento do, 96
    endoscópico, 133-150
      técnica pessoal, 133-150
        estética do, 134
        mecânica da elevação, 134
        técnicas de frontoplastia, 134
        evolução da técnica, 134
        aspectos controversos, 135
        a consulta, 137
        procedimentos auxiliares, 138
        considerações especiais, 138
        marcações cutâneas pré-operatórias, 139
        equipamento, 140
          preparação do, 140
        instrumentação, 140
        marcação intra-operatória, 141
        procedimento pré-operatório, 142
          na sala de cirurgia, 142
        técnica cirúrgica, 143
        complicações, 148
        resultados, 150
Lifting
  do supercílio, 96, 133-150
    planejamento do, 96
    endoscópico, 133-150
      técnica pessoal, 133-150
        estética do, 134
        mecânica da elevação, 134
        técnicas de frontoplastia, 134
        evolução da técnica, 134
        aspectos controversos, 135
        a consulta, 137
        procedimentos auxiliares, 138
        considerações especiais, 138
        marcações cutâneas pré-operatórias, 139
        equipamento, 140
          preparação do, 140
        instrumentação, 140
        marcação intra-operatória, 141
        procedimento pré-operatório, 142
          na sala de cirurgia, 142
        técnica cirúrgica, 143
        complicações, 148
        resultados, 150
Ligamento
  palpebral medial, *ver LPM*
  orbital, *ver LO*
Linha(s)
  temporal, *ver LT*
  cutâneas, *75*
    superficiais, *75*
  de incisão, *106*
    no escalpo, *106*
      vetor de reerguimento e, *106*
  capilar, 158, *159*, 175, *176*
    incisão na, *158*
    rebaixamento da, 158, *159*, 175, *176*
      frontoplastia com, 158, *159*, 175, *176*
        escavação do escalpo na, *176*

ÍNDICE REMISSIVO

de franzimento, 160
de semicerramento, 160
LO (Ligamento Orbital), 5
LP (Lâmina Profunda)
 da fáscia temporal, *ver LP-FT*
LP-FT (Lâmina Profunda da Fáscia Temporal), 23
 janela na, *112*
LPM (Ligamento Palpebral Medial), *18*
 do ângulo medial do olho, *ver LPM-AMO*
LPM-AMO (Ligamento Palpebral Medial do Ângulo Medial do Olho), 5
LS (Lâmina Superficial)
 da fáscia temporal, *ver LS-FT*
LS-FT (Lâmina Superficial da Fáscia Temporal)
 e zona de fixação, 55, 56
  planos da, 56
LT (Linha Temporal), *4, 10, 13*
 inferior, *ver LTI*
 superior, *ver LTS*
LTI (linha Temporal Inferior), *4, 10*
LTS (Linha Temporal Superior), *4, 10, 13*

M

Manguito
 estéril, *142*
MAS (Músculo Abaixador do Supercílio), *5, 13, 15, 16, 18-20, 22*
 e MCS, *22*
MCS (Músculo Corrugador do Supercílio), *5, 16, 18*
 cabeça do, *13*
  transversal, *ver CT-MCS*
  oblíqua, *ver CO-MCS*
 e MAS, *22*
 nervo motor do, *43*
 modificação dos, 160
  planejando a, 160
 isolamento do, *161*
 divisão do, *161*
 separação do, *162*
 excisão do, *162*
 incisão no, *162*
  inicial completada, *162*
 miectomia do, 170
Miectomia
 do MCS, 170
 do ventre frontal, 175
  do músculo occipitofrontal, 175
Miotomia
 do MP, 173, *174*
Modificação
 dos músculos corrugadores, 160, 172
  do supercílio, 160, 172
   planejando a, 160
  do ventre frontal, 165
   do músculo occipitofrontal, 165
    planejando a, 165
  óssea, 172
   da órbita, 172
   da margem supra-orbital, 172
MOO (Músculo Orbicular do Olho), *16*
 parte orbital do, *ver PO-MOO*
 cabeça medial do, *ver CM-MOO*
 face inferior do, *18*
MP (Músculo Prócero), *5, 13, 15, 16, 18*
 miotomia do, 173, *174*

 direito, *ver MP-D*
 esquerdo, *ver MP-E*
MP-D (Músculo Prócero Direito), *16*
MP-E (Músculo Prócero Esquerdo), *16*
MT (Músculo Temporal), *5, 13, 23*
Músculo(s)
 corrugador do supercílio, *ver MCS*
 abaixador do supercílio, *ver MAS*
 prócero, *ver MP*
 temporal, *ver MT*
 orbicular do olho, *ver MOO*
 da fronte, 11-23
 da fossa, 11-23
  temporal, 11-23
 occiptofrontal, *13, 14,* 165, 175
  ventre frontal do, *13, 14,* 165, 175
   inserções da porção dérmica do, *13*
   planejando a modificação do, 165
   miectomia do, 175

N

Nariz
 parte superior do, 163
  pregas na, 163
   tratamento das, 163
Nervo(s)
 da fronte, 25-43
  sensitivos, *28*
  motores, *39*
 da fossa, 25-45
  temporal, 25-45
  sensitivos, *28*
  motores, *39*
 facial, *ver NF*
 supratroclear, *ver NST*
 supra-orbital, *ver NSO*
 infratroclear, *ver NIT*
 lacrimal, *ver NL*
 infra-orbital, *ver NIO*
 zigomático, *41*
  bloqueio do, *41*
 motor, *43*
  do MCS, *43*
NF (Nervo Facial)
 ramos do, *26, 40, 42*
  temporais, *26, 42*
   e VZTL, *26*
   e VZTM, *26*
  zigomático, *40*
NIO (Nervo Infra-Orbital), *28*
NIT (Nervo Infratroclear), *28*
NL (Nervo Lacrimal), *28*
NNE (Ramo Nasal Externo), *28*
NSO (Nervo Supra-Orbital), *28*
 ramos do, *34*
  medial, *ver RM-NSO*
  lateral, *ver RL-NSO*
 áreas sensitivas do, *29*
 e MCS, *38*
 e VF do occipitofrontal, *38*
 forame do, *39*
NST (Nervo Supratroclear), *28*
 e MCS, *38*
 e VF do occipitofrontal, *38*

O

Olho
 ângulo do, *60*
  medial, *ver AMO*
  lateral, *60*
   AE e, *60*
Ouro
 supercílio de, *96, 98*
  masculino, *98*
  arco superciliar de, *98*

P

Pálpebra(s)
 superiores, 105, *107*
  marcações na, 105
   intra-operativas, 105
  excesso de pele na, *107*
   mensuração do, *107*
Parede
 aponeurótica, *65, 69*
  do CA-AE, *65*
   de sustentação incompleta, *65*
   de suporte, *69*
Pele
 da glabela, *18, 119*
  músculos na, *18, 119*
   transblefaroplastia nos, *119*
 excesso de, *107*
  na pálpebra superior, *107*
   mensuração do, *107*
 do supercílio, *108*
  descida da, *108*
   determinação da área de, *108*
 excisão da, *181*
  na frontoplastia aberta, *181*
Periósteo
 sobre o frontal, *10*
 subjacente, *16*
 suprimento sangüíneo, *52*
 elevação do, *111*
  ao longo da parte superior, *111*
   da margem orbital, *111*
 área de dissecação do, *144*
  inferior, *144*
PO-MOO (Parte Orbital do Músculo Orbicular do Olho), *15*
 cabeça medial da, *ver CM-MOO*
 ipsolateral, *13*
PP-AE (Plano Profundo da Aponeurose Epicrânica), *15, 16*
 ao longo da margem orbital, *49*
  relações dos, *49*
 face inferior do, *50*
 suprimento sangüíneo, *52*
Prega(s)
 da glabela, 160, *163, 164, 172*
  tratamento das, 160, *164*, 172
   planejando o, 160
   plano do, *164*
  transferência das, *163*
   para face interna do retalho, *163*
 do nariz, *163*
  na parte superior, *163*
   tratamento das, 163
  transversais, 165
   da fronte, 165
    tratamento das, 165
Pseudoblefarocalasia, 95, *96*
Ptose
 do supercílio, *64*
  lateral, *64*

R

Ramo(s)
 parietal, *8, 26*
  da veia meníngea média, *8*
  da AMM, *8*
  da ATS, *26*
 frontal, *8, 26*
  da veia meníngea média, *8*
  da AMM, *8*
  da ATS, *26*
 zigomaticofacial, *ver RZF*
 zigomaticotemporal, *ver RZT*
 medial do NSO, *ver RM-NSO*
 lateral do NSO, *ver RL-NSO*
Rebaixamento
 da linha capilar, 158
  frontoplastia com, 158
Redução
 óssea, *173*
  do supercílio proeminente, *173*
Reston
 esponjas de, *148*
Retalho
 elevação do, *109*
 da fronte, *114, 115, 168, 169, 177, 180*
  estabilização do, *114*
   sutura para, *114*
  suspensão do, *115*
   pontos de, *115*
  elevação do, *168*
   na frontoplastia aberta, *168*
  sangramento da margem do, *169*
   controlando o, *169*
  suspensão do, 177
   reposicionamento do, 177
  mudança do, *180*
   vetor adequado na, *180*
 face interna do, *163*
  transferência para, *163*
   das pregas da glabela, *163*
 marcador do, *178*
RL-NSO (Ramo Lateral do Nervo Supra-Orbital), *28, 35, 36, 171*
 bloqueio do, *30, 31*
  seletivo, *31*
 ramificação do, *36*
  padrões de, *36*
 identificação do, *110*
 proteção do, *110*
RM-NSO (Ramo Medial do Nervo Supra-Orbital), *28*
 bloqueio do, *30, 31*
  seletivo, *31*
RZF (Ramo Zigomaticofacial), *26, 28*
RZT (Ramo Zigomaticotemporal), *26, 28*

ÍNDICE REMISSIVO

S

SC (Suturas Coronal), *4*
Seqüência
  operatória, 166
    na frontoplastia aberta, 166
      marcações pré-operatórias, 166
      cabelo, 167
        enrolando, 167
        trançando, 167
        raspando, 167
      preparação, 167
        da cirurgia, 167
        do campo cirúrgico, 167
      injetando anestésico local, 167
      incisões, 167
      elevação do retalho da fronte, 168
      parte lateral do supercílio, 169
        liberando a, 169
        mobilizando a, 169
      miectomia, 170, 175
        do músculo corrugador do supercílio, 170
        do ventre frontal do músculo occipitofrontal, 175
      tratando as pregas da glabela, 172
      modificação óssea, 172
        da órbita, 172
        da margem supra-orbital, 172
      miotomia do músculo prócero, 173
      rebaixamento da linha capilar, 175
      colocação do dreno, 177
      retalho da fronte, 177
        suspensão do, 177
        reposicionamento do, 177
      fechamento da incisão, 181
      excisão, 181
        do escalpo, 181
        da pele, 181
      curativos, 182
Sinal
  de Flower, *93*
  de Connel, *93*
SS (Sutura Sagital), *4*
Subaponeurose
  epicrânica, *51, 52*
    plano fascial, *51, 52*
      suprimento sangüíneo, *52*
      fotomicrografia, *53*
Supercílio
  ptose do, *64*
    lateral, *64*
  estética do, 96, 134
  levantamento do, 96
    planejamento, 96
  lifting do, 96, 133-150
    planejamento, 96
    endoscópico, 133-150
      técnica pessoal, 133-150
      estética do, 134
      mecânica da elevação, 134
      técnicas de frontoplastia, 134
      evolução da técnica, 134
      aspectos controversos, 135
      a consulta, 137
      procedimentos auxiliares, 138
      considerações especiais, 138
      marcações cutâneas pré-operatórias, 139
      equipamento, 140
        preparação do, 140
      instrumentação, 140
      marcação intra-operatória, 141
      procedimento pré-oepratório, 142
        na sala de cirurgia, 142
      técnica cirúrgica, 143
      complicações, 148
      resultados, 150
  de ouro, *97, 98*
    masculino, *98*
  elevação do, 104, 106, 134
    planejamento do nível de, 104
      na frontoplastia, 104
    com incisões no escalpo, 106
      na parte temporal, 106
    mecânica da, 134
  pele do, *108*
    descida da, *108*
    determinação da área de, *108*
  parte lateral do, *113*, 169
    nível de reerguimento da, *113*
    determinação do, *113*
    na frontoplastia aberta, 169
      liberando, 169
      mobilizando, 169
  músculos corrugadores do, 160, 170
    modificação dos, 160
    planejando a, 160
    miectomia do, 170
  proeminente, *173*
    redução óssea do, *173*
  suspensão lateral do, *181*
Sutura(s)
  coronal, *ver SC*
  sagital, *ver SS*
  frontozigomática, *ver FZ*
  para estabilização, *114*
    do retalho da fronte, *114*
      técnica de colocação, *114*
  de suspensão, *179*
    colocação da, *179*

T

Tecido(s)
  moles, *33, 54*
    da fronte, **33, 54**
      ramos do NSO e, *33*
      e zona de fixação, *54*
    da fossa temporal, *54*
      e zona de fixação, *54*
Transblefaroplastia
  nos músculos, *119*
    na pele da glabela, *119*
Trilho
  de cortina, *136*

V

VA (Veia Angula), *26*
Vaso(s)
  da fronte, 25-43
    relação dos, *26*

da fossa, 25-45
    temporal, 25-45
  relação dos, *26*
Veia
  meníngea média, *8*
    ramo da, *8*
      parietal, *8*
      frontal, *8*
  diplóica, *9*
    temporal, *9*
      posterior, *9*
      anterior, *9*
    occipital, *9*
    frontal, *9*
  facial, *ver VF*
  angular, *ver VA*
  temporal, *26*
    superficial, *ver VTS*
    média, *ver VTM*
  palpebrais, *26*
    inferiores, *ver VPI*
    superiores, *ver VPS*
  zigomaticotemporal, *26*
    lateral, *ver VZTL*
    medial, *ver VZRM*
  supratrocleares, *ver VZ*
  supra-orbital, *ver VSO*
Ventre
  frontal, *ver VF*
VF (Veia Facial), *26*
VF (Ventre Frontal), *13*, *15*, 165, 175
  do músculo occipitofrontal, *14*, 165, 175
    planejando a modificação do, 165
    miectomia do, 175

VPI (Veias Palpebrais Inferiores), *26*
VPS (Veias Palpebrais Superiores), *26*
VS (Veia Supratroclear), *26*
VSO (Veia Supra-Orbital), *26*
VTM (Veia Temporal Média), *26*
VTS (Veia Temporal Superficial)
  raiz da, *26*
    frontal, *26*
    parietal, *26*
VZTL (Veia Zigomaticotemporal Lateral), *26*
  nervo facial e, *26*
    ramos temporais do, *26*
VZTM (Veia Zigomaticotemporal Medial), *26*
  nervo facial e, *26*
    ramos temporais do, *26*

W

W-Plastia
  de Connel, 159, *160*
    incisão em, 159, *160*

Z

Zona
  de segurança, *42*
  de fixação, *54*, *55*
    tecido mole e, *54*
      da fronte, *54*
      da fossa temporal, *54*
    fáscia temporal e, *55*
      lâmina superficial da, *55*